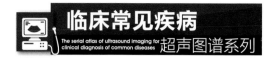

临床常见疾病

The serial atlas of ultrasound imaging for
clinical diagnosis of common diseases 超声图谱系列

中国医药教育协会超声医学专业委员会 组织编写

尹立雪 丛书主编

心脏超声诊断临床图解

张 梅 主编

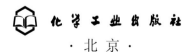

化学工业出版社

·北京·

本书是"临床常见疾病超声图谱系列"专著之一，由中国医药教育协会超声医学专业委员会组织国内近百名临床一线专家编写。

《心脏超声诊断临床图解》内容包括先心病、心肌病、瓣膜病、冠状动脉疾病、心内占位和心包疾病等常见心血管疾病，图文并茂。通过丰富的典型病例图谱（部分内容附动态图像）讲解疾病的主要超声表现、诊断要点、鉴别诊断，心脏结构和功能评估相结合，使基层医师能够迅速掌握心血管常见病的基本超声诊断规范。本书适合心脏超声科室和临床科室相关医师参考应用。

图书在版编目（CIP）数据

心脏超声诊断临床图解/张梅主编． —北京：化学
工业出版社，2020.6
（临床常见疾病超声图谱系列）
ISBN 978-7-122-36388-6

Ⅰ．①心… Ⅱ．①张… Ⅲ．①心脏病-超声波诊
断-图解 Ⅳ．①R540.4-64

中国版本图书馆CIP数据核字（2020）第039769号

责任编辑：陈燕杰　　　　　　　　　　　加工编辑：何　芳
责任校对：赵懿桐　　　　　　　　　　　装帧设计：王晓宇

出版发行：化学工业出版社（北京市东城区青年湖南街13号　邮政编码100011）
印　　装：中煤（北京）印务有限公司
710mm×1000mm　1/16　印张18¾　字数389千字　2020年8月北京第1版第1次印刷

购书咨询：010-64518888　　　　　　　　售后服务：010-64518899
网　　址：http://www.cip.com.cn
凡购买本书，如有缺损质量问题，本社销售中心负责调换。

定　　价：99.00元

刘广健　中山大学附属第六医院

刘庆华　山东大学齐鲁儿童医院

孙颖华　复旦大学附属儿科医院

何　文　首都医科大学附属北京天坛医院

邹如海　中山大学肿瘤防治中心

张新玲　中山大学附属第三医院

陈　琴　电子科技大学附属医院·四川省人民医院

林　洲　深圳市儿童医院

赵博文　浙江大学医学院附属邵逸夫医院

袁建军　河南省人民医院

高　峻　武汉儿童医院

唐　杰　解放军总医院第一医学中心

常　才　复旦大学附属肿瘤医院

彭玉兰　四川大学华西医院

舒先红　复旦大学附属中山医院

詹维伟　上海交通大学医学院附属瑞金医院

本书主要编写人员

主　编　张　梅

副主编　尹立雪　田家玮　袁建军　王　浩　舒先红

编写人员　（按照姓名汉语拼音排序）

陈立新　深圳市人民医院

邓又斌　华中科技大学同济医学院附属同济医院

杜国庆　哈尔滨医科大学附属第二医院

段云友　空军军医大学唐都医院

郭燕丽　陆军军医大学第一附属医院（重庆西南医院）

何怡华　首都医科大学附属安贞医院

康春松　山西白求恩医院

刘丽文　空军军医大学西京医院

刘　艳　山东大学齐鲁医院

穆玉明　新疆医科大学第一附属医院

纳丽莎　宁夏医科大学总医院

逄坤静　中国医学科学院阜外医院

任卫东　中国医科大学附属盛京医院

舒先红　复旦大学附属中山医院

唐　红　四川大学华西医院

田家玮　哈尔滨医科大学附属第二医院

王　浩　中国医学科学院阜外医院

谢明星　华中科技大学同济医学院附属协和医院

许　迪　南京医科大学第一附属医院

徐铭俊　山东大学齐鲁医院

杨　军　中国医科大学附属第一医院

杨　娅　首都医科大学附属安贞医院

姚桂华　山东大学齐鲁医院（青岛院区）

尹立雪　电子科技大学附属四川省人民医院

袁建军　河南省人民医院

张　梅　山东大学齐鲁医院

赵博文　浙江大学医学院附属邵逸夫医院

周　青　武汉大学人民医院（湖北省人民医院）

朱天刚　北京大学人民医院

丛书序

超声医学是半个多世纪以来对人类生命健康和疾病控制影响最为深远的临床医学交叉学科之一。其便捷的可视化人体解剖和功能观测能力为临床疾病的诊断和治疗提供了丰富的系统性信息，有助于人类疾病病因的快速确定以及病理生理机制的精准把握，其在临床的广泛应用已经深刻地改变了整个临床医学的面貌。

与世界同步，超声医学在我国的临床应用已有近60年的发展历程。超声医学作为一个重要的临床平台学科，其临床应用已经深入到许多临床学科和专业的多个诊疗环节，为各个临床学科的业务开展和发展提供了坚实的保障。随着超声医学学科的不断发展，其已经从临床辅助学科逐步发展成为指导临床各学科进行更为精准诊疗活动的重要前导性临床学科。

如何在我国基层医院充分应用好超声医学技术，以促进基层医疗机构各学科的专业技术体系建设，快速提升基层医疗机构的临床诊断和治疗服务能力，更好地服务于我国基层的医疗改革战略部署，是我国每一个超声医学学术组织和专家所面临的重大课题。

中国医药教育协会超声医学专业委员会组织全国百余名知名专家，编写了"临床常见疾病超声图谱系列"专著。该图谱系列专著分为超声基础、心脏、血管、腹部、儿科、浅表器官、妇科、产前诊断与胎儿畸形等分册。编撰该系列的目的是以较为通俗易懂的方式，为基层医疗机构超声医学医师对临床常见疾病的临床诊断，提供简洁明了的技术指导。参与编写的超声医学专家把他们多年的临床工作经验凝聚成为本图谱系列的精华，与全国基层超声医师进行分享。在此，对各位专家的辛勤工作和付出表示衷心的感谢！

相信"临床常见疾病超声图谱系列"专著的出版和发行会为促进我国超声医学在基层医疗机构的规范化、标准化和同质化应用，保障基层医疗机构的医疗质量和医疗安全发挥重要的作用。

中国医药教育协会超声医学专业委员会主任委员
四川省超声医学质量控制中心主任
尹立雪
2019年8月于成都

前言

超声心动图技术广泛应用于临床，已成为心血管疾病临床不可缺少的无创性检查方法，目前该技术已普及到基层乡镇医疗机构。同时随着临床对心血管疾病认识的进展，在疾病诊断、药物和介入及手术治疗的需求、预后评估方面对超声技术的应用提出了更高的要求。为了进一步加强基层医师心脏超声的检查水平，我们邀请了国内29名专家编写了《心脏超声诊断临床图解》。

本书共29章，特点实用、内容广泛、易懂。内容包括先心病、心肌病、瓣膜病、冠状动脉疾病、心内占位和心包疾病等常见心血管疾病。图文并茂，通过丰富的典型病例图谱（部分内容附动态图像，读者可扫码阅读）讲解疾病的主要超声表现、诊断要点、鉴别诊断，心脏结构和功能评估相结合，并给出可参考的书刊，使基层医师能够迅速掌握心血管常见病的基本超声诊断规范。

在该图谱的编写过程中得到国内各位专家真诚的大力支持，在此谨向各位作者致以崇高的敬意和衷心的感谢！特别感谢全书总主编尹立雪教授在编写过程中给予的支持！同时对为基层心脏超声事业做出贡献的各位同仁致以深深的谢意！

编者
2020年1月

目录

第一章 冠心病

一、病因学

　　冠状动脉性心脏病（冠心病）是指冠状动脉粥样硬化导致冠状动脉狭窄或闭塞，产生心肌缺血或心肌梗死，与冠状动脉痉挛一起统称为冠状动脉性心脏病，又称缺血性心脏病，近年来冠状动脉微循环异常也属于冠状动脉疾病的范畴。本病是由多种因素共同作用的结果，具体病因尚不明确，即高血压、高血脂、吸烟、糖尿病等危险因素导致动脉血管内皮细胞功能受损，氧化低密度脂蛋白胆固醇等脂质于内皮下沉积，巨噬细胞吞噬脂质形成泡沫细胞，引起包括胶原、弹力纤维等结缔组织、基质和平滑肌细胞的增生，从而形成动脉粥样硬化。

二、病理解剖和病理生理

　　主要病理机制如下。① 冠状动脉粥样硬化：冠状动脉粥样硬化病变使管腔狭窄或阻塞，导致心肌缺血、缺氧而引起冠心病。② 冠状动脉功能性改变：如冠状动脉痉挛。③ 冠状动脉微循环异常。缺血反应随时间变化的顺序依次为：血氧供需平衡失调→心肌灌注异常→心肌代谢异常→室壁舒张功能异常→室壁节段性收缩功能异常→心电图缺血性改变→心绞痛症状发生。负荷超声心动图的敏感性高于心电图运动试验。

　　病理改变如下。
　　① 节段性心肌缺血或坏死部分或全层。
　　② 心脏形态学改变。
　　③ 心功能异常。
　　常见并发症如下。
　　① 室壁瘤，真性或假性室壁瘤。
　　② 心肌破裂或室间隔穿孔。
　　③ 乳头肌及腱索功能不全或断裂，二尖瓣反流。
　　④ 心功能不全或心力衰竭。
　　⑤ 血栓形成。

为准确评价室壁运动的异常部位和程度，便于分析和交流，2015年美国超声心动图学会（ASE）和欧洲协会心血管影像协会（EACVI）制定的《关于成人超声心动图心腔定量方法的建议》推荐采用17节段心肌分段方法，以左心室节段分析为例（图1-1）。其采用左心室二尖瓣口水平、乳头肌水平、心尖水平短轴观，左心室心尖四心腔、心尖二心腔、心尖长轴观共6个断面图，17个室壁节段具体为：① 前壁基底段；② 前间隔基底段；③ 下间隔基底段；④ 下壁基底段；⑤ 下侧壁基底段；⑥ 前侧壁基底段；⑦ 前壁中间段；⑧ 前间隔中间段；⑨ 下间隔中间段；⑩ 下壁中间段；⑪ 下侧壁中间段；⑫ 前侧壁中间段；⑬ 前壁心尖段；⑭ 间隔心尖段；⑮ 下壁心尖段；⑯ 侧壁心尖段；⑰ 心尖帽（超出心腔末端的心肌部分）。

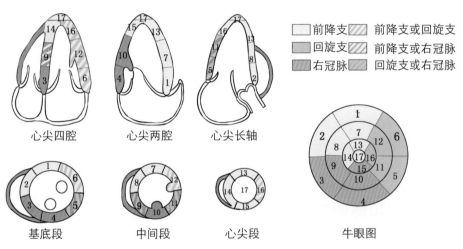

图1-1　左心室节段分析示意

为了根据室壁动度异常的部位推断病变血管，需要了解冠状动脉的走行分布规律。位于主动脉根部的左、右冠状动脉窦发出左冠状动脉（LCA）及右冠状动脉（RCA）。LCA发出后称为左主干，随后分为前降支（LAD）及回旋支（LCX）。

每个患者的冠脉分布有所差异，各节段的冠状动脉灌注也有变异，但大致遵循普遍规律。一般前降支供应左心室前壁中下部、室间隔前2/3，回旋支供应左心室前壁上部、侧壁、后壁及乳头肌，右冠状动脉供应右心室、左心室下壁、室间隔后1/3。在二维超声心动图上可画出一个代表各支血管供应区域的示意图，根据室壁运动异常来预测对应血管的病变。胸骨旁长轴观主要显示室间隔和左心室后壁游离壁，这一部位的室间隔为前间隔，其血液供应全部来自左前降支，近基底部1～2cm处供血来自第一穿隔支，如果发现室间隔基底部运动障碍，则表示左前降支近端闭塞；如果室间隔近端收缩活动正常，则表示血管闭塞在第一穿隔支下方或该血管接受侧支循环供血；在胸骨旁长轴观见到的左心室后壁通常由左回旋支供血，一般不受由后降支闭塞所致的下壁梗死的影响。在短轴切面三支主要冠脉血管供血区域均可能检测到，左前降支位于右心室与左心室游离壁间的前房室沟，同时包括室间隔前半部；后降支则供应后间隔及右心室和左心室后游离壁之间的室间沟；左回旋支供血区域变异较大，通常情况下，供应短轴切面的后侧壁，后降支多起始于右冠状动脉，在左冠优势者，后降支起于左冠状动脉回旋支。心尖二腔心切面显示的左心室、左心房与血管造影的右前斜位显像相一致，在这一特殊的部位可观察到前降支和后降支的灌注区，后降支供应了这一观察面的左心室下壁2/3的心肌，左心室的其余部分由前降支供血。前壁近基底部是由前降支近端供血。在心尖四腔心切面，也能观察到3支冠状动脉供血的心肌范围。心尖部和室间隔远端2/3的室间隔由前降支供血，室间隔的近1/3由后降支供血，侧壁由回旋支的分支供血，冠状动脉有时发生变异，后降支通常是右冠脉的分支，但亦可能来自左冠回旋支。室壁收缩可分为正常、运动减弱、无收缩、矛盾运动或室壁瘤几个等级。

三、临床表现

　　冠心病临床表现为发作性胸痛，根据心肌缺血的发病机制、发展速度和预后不同分为慢性心肌缺血综合征和急性冠脉综合征。慢性心肌缺血综合征中最常见的为劳力型心绞痛，常发生于劳动或情绪激动时，表现为胸骨后、心前区压榨或闷胀感，持续数分钟，休息或含服硝酸甘油后好转。急性冠脉综合征中最严重的为急性心肌梗死，可有引起心肌耗氧量增加的诱因，如运动、感染等，也可无明确诱因，最主要症状仍是发作性胸痛，疼痛程度、范围、持续时间较劳力型心绞痛重，并伴有颈部、肩背部、左上肢等放射痛，伴有大汗、恐惧、濒死感等，严重时可直接导致心力衰竭、心源性休克。心电图可有T波高尖、低平或倒置，ST段弓背抬高及压低等动态演变。实验室检查可有心肌酶升高，尤其是肌钙蛋白动态变化具有诊断价值。

四、典型病例超声图像特征及诊断要点

病例一

　　病史：50岁男性，1天前突发胸闷、胸痛，持续10min自行缓解。12h前再次发作胸痛，性质剧烈，伴大汗、气短，左肩背部疼痛，持续不缓解。

　　查体：血压138/93mmHg。双肺呼吸音粗，双下肺可闻及少许湿啰音。心率90次/分，律齐，各瓣膜听诊区未闻及病理性杂音。双下肢无水肿。

　　冠状动脉造影检查：LM未见明显异常；LAD近段完全闭塞；LCX及RCA未见明显狭窄。

　　诊断：冠状动脉粥样硬化性心脏病，急性广泛前壁、侧壁ST段抬高型心肌梗死，心功能Ⅱ级（Killip分级）。

　　超声检查：左心室壁节段性运动异常（前间隔、左心室前下壁、左心室心尖部、后间隔心尖部室壁动度差）。左心室腔内自发性显影，左心室收缩功能减低，心包积液（少量）（图1-2～图1-4）。

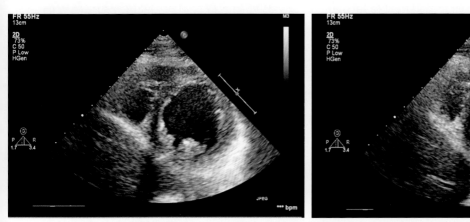

图1-2　左心室短轴乳头肌切面：左为舒张末期，右为收缩末期。前间隔、左心室
前壁收缩期增厚率降低，左心室下壁及后侧壁收缩期增厚率良好

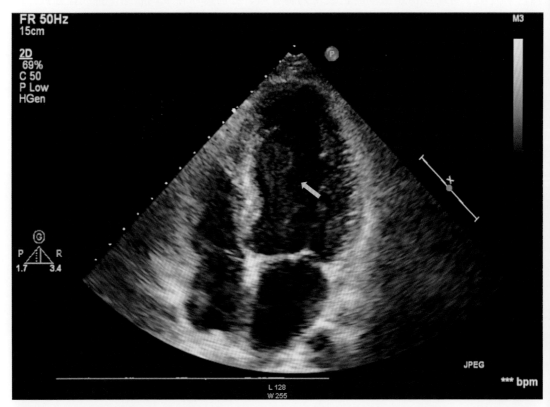

图1-3　心尖四腔心切面：左心室腔内靠近室间隔侧见团块状云雾影（黄色箭头），为血栓前状态

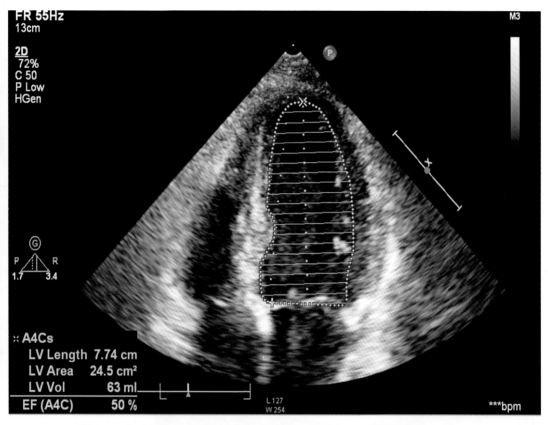

图1-4　心尖四腔心切面：四腔心测得EF 50%，二腔心测得EF 44%，
总体EF 47%（双平面Simpson法）

治疗：患者就诊时已过急诊PCI时间窗，给予抗血小板、降脂等治疗。心肌梗死后14天于左心室前降支近中段植入支架一枚，开通血管。

病例二

病史：4年前出现心慌、胸闷。2个月前出现胸痛，诊断为"下壁心肌梗死"。1个月前再次出现上述症状，伴憋喘、咳嗽，无咳痰。

查体：血压99/60mmHg。双肺呼吸音粗，右肺可闻及湿啰音。心率82次/分，律齐，胸骨左缘可闻及3/6级粗糙的全收缩期杂音，传导较广泛。双下肢轻度水肿。

冠状动脉造影检查：LM未见明显异常；LAD近段至中段长病变，狭窄80%；LCX中段局限性狭窄90%，远段狭窄70%；RCA近段完全闭塞。

诊断：冠状动脉粥样硬化性心脏病，陈旧性下壁心肌梗死，室间隔穿孔？心力衰竭（Ⅳ级）；高血压病（Ⅰ级，极高危）；2型糖尿病。

超声检查：符合下壁心肌梗死，左心室室壁瘤形成，下间隔局部穿孔，二尖瓣及主动脉瓣硬化，三尖瓣反流（中度），肺动脉高压（中度），心包积液（少量）（图1-5～图1-10）。

　　治疗： 病情稳定后转入心外科，行冠状动脉搭桥、室壁瘤切除及室间隔穿孔修补术。手术所见：室壁瘤位于下壁后降支左侧，范围约4cm×6cm，切开室壁瘤，探查见室间隔穿孔靠近心尖部，直径约10mm。

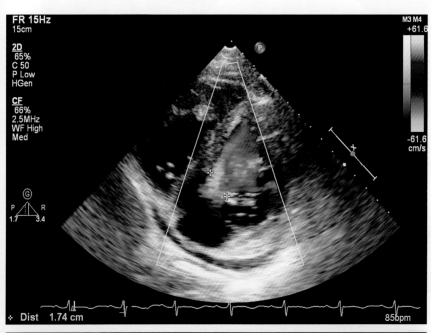

图1-5　左心室短轴切面：下壁局部向外膨出，可见蓝色血流至膨出瘤内

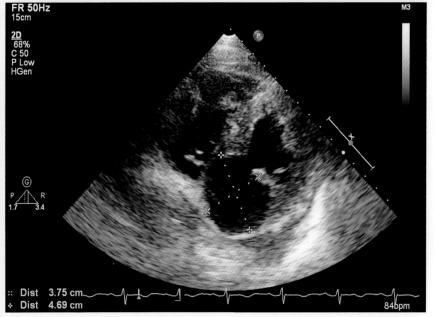

图1-6　左心室短轴切面：下壁局部向外膨出，膨出瘤为3.75cm×4.69cm

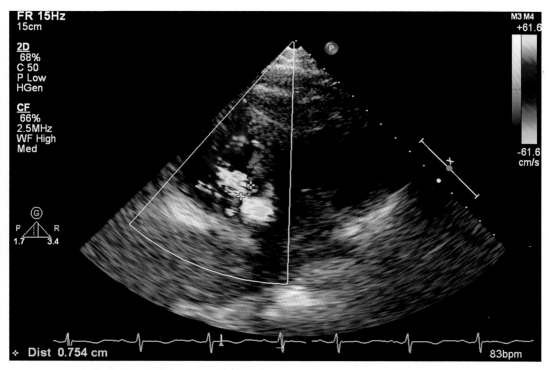

图1-7　左心室短轴非标准切面：下间隔局部可见左心室至右心室的五彩镶嵌的分流束，0.754cm

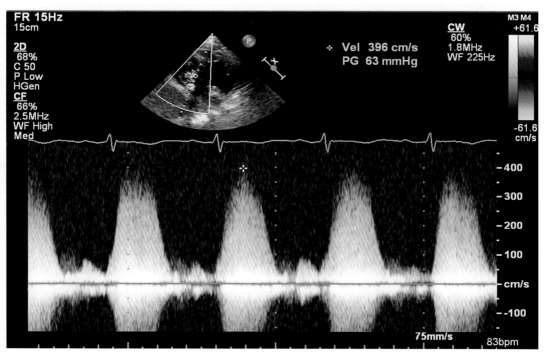

图1-8　左心室短轴切面：连续波多普勒测量跨隔压差75mmHg

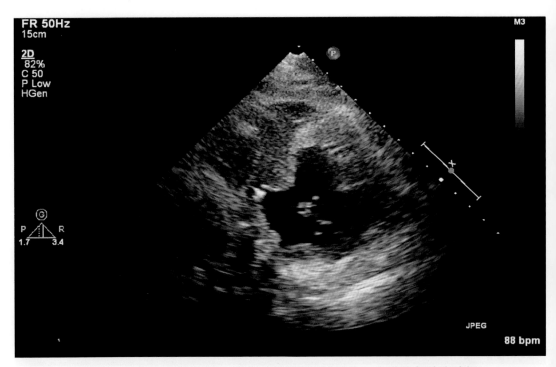

图1-9　左心室短轴切面：手术后局部膨出瘤消失，下壁局部动度减低

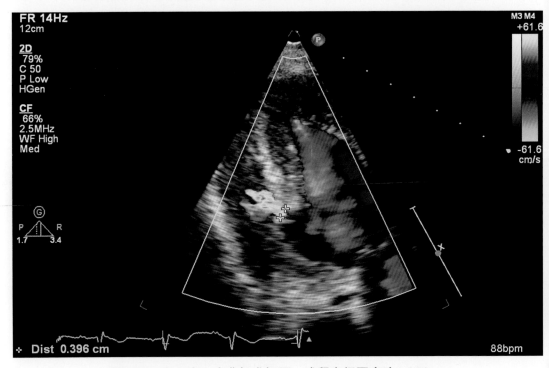

图1-10　左心室心尖非标准切面：残留室间隔穿孔0.396cm

五、超声图像鉴别诊断

（1）心肌炎　室壁节段性运动不良，部位无规律性，与冠脉分布无关。急性期心肌水肿运动异常可伴增厚。结合临床可进一步鉴别。

（2）扩张型心肌病　主要表现为心腔扩大，射血分数减低，室壁变薄，室壁动度弥漫性减弱。而缺血性心肌病常表现为节段性室壁运动不良。长期慢性缺血，尤其是三支血管弥漫病变时也可表现为室壁动度弥漫性减低，需注意二者鉴别。

（3）心腔肿瘤　心室内附壁血栓块回声可能显示不清，需与非血栓结构如心腔肿瘤相鉴别。绝大多数左心室血栓都发生于室壁运动异常、室壁瘤、心尖等部位。心腔肿瘤最常见的是黏液瘤，95%发生在心房，少数发生在心室，部位多变，形态多样，可呈分叶状或团块状，通常基底部带蒂，活动度较好。

六、临床价值

超声心动图检查无创、方便、可重复性好，可以直观显示室壁动度异常的部位及程度，在评估冠状动脉病变继发的心脏结构、整体和局部功能改变、并发症诊断及鉴别诊断方面可作为首选的方法，具有其他检查手段无可比拟的优势，对指导治疗及评估预后具有重要意义。心肌声学造影显像和负荷超声心动图检查在心肌灌注及存活性方面具有重要价值，在冠心病早期诊断及心脏康复治疗中具有广阔的应用前景。

（张梅　王丽）

参考文献

[1] Lang R M, Badano L P, Mor-Avi V, et al. Recommendations for Cardiac Chamber Quantification by Echocardiography in Adults: An Update from the American Society of Echocardiography and the European Association of Cardiovascular Imaging. J Am Soc Echocardiogr, 2015, 28(1): 1-39.

[2] 王新房，谢明星.超声心动图学.5版.北京：人民卫生出版社，2016.

第二章　风湿性瓣膜病

一、病因学

在我国，风湿热是导致瓣膜性心脏病的主要原因之一。有文献报告在风湿性心脏病患者中，仅有55%的患者有明确风湿热病史，约一半的急性风湿性瓣膜病患者最终未发展至有临床意义的心脏瓣膜病。风湿性瓣膜病中最常累及的是二尖瓣。在风湿热导致的二尖瓣狭窄病例中，通常在风湿热发生2年后开始出现二尖瓣狭窄。单纯二尖瓣狭窄约占风湿性心脏病的25%，二尖瓣狭窄合并主动脉瓣关闭不全约占45%，女性约占风湿性二尖瓣狭窄患者的2/3。

二、病理解剖和病理生理

风湿性二尖瓣狭窄病理改变主要累及二尖瓣瓣叶的联合部和腱索。主要表现为：联合部的粘连增厚、瓣叶纤维化增厚和腱索的融合缩短。融合增粗的腱索可形成瓣下炎性组织肿块，导致瓣下梗阻。风湿性二尖瓣狭窄晚期可发生瓣膜结构的钙化，主要发生在瓣叶的结合面，钙化将会进一步加重二尖瓣狭窄程度。上述病理改变可导致舒张期二尖瓣口血流通过的面积减少。风湿性主动脉半月瓣的炎性损伤亦可造成半月瓣瓣缘或瓣体的增厚挛缩以及瓣缘联合部的粘连融合，舒张期瓣尖不能对合，导致瓣膜反流至左心室；伴发的瓣缘联合粘连也限制了瓣膜开放，引起主动脉瓣狭窄和关闭不全。

当二尖瓣口面积减少至2cm^{2}时，通过二尖瓣口的血液层流可被破坏并产生湍流，同时跨瓣压力阶差明显增高，左心房压力开始增高。随着二尖瓣狭窄程度的不断加重，左心房压力会进一步明显增高，左心房内径增大；肺静脉压力增高、肺淤血、肺水肿、肺小动脉反射性痉挛引起肺动脉高压，导致右心室扩大和肥厚，最终导致体循环淤血，还可引起三尖瓣反流。

慢性主动脉瓣关闭不全时，左心室结构和功能明显变化，左心室壁代偿性肥厚，左心室内径和心包膜充分扩张，适应左心室舒张末期容量负荷增加，维持较低的左心室舒张期充盈压力，左心室舒张末期容积明显增加，导致左心室每搏量增加。随着病情进展，当左心室失代偿时则心排血量减少，左心房和肺静脉压力升高，导致左心衰。另外，由于舒张压降低、冠状动脉灌注量减少和左心室肥厚，心肌耗氧增加而造成心肌供血不足。

三、临床表现

劳力性呼吸困难是最早期的症状，随着病情进展，日常活动即可出现呼吸困难以及端坐呼吸。咳嗽多在夜间睡眠及活动后发生，多为干咳，合并肺部感染时可咳黏痰或脓痰。肺充血及毛细血管破裂可痰中带血，当左心房压力突然增高致支气管静脉破裂出血则可出现大量咯血。左心房扩大及左肺动脉扩张压迫左喉返神经可出现左侧声带麻痹致声嘶。少数患者也有胸痛症状。

四、典型病例超声图像特征及诊断要点

病例一

病史：女，45岁，幼年时有风湿热病史，主诉活动后呼吸困难3年多，发现咳嗽伴血痰5天。

体征：心尖区听及3/6级舒张期隆隆样杂音，伴舒张期震颤。

其他医学影像：胸部X线示左心房增大，肺动脉干突出，双侧肺淤血改变。

手术和病理：二尖瓣人工机械瓣置换及三尖瓣瓣膜修复。

超声诊断：风湿性二尖瓣狭窄伴中度三尖瓣反流；左心房增大伴左心耳血栓形成（图2-1～图2-7）。

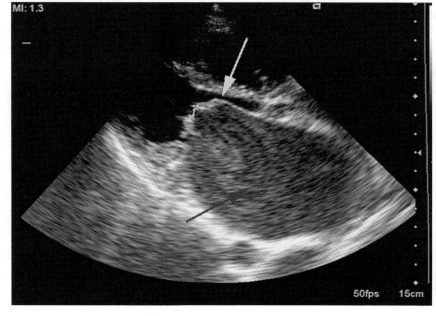

图2-1　左心室长轴切面：显示二尖瓣前后叶瓣缘增厚，舒张期开放受限，二尖瓣前叶瓣体呈现为篷顶状（黄色箭头）。左心房明显增大，其内可见血流迁缓自发显影（红色箭头）

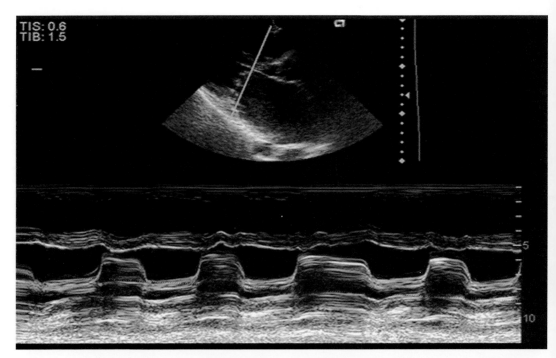

图2-2　左心室长轴切面：M型取样线获取2b区二尖瓣运动时间曲线。可见二尖瓣曲线在舒张期呈现为"城垛样"，前叶和后叶回声增强增厚同向运动，提示二尖瓣狭窄

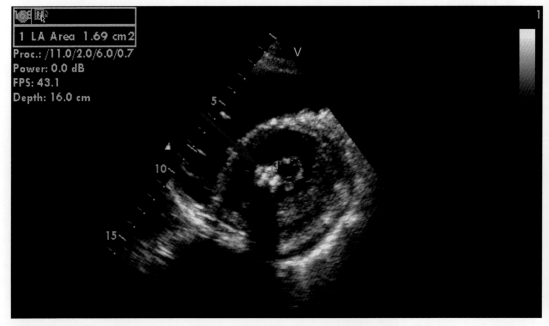

图2-3　胸骨旁二尖瓣短轴切面：可见二尖瓣后内侧瓣缘联合粘连增厚钙化。后内侧瓣缘联合粘连部位回声明显增强增厚伴声影（红色箭头）

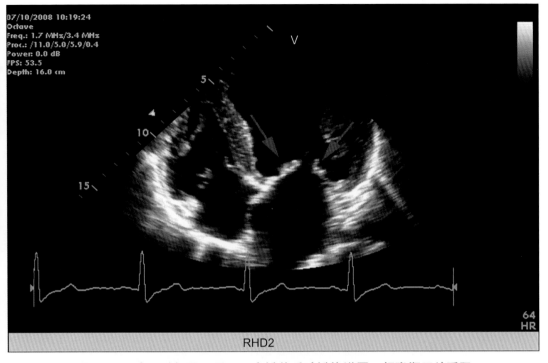

图2-4 心尖四腔切面：显示二尖瓣前后叶瓣缘增厚，舒张期开放受限
（红色箭头）。左心房内径明显增大

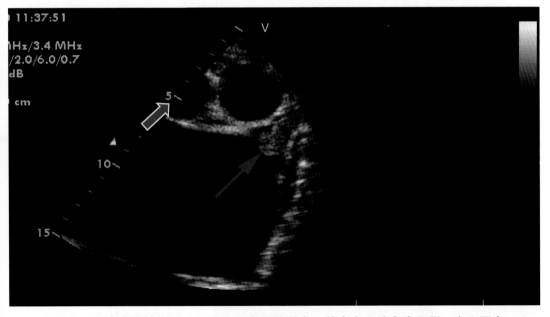

图2-5 大动脉短轴切面：显示左心房明显增大，其内有血流自发显影。左心耳内
可见类圆形团块状回声（红色箭头），有一定活动度，提示左心耳内血栓形成

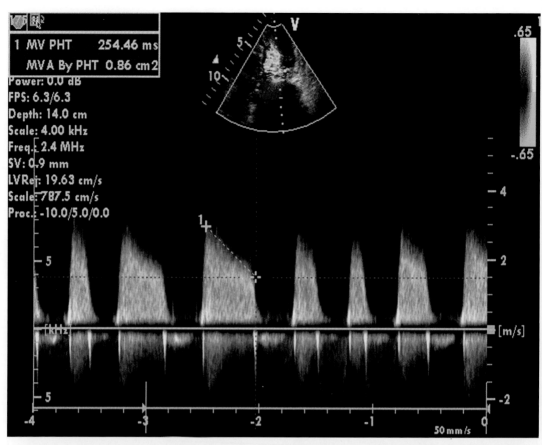

图2-6 二尖瓣口脉冲波多普勒血流速度频谱：通过测量舒张期频谱速度频谱的压力减半
时间或减速度时间可以计算二尖瓣瓣口面积。该方法的适用范围是：二尖瓣没有明显
反流。心房纤颤时，需要测量最长心动周期测值，以获取其最大瓣口开放面积

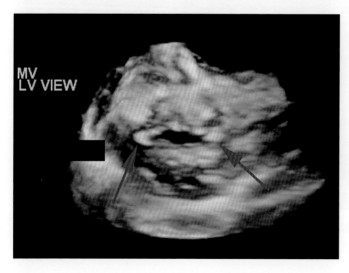

图2-7 经胸三维全容积成像：
显示经由左心室观察二尖瓣狭
窄的二尖瓣前后叶增厚以及前外
和后内侧瓣缘联合粘连开放受限
（红色箭头）

超声诊断要点：① 瓣膜病变累及范围及程度；② 有无合并左心房或左心耳血栓；③ 心脏解剖结构血流动力学继发改变。

病例二

　　病史：女，56岁，左侧偏瘫入院，主诉活动后呼吸困难2年多。

　　体征：心尖区听及4/6级舒张期隆隆样杂音。

　　其他医学影像：颅脑MRI示右侧额叶后部梗死灶。

　　手术和病理：二尖瓣人工机械瓣置换及三尖瓣瓣膜修复。

　　超声诊断：风湿性二尖瓣重度狭窄；左心房增大伴血栓形成；主动脉瓣轻度反流；三尖瓣及肺动脉瓣反流，肺动脉高压（详见图2-8～图2-13）。

　　超声诊断要点：① 瓣膜病变累及范围及程度；② 有无合并左心房血栓；③ 有无肺动脉高压出现及其程度。

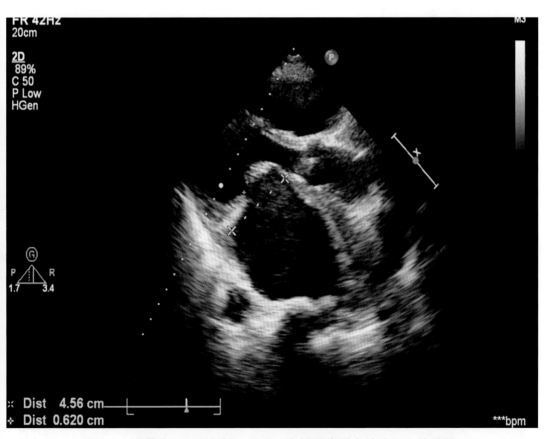

图2-8　胸骨旁左心室长轴：显示二尖瓣瓣缘联合粘连，开放受限，
二尖瓣最大开口径4.56cm

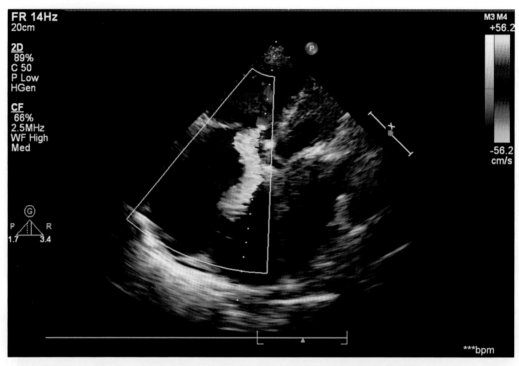

图2-9 非标准心尖四腔心切面：显示三尖瓣轻度关闭不全

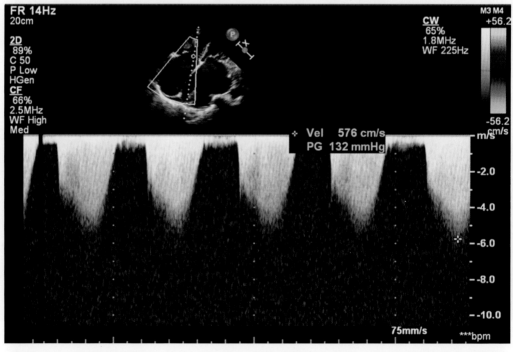

图2-10 三尖瓣反流频谱：显示三尖瓣反流最大流速为576cm/s，提示重度肺动脉高压

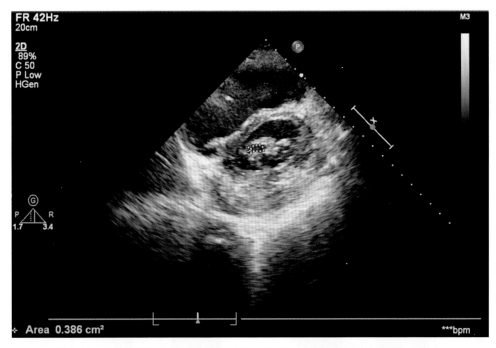

图2-11　二尖瓣口左心室短轴水平：显示二尖瓣瓣缘联合增厚、粘连，
最大解剖瓣口面积0.386cm^2，符合重度狭窄标准

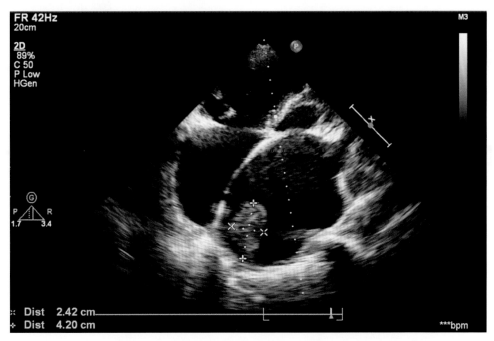

图2-12　非标准心尖四腔心切面：显示左心房顶近房间隔处低弱回声
血栓声像，大小为2.42cm×4.2cm

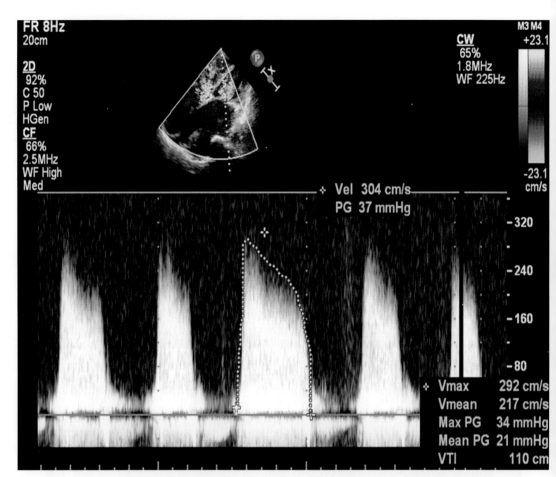

图2-13　二尖瓣前向血流频谱：显示二尖瓣口前向血流速度明显增快，
最大速度292cm/s，平均跨瓣压差21mmHg

病例三

病史：男，50岁，劳力性呼吸困难1年多。

体征：心尖区听及（3～4）/6级舒张期隆隆样杂音。

其他医学影像：胸部X线片示肺淤血征象，左心房影增大。

手术和病理：二尖瓣人工机械瓣置换。

超声诊断：风湿性二尖瓣中重度狭窄；左心房增大（详见图2-14～图2-19）。

超声诊断要点：① 瓣膜病变累及范围及程度，短轴切面二尖瓣口面积描绘首发依赖性较高，当瓣口面积描记困难时，可借助3D超声心动图获取二尖瓣口局部放大切面，逐帧选择最大二尖瓣开口面积进行描记；② 各腔室大小及有无合并左心房血栓；③ 有无肺动脉高压出现及其程度。

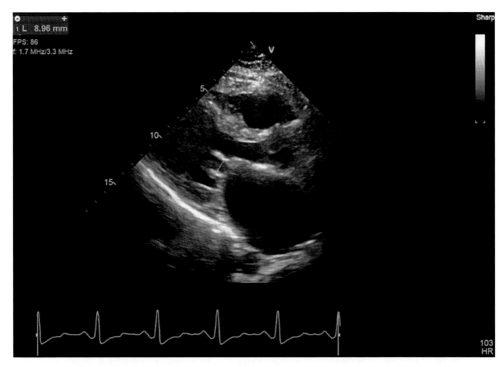

图2-14 胸骨旁左心室长轴：显示二尖瓣瓣口粘连，开放受限，最大开口径约9mm

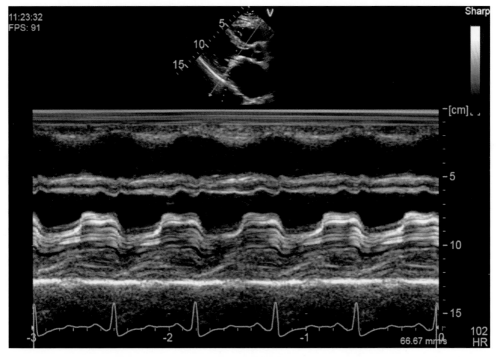

图2-15 左心室长轴切面二尖瓣口水平M型图像：显示二尖瓣运动呈"城墙样"改变

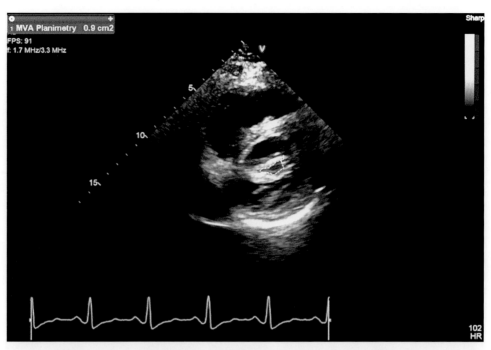

图2-16　左心室短轴切面二尖瓣口水平：显示二尖瓣瓣缘联合粘连、
开放受限，解剖瓣口面积为0.9cm²

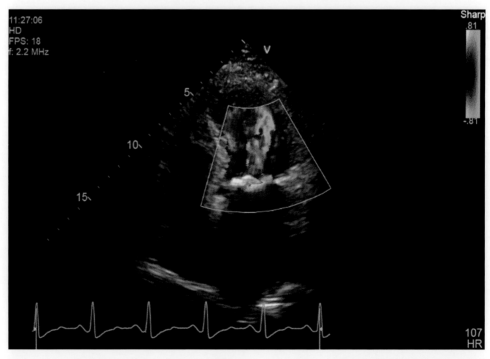

图2-17　心尖四腔心切面：显示二尖瓣钙化、开放受限，舒张期可探及花色前向血流

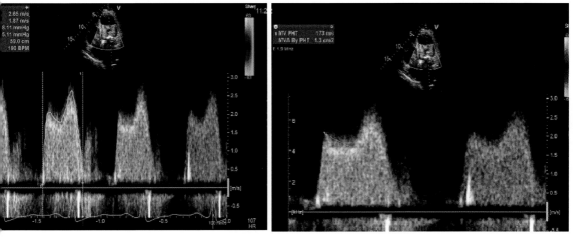

图2-18 二尖瓣前向血流频谱：显示二尖瓣前向血流速度明显增快，平均跨瓣压差 15.11mmHg，有效瓣口面积为 1.3cm^2（PHT法）

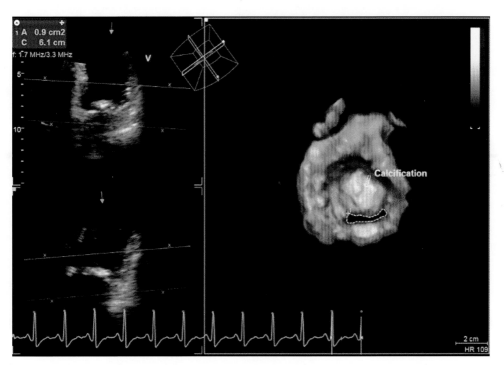

图2-19 二尖瓣3D图像：显示二尖瓣团状钙化，最大开口面积为0.9cm^2

病例四

　　病史：男，56岁，劳力性呼吸困难3个多月，加重1个多月。

　　体征：心尖区听及4/6级舒张期隆隆样杂音。

　　其他医学影像：胸部X线片示左心房影增大，肺动脉段突出，肺淤血征象。

　　手术和病理：二尖瓣人工机械瓣置换，左心房血栓清除及左心耳切除术。

　　超声诊断：风湿性二尖瓣中重度狭窄；左心房增大伴血栓形成（详见图2-20～图2-25）。

　　超声诊断要点：① 瓣膜病变累及范围及程度，合并瓣膜病变；② 各腔室大小及有无合并左心房血栓；③ 有无肺动脉高压出现及其程度。

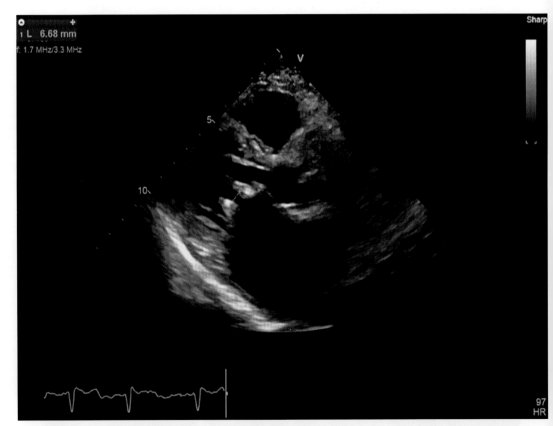

图2-20　左心室长轴切面：二尖瓣瓣缘联合增厚、粘连、钙化，最大开口径6.68mm

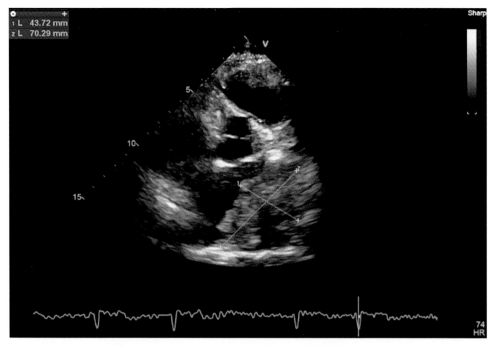

图2-21　大动脉短轴切面：左心房左外侧壁可见低弱回声团附着，大小为
70.29mm×43.72mm，提示血栓形成

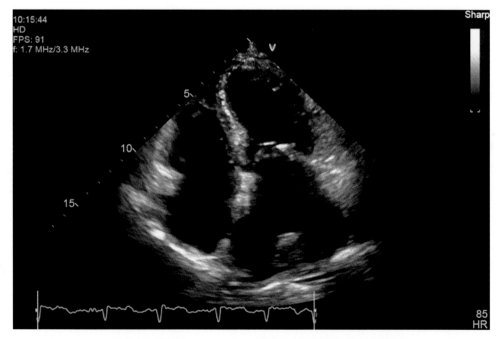

图2-22　心尖四腔心切面：左心房顶部可见低弱回声血栓影附着，二尖瓣
瓣缘联合粘连、钙化、开放受限

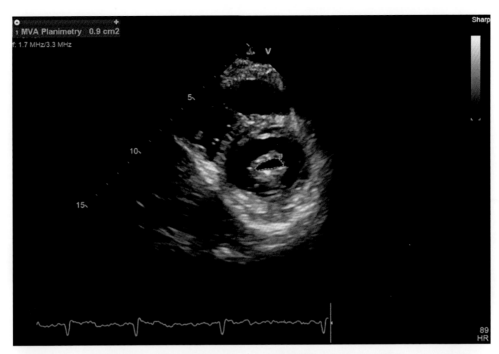

图2-23 二尖瓣水平左心室短轴切面：二尖瓣瓣缘联合粘连、钙化、开放受限，
解剖瓣口面积0.9cm²

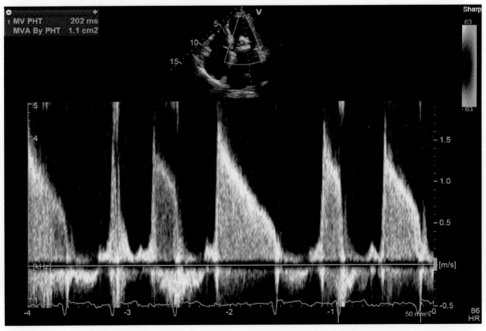

图2-24 二尖瓣前向血流频谱：呈单峰、节律不齐（提示房颤心律），有效瓣口
面积1.1cm²（PHT法）（房颤心律应多次重复测量取平均值）

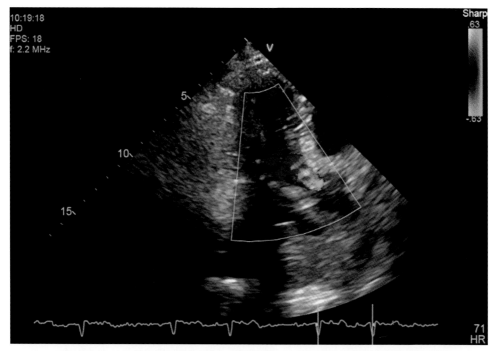

图2-25 心尖三腔心切面彩色血流图：主动脉瓣轻度反流血流信号
（由于反流程度较轻，左心室无增大，可不进行主动脉瓣置换）

病例五

病史：女，32岁，端坐呼吸、脚踝水肿、劳累、多关节痛、咽喉肿痛、发热2个多月。

体征：双脚踝水肿，颈静脉怒张，心前区听及3/6级全收缩期杂音，吸气时肺动脉瓣听诊区杂音加重，主动脉瓣听诊区P2亢进。

其他医学影像：心电图（ECG）示窦性心律。

手术：心脏四个瓣置换。

超声诊断：风湿性二尖瓣重度狭窄；重度主动脉瓣关闭不全；重度三尖瓣反流、重度三尖瓣狭窄；重度肺动脉瓣狭窄；双心房增大、右心室肥大（详见图2-26～图2-32）。

超声诊断要点：① 瓣膜病变累及范围及程度，合并瓣膜病变，虽然描记二尖瓣解剖瓣口面积不受压力及容量负荷影响，但该患者二尖瓣口广泛钙化，伪影较重，使得手动描记准确性差，因此同时使用PHT法及测量平均跨瓣压差综合评估二尖瓣狭窄程度；② 肺动脉压力判别，当不存在右心室流出道梗阻或肺动脉瓣狭窄时，右心室收缩压方可约等于肺动脉收缩压。

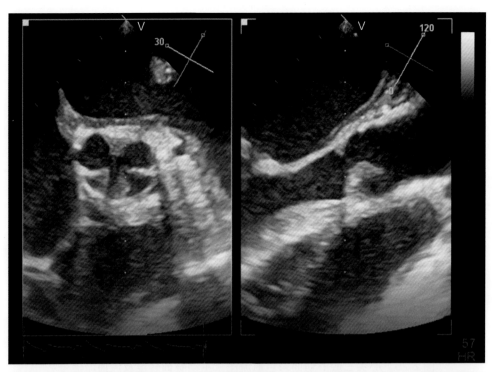

图2-26 TEE（食管中段水平），主动脉瓣双平面示主动脉瓣瓣叶增厚，瓣缘联合融合

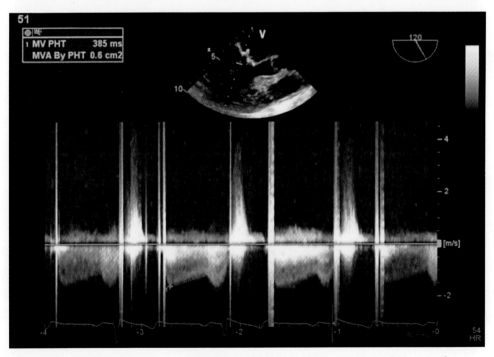

图2-27 TEE（食管中段水平），主动脉瓣长轴切面示二尖瓣有效瓣口面积0.6cm²（PHT法）

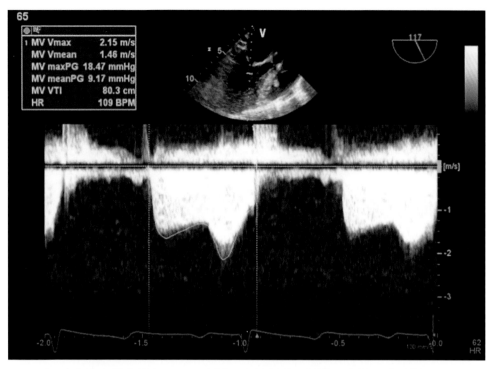

图2-28　TEE（食管中段水平），CW二尖瓣口血流频谱，测量二尖瓣平均跨版压差9.17mmHg

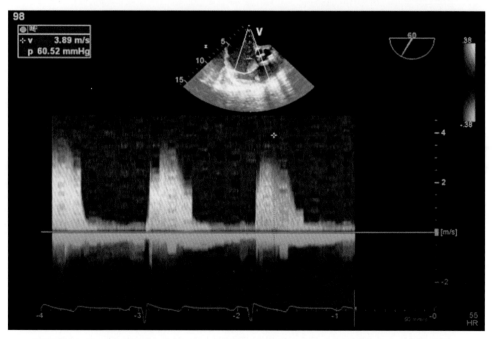

图2-29　TEE（食管中段水平），彩色血流图像得到三尖瓣口CW血流频谱，
三尖瓣反流速度3.89m/s，跨瓣压差60.52mmHg，提示右心室收缩压增大

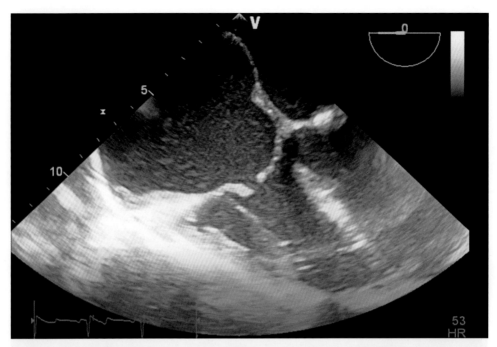

图2-30 TEE（食管中段水平），四腔心切面示右心房增大，三尖瓣前瓣及隔瓣对合不良

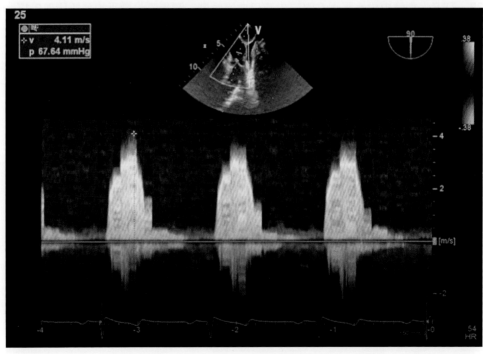

图2-31 TEE（食管上段水平），主动脉弓短轴切面显示肺动脉瓣，测量肺动脉瓣
CW频谱，肺动脉瓣最大跨瓣压差67.64mmHg，提示肺动脉瓣重度狭窄

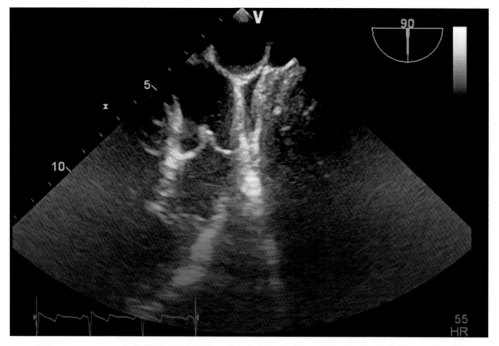

图2-32　TEE（食管上段水平），主动脉弓短轴切面显示肺动脉瓣明显增厚

病例六

病史：女性，印度人，55岁，劳力性呼吸困难7年多，加重6个月。

体征：心尖区3/6级舒张中期杂音，第一心音亢进。

其他医学影像：ECG示左心房增大，右心室肥厚；胸部X线片示心影增大，双心房影，提示左心房增大，肺静脉压增高。

手术：二尖瓣置换术。

超声诊断：先天性双孔二尖瓣伴风湿性心脏瓣膜病改变（二尖瓣中重度狭窄）（详见图2-33～图2-37）。

超声诊断要点如下。

（1）是否存在先天性瓣膜病变　先天性双孔二尖瓣于1876年由Greenfield首次报道，附加组织或肌桥将二尖瓣口完全或不完全分成两个孔道通向左心室，两组二尖瓣有独立的瓣叶、腱索和乳头肌，其可分为三型。① 完全型：二尖瓣根部至瓣尖结构均显示为双孔。② 不完全型：仅二尖瓣中下部水平短轴切面显示双孔结构，中部至基底部正常。③ 孔型：病变位于二尖瓣前后联合部，二尖瓣中部水平短轴或四腔心切面显示小的附加孔，单纯先天性双孔二尖瓣患者二尖瓣增厚通常不累及瓣下结构，而该患者瓣下腱索增厚、回声增强，同时该患者位于风湿性心脏病流行地区，提示其同时合并风湿性瓣膜病改变。

（2）有无合并畸形　先天性双孔二尖瓣容易合并其他心脏畸形，如房室间隔缺损、室间隔缺损、主动脉弓缩窄、左心发育不良、继发孔性房间隔缺损。

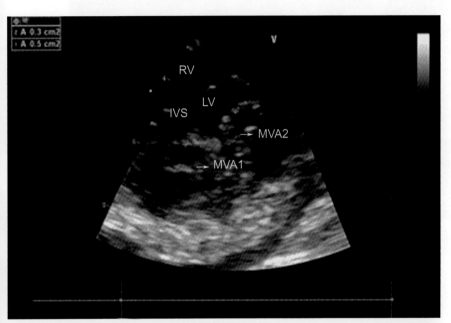

图2-33　左心室短轴切面（二尖瓣口水平）：显示两组独立二尖瓣结构，两组二尖瓣口开放受限，右侧瓣解剖瓣口面积约0.3cm²，左侧瓣解剖瓣口面积0.5cm²

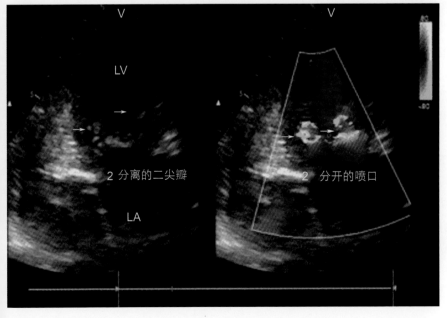

图2-34　心尖两腔心切面：显示两组独立二尖瓣结构（左图箭头所示），两组二尖瓣口开放时显示两束花色湍流（右图箭头所示）

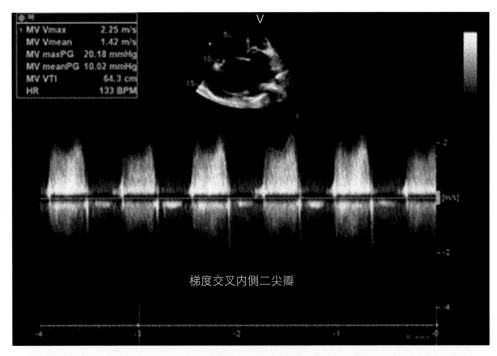

图2-35　心尖四腔心切面：二尖瓣口血流频谱显示平均跨瓣压差10.02mmHg

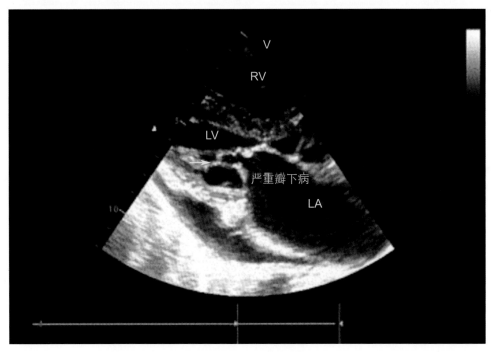

图2-36　胸骨旁左心室长轴切面：显示二尖瓣瓣下结构病变，二尖瓣腱索增粗、
回声不均匀增强

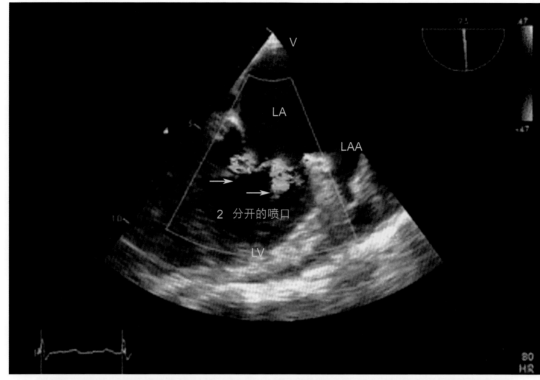

图2-37　术中经食管超声两腔心切面：彩色血流图显示二尖瓣口两束独立血流

五、超声图像鉴别诊断

（1）扩张型心肌病二尖瓣运动受限　心脏呈普大心，四个腔室均明显增大，室壁相对薄，左心室收缩功能也明显减低。二尖瓣口开放幅度小，无风湿性心脏病典型的瓣缘联合、粘连显像，常出现多个瓣膜反流，而非狭窄，尤其是二尖瓣、三尖瓣。

（2）老年退行性二尖瓣及主动脉瓣病变　老年退行性瓣膜病变主要累及左心瓣膜，尤其是主动脉瓣。钙化多位于瓣环及瓣叶基底部，不同于风湿性瓣膜病变位于瓣缘联合及瓣体。

（3）感染性心内膜炎　感染性心内膜炎的典型病理改变为赘生物及各种并发症，如腱索断裂、瓣膜穿孔、脓肿等。赘生物可黏附于瓣叶、腱索及心内膜面，通常表现为较大的活动度。结合患者病史及临床检查可与风湿性瓣膜病变鉴别。

（4）类癌综合征　类癌综合征可累及瓣膜及心内膜，在瓣膜和心内膜表面形成白色纤维层，多发生于右侧心腔，出现三尖瓣关闭不全及狭窄、肺动脉瓣狭窄等。借助病史及发生部位可鉴别。

六、临床价值

　　超声心动图是目前诊断风湿性瓣膜病的首选方法。不仅可准确定性还可以判定瓣膜狭窄及关闭不全程度，为球囊扩张及瓣膜置换术的选择提供可靠依据。经胸超声心动图结合经食管超声心动图可更清晰显示二尖瓣及主动脉瓣装置、左心房及左心耳内血栓情况并做精准测量。根据患者病变累及范围及程度选择不同测量方式对瓣膜病变进行量化评估，可为瓣膜病变治疗方案选择提供依据，减少不必要的手术创伤。对于人工瓣膜置换术后患者，超声心动图除了对相关心腔的显像外，人工瓣膜本身的显像对评估人工瓣的整体功能和术后心腔逆重塑的程度至关重要。彩色和频谱多普勒技术在评估人工瓣膜功能及相关并发症方面发挥核心作用，因为二维图像本身提供的信息有限，尤其是机械瓣。对怀疑人工瓣膜功能异常的患者，常需要进行经食管超声心动图检查来明确梗阻或反流的机制。

（尹立雪）

参考文献

[1] Baumgartner H Chair, Hung J Co-Chair, Bermejo J, et al. Recommendations on the echocardiographic assessment of aortic valve stenosis: a focused update from the European Association of Cardiovascular Imaging and the American Society of Echocardiography. Eur Heart J Cardiovasc Imaging, 2017, 18(3): 254-275.

[2] Baumgartner H, Hung J, Bermejo J, et al. Echocardiographic assessment of valve stenosis: EAE/ASE recommendations for clinical practice. J Am Soc Echocardiogr, 2009, 22(1): 1-23.

[3] Adembesa I, Myburgh A, Swanevelder J. Quadruple valve replacement in a patient with severe rheumatic heart disease. Echo Res Pract, 2018, 5(2): 47-51.

[4] Kutty S, Colen T M, Smallhorn J F. Three-dimensional echocardiography in the assessment of congenital mitral valve disease. J Am Soc Echocardiogr, 2014, 27(2): 142-54.

[5] Choudhury P P, Chaturvedi V. Double orifice mitral valve in rheumatic heart disease. Echocardiography, 2014, 31: 27-29.

[6] Nascimento B R, Nunes M C, Lopes E L, et al. Rheumatic heart disease echocardiographic screening: approaching practical and affordable solutions. Heart, 2016；102: 658-664.

[7] Mackensen G B, Lee J C, Wang D D, et al. Role of Echocardiography in Transcatheter Mitral Valve Replacement in Native Mitral Valves and Mitral Rings. J Am Soc Echocardiogr, 2018, 31(4): 475-490.

[8] （Partha P Choudhury, Vivek Chaturvedi.Double Orifice Mitral Valve in Rheumatic Heart Disease.Echocardiography, 2014, 31: 27-29.

第三章　扩张型心肌病

一、病因学

扩张型心肌病（dilated cardiomyopathy，DCM）病因迄今未明，可能的致病因素包括病毒感染、免疫功能异常、遗传基因、交感神经系统异常、内分泌异常、化学或毒素作用、心肌能量代谢紊乱等。

二、病理解剖和病理生理

DCM四个心腔均可见扩张，多为左、右心室明显扩大，以左心室扩大为甚。心脏外观灰白松弛，心肌纤维化常见。心腔内可形成附壁血栓，多发于左心室心尖部。光镜可见心肌纤维增粗变性，纤维组织增多，少量炎症细胞浸润。电镜可见线粒体数目增多，线粒体嵴断裂或消失。

DCM心肌收缩力减弱，心脏泵血功能障碍。早期通过增加心率可维持心排血量，后期心室舒张和收缩末容积增加，射血分数减低，心脏逐渐扩大，出现相对性二尖瓣及三尖瓣反流，导致充血性心力衰竭。随着心室舒张压及心房压增高，肺循环及体循环淤血，晚期右心衰更加明显。

三、临床表现

DCM起病多缓慢，早期可无症状。以后逐步出现气促、乏力、水肿、猝死等。多数合并心律失常，部分合并血栓形成。主要体征包括心脏增大、奔马律、体循环和肺循环淤血征等。

四、典型病例超声图像特征及诊断要点

病史：男，59岁，主诉反复胸闷、气喘13年，加重半年。
体征：心界向左下扩大，心尖抬举样搏动。

其他医学影像：心电图示房颤，频繁室早，完全性左束支传导阻滞；胸部X线示心影增大；心肌同位素显像示左心室扩大伴整体收缩活动减弱，室壁多节段性显像剂分布稀疏。

　　实验室检测结果：氨基末端利钠肽前体1034pg/mL；心肌肌钙蛋白T0.03ng/mL。

　　手术治疗：行心脏再同步化治疗（CRT）。

　　超声诊断：全心扩大伴左心室及右心室整体收缩活动减弱（LVEF约24%，TAPSE约15mm）；轻中度二尖瓣反流；轻度肺高压伴轻度三尖瓣反流（详见图3-1～图3-9）。

　　超声诊断要点：① 左心室扩大，左心室壁厚度正常或变薄，左心室整体收缩活动减弱，少数存在左心室心尖部附壁血栓；② 相对性二尖瓣反流；③ 左心房正常或增大；④ 右心室正常或增大，右心室壁厚度正常或变薄，右心室整体收缩活动正常或减弱；⑤ 肺动脉压正常或升高，三尖瓣不同程度反流；⑥ 右心房正常或增大，下腔静脉正常或增宽。

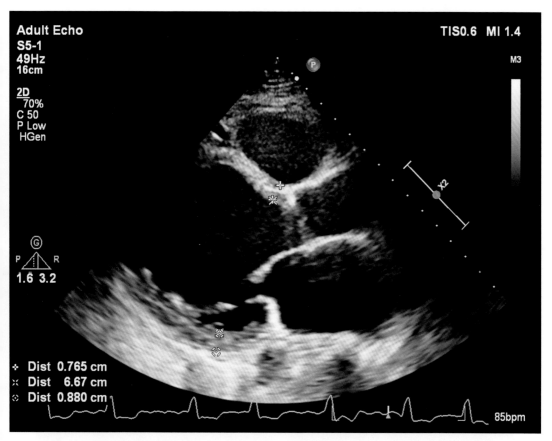

图3-1　胸骨旁左心室长轴：左心室增大，左心房增大，右心室流出道内径稍增大

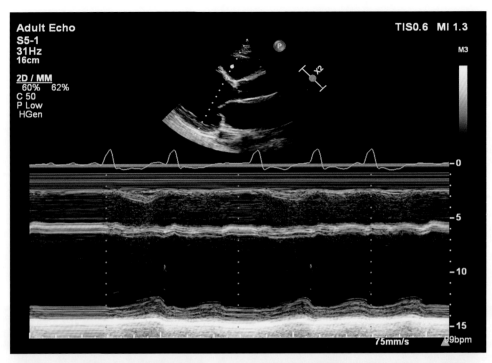

图3-2　胸骨旁左心室长轴M型：左心室后壁及室间隔收缩活动减弱，欠协调

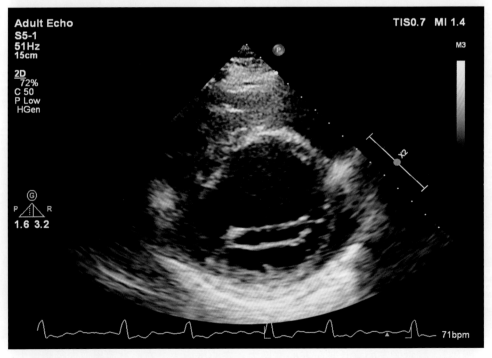

图3-3　胸骨旁二尖瓣水平左心室短轴：左心室增大，二尖瓣开放幅度较小

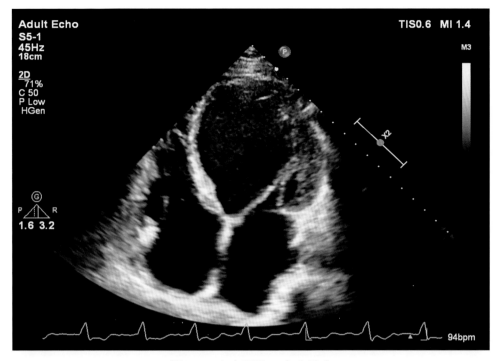

图3-4　心尖四腔：全心扩大

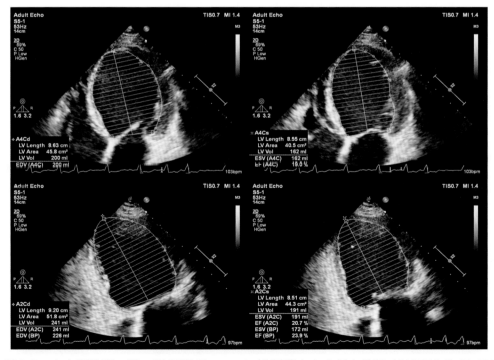

图3-5　心尖四腔及二腔：双平面Simpson's法测量左心室射血分数（LVEF）为23.9%

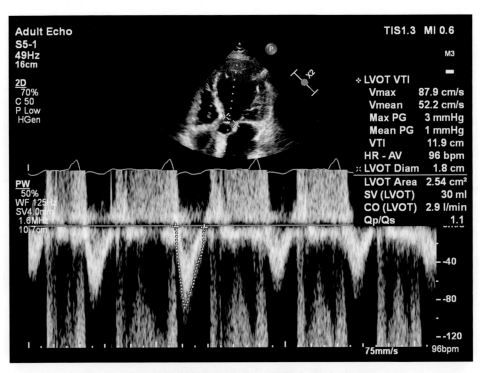

图3-6　脉冲多普勒估测左心室心排量（CO）为2.9L/min

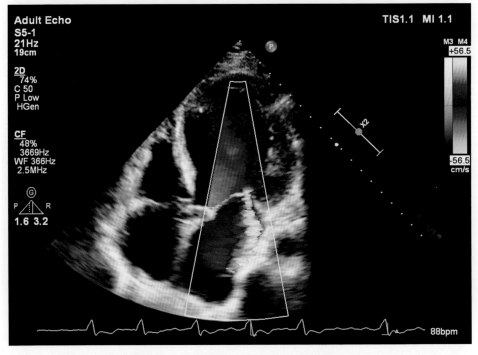

图3-7　心尖四腔：轻中度二尖瓣反流

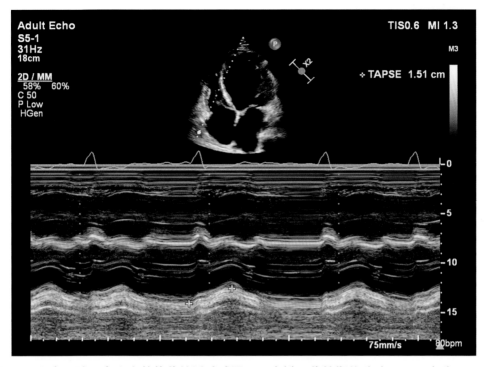

图 3-8 心尖四腔：右心室整体收缩活动减弱，三尖瓣环收缩期位移（TAPSE）为 1.51cm

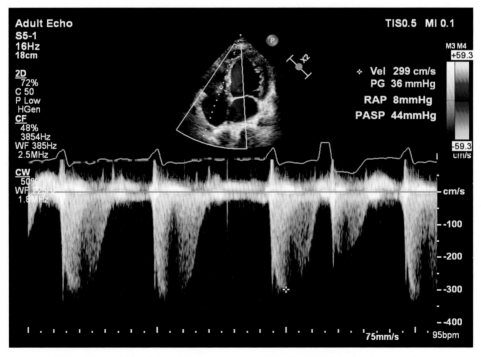

图 3-9 连续多普勒测量三尖瓣反流峰值压差，估测肺动脉收缩压（PASP）为 44mmHg

五、超声图像鉴别诊断

（1）缺血性心脏病　常有冠心病的易患因素，有胸痛病史，超声显示节段性室壁运动障碍，与冠状动脉供应的区域相一致，也可以表现为心室整体收缩功能障碍，且冠状动脉造影发现有单支或多支冠状动脉严重狭窄。

（2）心肌致密化不全　超声可表现为心腔增大，整体收缩活动减弱，在左心室心尖部、侧壁内膜面有多发肌小梁突入左心室腔内，交织成网状结构，小梁之间的隐窝状间隙与心腔相通，有彩色血流通过。

六、临床价值

超声心动图可以实时定量评价心室大小及收缩活动、心房大小、心脏瓣膜形态功能，可以在随访中观察心脏形态功能及血流动力学变化情况，在扩张型心肌病临床诊断、药物治疗及疗效观察、新型介入手术方式的选择和疗效评估中发挥着重要作用。

（舒先红）

参考文献

[1] Pinto Y M, Elliott P M, Arbustini E, et al. Proposal for a revised definition of dilated cardiomyopathy, hypokinetic non-dilated cardiomyopathy, and its implications for clinical practice: a position statement of the ESC working group on myocardial and pericardial diseases. Eur Heart J, 2016, 1437(23): 1850-1858.

[2] Lang R M, Badano L P, Mor-Avi V, et al. Recommendations for cardiac chamber quantification by echocardiography in adults: an update from the American Society of Echocardiography and the European Association of Cardiovascular Imaging. J Am Soc Echocardiogr, 2015, 28(1): 1-39.

第四章　肥厚型心肌病

一、病因学

肥厚型心肌病（hypertrophic cardiomyopathy，HCM）是指并非完全因心脏负荷异常增加引起的左心室心肌某节段或多个节段室壁肥厚（≥15mm）。HCM大多呈现家族聚集发病，遗传因素是主要病因，40%～60%的HCM是由编码心肌肌小节收缩蛋白的基因突变引起的。分子遗传学研究证实，至少有27个基因中发现超过1400多个位点的突变与HCM发病有关。导致HCM的主要致病基因是编码肌小节粗肌丝的β肌球蛋白重链（β-MHC）基因（*MYH7*）和编码心脏型肌球结合蛋白C（cMYBPC）的基因（*MYBPC3*）。另外有25%～30%的患者发病原因尚不清楚，5%～10%的患者是其他遗传性或者非遗传性疾病、糖尿病母亲的新生儿以及他克莫司、羟氯喹、类固醇等药物诱发的室壁肥厚。

二、病理解剖和病理生理

（一）病理解剖

HCM患者心脏主要表现为心肌肥厚、心脏重量增加、左心室腔通常变小，严重者可造成左心室流出道梗阻。肥厚心肌的最大特点是不均匀性肥厚，即左心室壁肥厚程度不一致，故称为非对称性肥厚，肥厚部位以室间隔上部的主动脉瓣下区域多见，常形成左心室流出道狭窄。临床上依据形态学变化将其分为：① 特发性主动脉瓣下狭窄性肥厚型心肌病；② 非对称性室间隔肥厚型心肌病；③ 弥漫性左心室肥厚型心肌病；④ 左心室前壁、侧壁肥厚型心肌病；⑤ 心尖肥厚型心肌病；⑥ 右心室肥厚型心肌病；⑦ 左心室中部梗阻性肥厚型心肌病。亦有学者依据心脏肥厚时室间隔形态学改变将其分为：① 非对称性室间隔肥厚；② 对称性室间隔肥厚；③ 特殊部位肥厚，如心尖肥厚、室间隔中部肥厚、左心室前壁肥厚、室间隔后壁肥厚等。

依据左心室壁心肌肥厚的部位不同，国外学者将HCM分为四型（Maron分型）：Ⅰ型，心肌肥厚局限于前室间隔，约15%；Ⅱ型，心肌肥厚累及前间隔和后间隔，而侧壁、下壁、后壁厚度在正常范围，约20%；Ⅲ型，心肌肥厚累及室间隔、前壁以及侧壁，这一类型最多，约占50%；Ⅳ型，心肌肥厚位于心室的其他部位，包括心尖肥厚型，约占18%。HCM患者心脏形态学改变对其治疗方式及预后都有影响。

HCM的组织病理改变主要为心肌细胞肥大和排列紊乱，同时伴有心肌间质纤维化、肌束结构破坏呈螺旋状等。通常认为心肌组织的异常范围越大，临床预后越差，心律失常发生概率也越高。对行室间隔切除患者心肌组织HE染色时还发现有肥大的心肌细胞部分脂肪变性及心室壁内的小冠状动脉管壁内中膜增厚、扩张或缩窄伴血管周围纤维化（图4-1）。

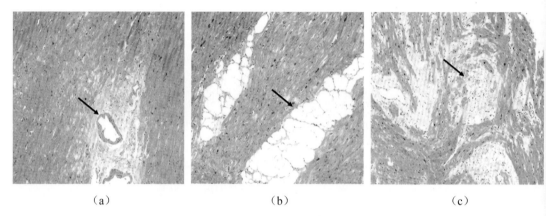

（a）　　　　　　　　　（b）　　　　　　　　　（c）

图4-1　HCM组织病理改变

（a）微血管内中膜增厚、扩张伴血管周围纤维化（箭头所示），HE染色，10倍；

（b）心肌细胞存在部分脂肪变性（箭头所示），HE染色，10倍；

（c）心肌细胞肥大和排列紊乱，心肌细胞变形，肌束结构破坏呈螺旋状（箭头所示），HE染色，10倍

（二）病理生理

HCM的病理生理复杂，由多个相互关联的病理生理学异常组成，包括左心室流出道梗阻、舒张功能障碍、心肌缺血和二尖瓣反流等。

1.左心室流出道梗阻

约25%的HCM患者静息状态下出现左心室流出道梗阻，梗阻可发生于任何年龄。左心室流出道梗阻导致左心室收缩压增加，引起左心室等容舒张时间延长、左心室舒张压增高以及心排血量的减少，并可引起体动脉压下降、冠状动脉灌注不足、射血时间延长、心室做功增加，心室腔在收缩末期接近"无效"，心肌耗氧量增加，导致心肌细胞损伤、心肌纤维化甚至心力衰竭。临床上用多普勒超声测量左心室流出道峰值和平均压力阶差来评估左心室流出道梗阻情况。研究表明，对于HCM患者而言，左心室流出道峰值压力阶差比平均压差对临床治疗决策的指导意义更大。

根据左心室流出道有无梗阻将HCM分为四型。① 静息梗阻性：指无论在静息或者

激发状态均存在左心室流出道梗阻（左心室流出道峰值压力阶差≥30mmHg）。② 非梗阻性：是指无论在静息还是在激发状态均不存在左心室流出道梗阻（左心室流出道峰值压力阶差＜30mmHg）。③ 隐匿性：静息时无左心室流出道梗阻（左心室流出道峰值压力阶差＜30mmHg），但在激发状态时出现左心室流出道梗阻（左心室流出道峰值压力阶差≥30mmHg）。④ 变异梗阻性：一种较特殊类型，表现为患者静息状态下在短时间内（＜24h）不同时段左心室流出道峰值压力阶差出现较大的变化，常由非梗阻变为梗阻。另外，约3%的患者表现为左心室中部梗阻性HCM，可以伴或不伴左心室流出道梗阻。有研究认为这类患者的临床表现及预后与梗阻性HCM相同，甚至更差。

2.舒张功能障碍

HCM患者肥厚心肌微小血管内中膜增厚、血管周围纤维化、血管内皮功能紊乱均造成微循环障碍，心肌能量供应不足，影响主动舒张过程，导致充盈压增加。此外，左心室流出道梗阻引起心室收缩负荷加重可造成左心室舒张功能损伤。广泛心肌缺血亦可导致心肌松弛性降低及僵硬度增加。

3.心肌缺血

HCM患者可发生严重的心肌缺血甚至心肌梗死，这多与心肌血流供应不匹配有关。HCM患者小冠状动脉管壁增厚、管腔变窄、微循环变差，导致心肌缺血缺氧。此外，心肌肌壁间小动脉受压导致管腔相对狭窄，引起心肌冠脉供血不足。HCM患者无论年龄大小，均可因为心肌负荷增加导致心肌的需氧量增加。

4.二尖瓣反流

梗阻性HCM中二尖瓣反流较常见，多数是继发性改变，通常由左心室流出道梗阻及二尖瓣器质性病变等所致。

三、临床表现

40%～60%呈现家族倾向，临床表现多样，个体差异大，症状可出现于任何时期，有些患者长期没有症状或症状轻微，而有些患者首发症状就是猝死。主要症状：轻者可出现心悸、胸痛、劳力性呼吸困难；重者出现晕厥或先兆晕厥、心力衰竭、心律失常甚至心源性猝死（sudden cardiac death，SCD）。儿童或青年时期确诊的HCM患者症状多、预后差。

四、典型病例超声图像特征及诊断要点

病史：男，20岁，主诉"反复晕厥，伴胸闷、心悸、气短"，至我院求治。
体征：胸骨旁左缘第三、四肋间或心尖内侧可闻及2～4级收缩期喷射性杂音。

其他医学影像： ① 心电图示 Ⅱ、Ⅲ、aVF、$V_1 \sim V_3$ 导联呈 qrs、qr、qs、rS 型，胸导联 T 波高尖；② 冠脉 CT 平扫及增强未见异常，未见心肌桥形成，左心室心肌增厚，多系肥厚型心肌病；③ 心脏核磁钆延迟增强扫描见室间隔基底部斑点状异常强化影，多为非对称性肥厚型心肌病，伴少许心肌纤维化。

实验室检测结果： B 型前脑尿钠肽升高（1600pg/mL），肌钙蛋白 I 升高（0.207ng/mL）。

基因检测结果： 携带基因 *MYH7*-R663C 和 *MYBPC3*-G507R 基因突变。

诊断： 非对称梗阻性肥厚型心肌病，左心房略大，轻度二尖瓣反流，轻度三尖瓣反流。

治疗： 超声引导下经皮心肌内室间隔射频消融术（Liwen 术式）。

（一）超声诊断要点

1.心室壁肥厚部位、程度以及心肌内回声强度

以左心室壁不同程度肥厚为主，右心室心肌亦可受累。心室壁肥厚可呈对称性、均匀性肥厚；也可呈不对称、非均匀性肥厚，后者以室间隔为著，室间隔厚度常大于 15mm，多数患者室间隔与左心室后壁的增厚程度不等。肥厚的室壁心肌内常呈强弱不均的颗粒或斑点状回声，呈"毛玻璃样"，回声紊乱、颗粒粗糙（图 4-2）。

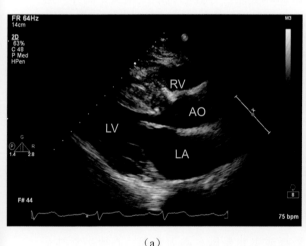
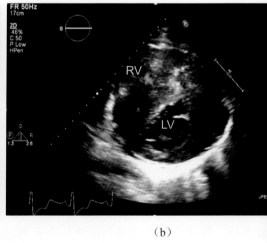

（a）　　　　　　　　　　　　　　（b）

图 4-2　HCM 室壁肥厚和心肌内回声紊乱

（a）胸骨旁左心室长轴切面示舒张期室间隔显著增厚；（b）胸骨旁左心室短轴切面示室间隔、前壁及下壁明显增厚，心肌内可见回声紊乱、颗粒粗糙。LA—左心房；LV—左心室；RV—右心室；AO—主动脉

2.心腔变化

心室腔较正常减小，而心房内径增大，常见左心房不同程度增大。

3.左心室流出道是否梗阻以及梗阻的具体部位

室间隔异常增厚部分呈纺锤状凸向左心室流出道，致左心室流出道狭窄，内径常小于18mm（正常为18～30mm），患者存在不同程度的梗阻。

彩色多普勒显示：非梗阻性HCM左心室流出道收缩期呈现蓝色层流信号，梗阻性HCM则呈现五彩镶嵌的湍流信号。通过观察血流汇聚处结合二维超声判断患者梗阻的部位。常见的狭窄部位主要有：① 室间隔基底部和二尖瓣前叶之间的狭窄即单纯左心室流出道狭窄［图4-3（a）］。② 室间隔上1/3和二尖瓣远端游离缘之间的狭窄，即左心室流出道以及左心室心腔内的狭窄［图4-3（b）］。③ 室间隔中部和心室乳头肌水平的狭窄即单纯左心室心腔内的狭窄［图4-3（c）］。

脉冲多普勒显示：非梗阻性HCM左心室流出道出现收缩期负向血流频谱，呈楔形；若存在梗阻，左心室流出道出现收缩期射流信号，流速较高，射流信号通常起自二尖瓣瓣尖水平，也可出现于左心室中部及心尖部。连续多普勒显示：当左心室流出道或者左心室心腔内梗阻时，其特征性改变为收缩期负向充填状射流，血流速度加快≥274cm/s，压差≥30mmHg，峰值后移，呈倒"匕首样"单峰形态；左心室流出道越窄，流速越快，且射血时间越长（图4-4）。

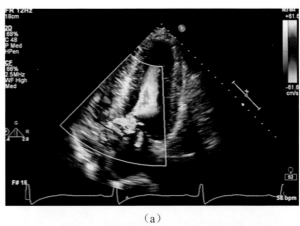

(a)

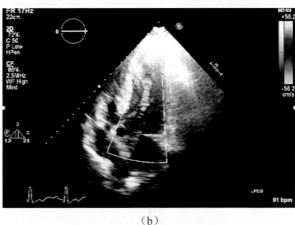

(b)

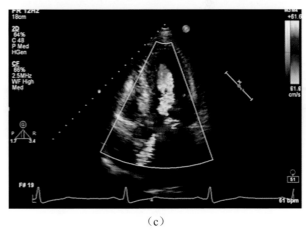

(c)

图4-3 HCM心尖五腔切面彩色多普勒

（a）左心室流出道可见五彩镶嵌湍流信号；（b）左心室流出道以及左心室心腔内可见五彩镶嵌湍流信号；（c）左心室心腔内乳头肌水平可见五彩镶嵌湍流信号

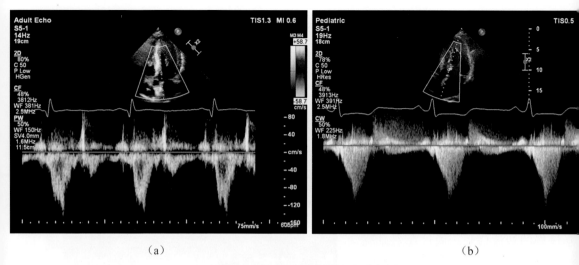

(a)　　　　　　　　　　　　　　　　　　　　(b)

图4-4　HCM左心室流出道频谱

（a）脉冲多普勒示非梗阻性HCM收缩期负向血流频谱，呈楔形；
（b）连续多普勒示梗阻性HCM呈倒"匕首样"单峰形态频谱

4.二尖瓣收缩期前向运动

二尖瓣叶在收缩期明显移向室间隔，舒张期回到正常位置，前向运动的二尖瓣器可以是前叶和（或）后叶，也可以是部分瓣下腱索或者乳头肌。M型超声表现为收缩期CD段向室间隔呈弓形突起，这种现象称收缩期前向运动（systolic anterior movement，SAM），即SAM征。SAM征阳性或者部分阳性时，可显示二尖瓣关闭不全的直接征象，也可引起或者加重左心室流出道梗阻（图4-5）。

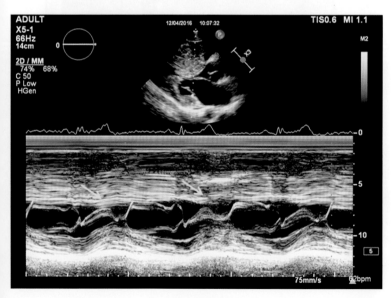

图4-5　SAM征M型超声心动图。二尖瓣前叶在收缩期贴近肥厚的室间隔，呈SAM征阳性（箭头所示）

5. 室间隔运动障碍

室间隔收缩速度、幅度明显降低，收缩期增厚率减低到0% ～ 20%（正常为30% ～ 65%），收缩幅度降低（＜5mm），其他正常部位心肌运动正常或代偿性亢进。

6. 右心室流出道是否梗阻

右心室流出道非梗阻时脉冲多普勒显示收缩期负向单峰窄频带血流频谱；当右心室心肌肥厚或前间隔显著肥厚致右心室流出道发生梗阻时，脉冲或连续多普勒可显示收缩期高速血流频谱（图4-6）。

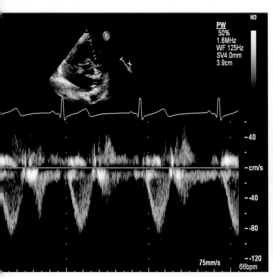

（a）

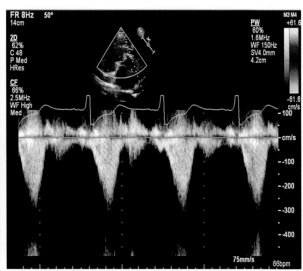

（b）

图4-6 HCM右心室流出道频谱

（a）右心室流出道非梗阻时显示负向单峰窄频带血流频谱；
（b）右心室流出道梗阻时显示收缩期高速血流频谱

7 主动脉瓣出现收缩中期关闭

主动脉瓣在左心室射血后很短时间内提前关闭，在收缩中期呈半关闭状态，于收缩后期又再次开放。M型超声显示右冠瓣呈"M"形，无冠瓣呈"W"形。

8. 继发性改变

（1）二尖瓣反流 彩色多普勒显示左心房内出现五彩镶嵌反流束（图4-7）。

（2）心尖部室壁瘤 总体HCM中，左心室心腔内梗阻性HCM合并心尖室壁瘤在总体HCM中的发生率约为1%，其形成与左心室中部肥厚梗阻导致的左心室壁腔内压升高有关。升高的心室壁压使心尖部心肌压力负荷增加，局部冠脉灌注减少，心尖部心肌慢性缺氧，心肌运动能力减低、顺应性降低，最终导致室壁瘤形成（图4-8）。

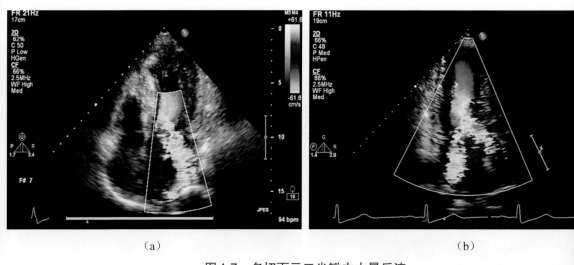

（a）　　　　　　　　　　　　　　　　　（b）

图4-7　多切面示二尖瓣中大量反流

（a）心尖四腔切面显示二尖瓣反流；（b）心尖三腔切面显示二尖瓣反流

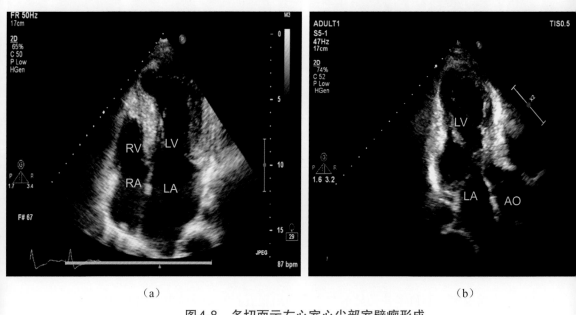

（a）　　　　　　　　　　　　　　　　　（b）

图4-8　多切面示左心室心尖部室壁瘤形成

（a）心尖四腔切面显示心尖部室壁瘤形成；（b）心尖三腔切面显示心尖部室壁瘤形成。

LA—左心房；LV—左心室；RA—右心房；RV—右心室；AO—主动脉

（3）心尖部血栓　部分HCM患者心尖部可见形态多样的稍强或低回声团附着（图4-9）。

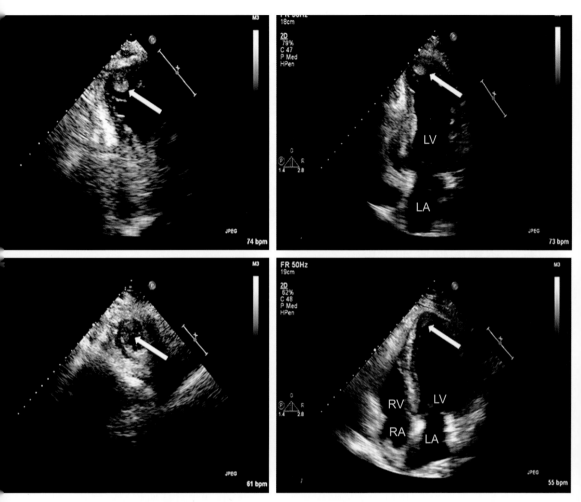

图4-9　多切面示左心室心尖部形态多样血栓附着（箭头所示）

上面两个图为心尖三腔和两腔切面显示心尖部血栓附着；下图左为左心室心尖短轴切面显示心尖部血栓附着；下图右为心尖四腔切面显示心尖部血栓附着。LA—左心房；LV—左心室；RA—右心房；RV—右心室

（4）舒张功能减低　二尖瓣口舒张期E峰减低、A峰升高，E/A值＜1，E峰减速时间减低（＜150ms），等容舒张时间延长，以及肺静脉反向a波峰值流速增加，持续时间延长。

（二）超声诊断标准

根据2014年ESC《肥厚型心肌病诊断和管理指南》。

1.成人

任何一项心脏影像学技术（包括超声心动图、心脏磁共振成像或心脏CT显像）检测显示，左心室心肌的某个或者多个节段的室壁厚度≥15mm，而且这种心肌厚度的增加并非因为心脏负荷异常（高血压、主动脉瓣狭窄、主动脉缩窄等疾病）所致。

2.儿童

保证左心室壁最大厚度≥预测平均值+2个标准差（SD），即Z值＞2，Z值定义为所测数值偏离平均值的SD数量。

3.HCM一级亲属

任何一项心脏影像学技术（包括超声心动图、心脏磁共振成像或心脏CT显像）检测发现无其他已知原因所致的左心室壁某个或者多个节段厚度≥13mm，即可确诊肥厚型心肌病。需注意的是对于遗传性肥厚型心肌病的家族成员，任何异常（如心肌多普勒成像异常，SAM征）尤其是心电图异常，均能增加该成员被诊断出HCM的可能性。

五、超声图像鉴别诊断

1.高血压性心脏病

有长期高血压病史，心脏后负荷增加，可导致心肌肥厚，需与HCM鉴别。HCM病变部位常呈强弱不均的颗粒状或斑点状回声；左心室壁可显著增厚，以左心室心肌非对称性肥厚为特征；可有SAM征及左心室流出道梗阻。高血压引起的心肌肥厚心肌回声均匀；左心室壁厚度一般小于15mm，左心室以向心性肥厚多见；但需注意HCM同时合并高血压并不少见。

2.主动脉瓣狭窄和先天性主动脉瓣下狭窄

主动脉瓣狭窄时也可引起心脏负荷异常增加导致心肌发生代偿性肥厚，70%～80%为对称性轻度肥厚。HCM与主动脉瓣狭窄患者的症状和杂音性质相似，但是主动脉瓣狭窄存在以下特点。

① 主动脉瓣叶明显增厚，收缩期开放受限，瓣口面积明显缩小。先天性主动脉瓣下狭窄隔膜型患者主动脉瓣下可见纤维隔膜样回声，主动脉瓣下有明显的收缩期压差；肌型狭窄时有时与HCM容易混淆，需结合临床进行鉴别，前者往往合并其他先天性心血管畸形。

② 多普勒超声和左心室导管检查提示：左心室流出道常无压差存在，而左心室与主动脉之间有明显的收缩期压差。

③ 胸部X线示升主动脉扩张，主动脉瓣可有钙化影。

3.主动脉缩窄

主动脉缩窄可导致心肌肥厚，但存在以下特征：

① 胸骨上窝主动脉弓长轴切面显示主动脉弓局限性狭窄或较长一段管腔狭窄。缩窄常发生于主动脉峡部。

② 狭窄前升主动脉内径正常或扩张、狭窄后主动脉亦可扩张。

③ 彩色血流显示缩窄处呈五彩镶嵌高速血流信号，并向主动脉降部延伸，轻度缩窄仅见于收缩期，重度狭窄时收缩期及舒张期均可见。

④ 连续多普勒可探及主动脉缩窄部位负向的高速湍流频谱。在重度狭窄患者，由于通过狭窄处血流过少，压差反而会下降。

4.强化运动引起的心肌肥厚

长期高负荷运动可使心脏发生适应性心肌肥厚改变，需与轻度肥厚型心肌病鉴别。HCM患者肥厚程度与运动强度不匹配；左心室偏小，多为非对称性肥厚；左心房增大，多伴左心室舒张功能受损；组织多普勒瓣环运动和心肌应变多减低；多数有心肌病家族史，基因检测呈现阳性结果，心肺运动试验最大耗氧量减低。运动员心脏肥厚发生于高强度训练；左心室正常或略大，多为对称性肥厚；左心房不大，通常左心室舒张功能正常；组织多普勒瓣环运动和心肌应变多正常或增强。心肺运动试验最大耗氧量＞50mL/（kg·min），停止运动心脏可以变小，心肌肥厚可以减轻。

六、临床价值

所有HCM患者在首次评估、治疗和随访时，均应进行超声心动图检查，对于明确诊断、了解病情、评估肥厚程度及梗阻情况、决定治疗方案和判定治疗效果具有重要意义。

（刘丽文　王静　雷常慧）

参考文献

[1] Authors/Task Force members, Elliott P M, Anastasakis A, et al. 2014 ESC Guidelines on diagnosis and management of hypertrophic cardiomyopathy: the Task Force for the Diagnosis and Management of Hypertrophic Cardiomyopathy of the European Society of Cardiology (ESC). Eur Heart J, 2014, 35(39): 2733-2779.

[2] Gersh B J, Maron B J, Bonow R O, et al. 2011 ACCF/AHA guideline for the diagnosis and treatment of hypertrophic cardiomyopathy: executive summary: a report of the American College of Cardiology Foundation/American Heart Association Task Force on Practice Guidelines. Circulation, 2011, 124(24): 2761-2796.

[3] 中华医学会心血管病学分会中国成人肥厚型心肌病诊断与治疗指南编写组，中华心血管病杂志编辑委员会.中国成人肥厚型心肌病诊断与治疗指南.中华心血管病杂志，2017，45（12）：1015-1032.

[4] 樊朝美.肥厚型心肌病诊断与治疗必读.北京：科技出版社，2016.

[5] 乔树宾，宋云虎.肥厚型心肌病——基础与临床.北京：人民卫生出版社，2012.

第五章 限制型心肌病

限制型心肌病是一种由于心肌僵硬度升高、心室顺应性下降导致的以舒张功能减低为主的心肌疾病。

一、病因学

继发性限制型心肌病常继发于全身系统性疾病，如心肌淀粉样变性、糖原累积病、嗜酸粒细胞增多症等，我们将在后面章节介绍。原发性限制型心肌病的病因尚不明确，近年研究结果显示，基因突变参与其发生、发展。

二、病理解剖和病理生理

限制型心肌病的病理：原发性限制型心肌病的典型表现为心内膜和心肌间质纤维化，伴有心肌细胞溶解、变性、肥厚，但无心肌纤维排列紊乱或其他浸润性心肌疾病的表现。

限制型心肌病的血流动力学特点表现为心室限制型充盈障碍，单侧或双侧心室充盈受限，通常心室收缩功能正常，部分患者可以伴有不同程度的收缩功能障碍。如果左、右心均受累表现为左、右心室充盈压升高，心室舒张异常导致心房压升高，进而双心房增大、扩张，心房压力升高出现肺静脉和体静脉回流受阻，表现为充血性心力衰竭。部分患者也可以一侧心腔受累为主。乳腺癌放疗引起的损害常表现为右心受累为主。而左心受累为主的限制型心肌病可以伴有明显的肺动脉高压。房室瓣受累时可以表现为二尖瓣或三尖瓣关闭不全。部分患者可能出现栓塞。

三、临床表现

限制型心肌病患者的临床表现与病变程度相关。早期无明显异常，随着病情进展，逐渐出现头晕、乏力、气短等症状。左心受累表现为咳嗽、呼吸困难，有时伴有肺动脉高压；右心受累表现为颈静脉怒张、肝大及腹水等体循环回流障碍表现。当合并二、三尖瓣关闭不全时，可以听见二、三尖瓣反流杂音。患者偶尔发生晕厥。

四、典型病例超声图像特征及诊断要点

病史：女，7岁，以"发现肝大3天"为主诉就诊。患者3天前无明显诱因出现腹痛，曾呕吐1次，为非喷射性，于外院就诊，查体发现肝大。患病以来精神尚可，无咳嗽、咳痰，无呼吸困难，无胸闷、气短。

体征：血压105/61mmHg，呼吸30次/分，双肺呼吸清，未闻及干湿啰音。

其他医学影像：胸部DR显示肺纹理增多，心影增大；肝胆脾彩色多普勒超声提示肝脏体积增大，肝静脉增宽，腹腔积液。

实验室检测结果：乳酸脱氢酶增高。

超声诊断：双心房增大，限制型心肌病可能性大；二、三尖瓣血流充盈受限；下腔静脉增宽，提示右心房压升高；左心室整体收缩功能正常；少量心包积液（图5-1～图5-4）。

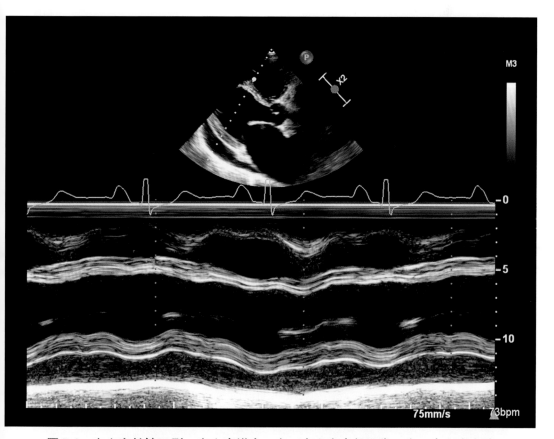

图5-1　左心室长轴M型：左心房增大，左、右心室内径正常，左、右心室室壁
运动尚可，左心室后壁后方少量心包积液

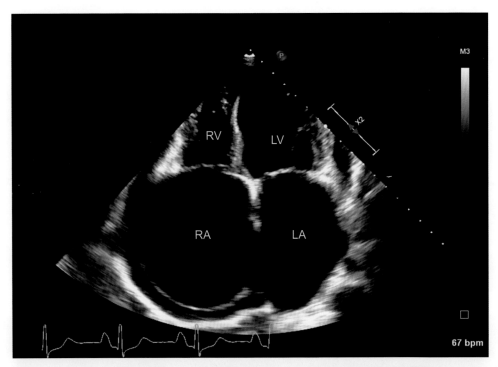

图5-2　心尖四腔心：双心房显著扩大，右心房顶部少量心包积液

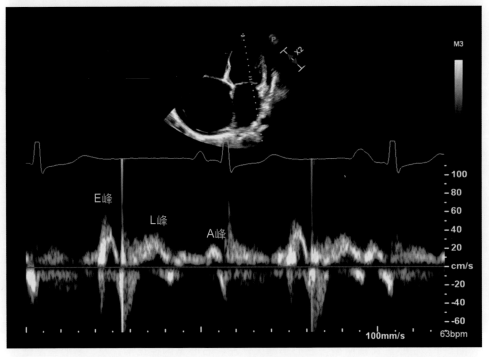

图5-3　脉冲多普勒：二尖瓣E/A＞2.0，缓慢舒张期可见L峰，呈限制型充盈障碍

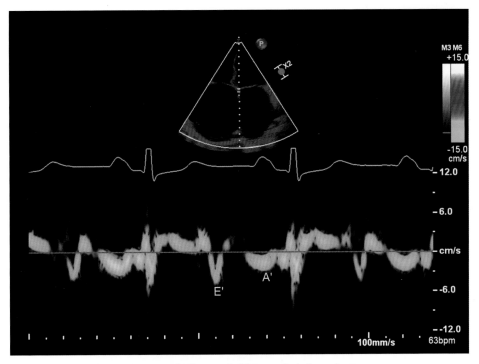

图5-4　组织多普勒：二尖瓣环运动速度E'小于7cm/s

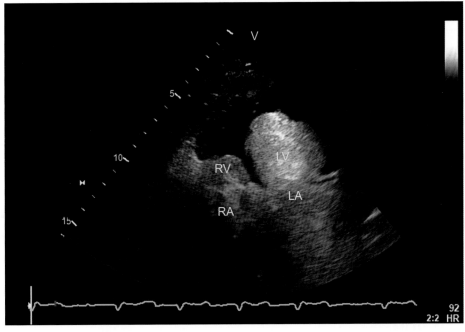

图5-5　一例限制型心肌病患者行超声造影检查：左、右心室变形，对比
　　　　剂注入后左心室及右心室心尖部未显影，提示心尖部闭塞

超声诊断要点：

（1）二维超声心动图及M型　主要表现为左、右心房扩大，心室腔正常或减小，室壁通常没有增厚，运动无明显异常或轻度减低。某些病例表现为心尖闭塞（图5-5），这样的病例往往伴有心内膜的回声增强和增厚。由于心房压增高导致肺静脉与体静脉回流受阻，超声可以探查到下腔静脉的增宽以及吸气末塌陷率降低。常伴有不同程度的心包积液。

（2）多普勒超声心动图　二、三尖瓣口舒张期血流频谱呈特异性的限制充盈改变：E/A比值增大（>2.0），E峰减速时间缩短（<160ms）。有时在缓慢舒张期可见L峰，L峰形成与舒张早期不能有效将心房的血灌注入左心室，心房压力持续在较高水平，在此时段高于心室压所致。彩色多普勒可以显示二、三尖瓣收缩期反流信号。

（3）组织多普勒　限制型充盈的表现为二、三尖瓣瓣环速度在舒张早期和心房收缩期均减低，且侧壁与间隔同步下降，间隔表现更为显著。这一点对与缩窄性心包炎的鉴别有帮助。

五、超声图像鉴别诊断

（1）缩窄性心包炎　缩窄性心包炎也是以心室舒张功能异常为特点的疾病，也常表现为双心房增大而心室腔正常甚至减小，但其源自心包的炎症或纤维化导致心室舒张受限；表5-1为二者的超声心动图鉴别要点。

表5-1　限制型心肌病与缩窄性心包炎的超声心动图鉴别要点

鉴别点	限制型心肌病	缩窄性心包炎
心包增厚	无（通常<2mm）	有（通常>4mm）
心内膜增厚	有时有	无
室间隔矛盾运动	少见	常见
房室瓣反流	较多	较少
呼吸对二、三尖瓣E峰影响	少见	常见
间隔处二尖瓣环速度 E' 侧壁二尖瓣环速度 E'	<7.0cm/s	≥7.0cm/s
E/E'	>14	<14

（2）心房颤动　长期房颤患者也会出现双心房增大的形态学改变，但这类患者的心室充盈往往没有限制性性改变。

六、临床价值

超声心动图是诊断限制型心肌病最重要的检查手段，可以实时、直观地显示心腔大小、室壁厚度，可以动态观察室壁运动幅度，多普勒超声可以准确评价心室舒张功能，同时超声造影对于心尖部心腔闭塞有很高的敏感性，对患者疾病的鉴别诊断及选择正确治疗方式有很大帮助。

（杨军）

参考文献

[1] Wilkinson J D, Landy D C, Colan S D, et al. The pediatric cardiomyopathy registry and heart failure: key results from the first 15 years. Heart Fail Clin, 2010, 6(4): 401-413.

[2] McCall R, Stoodley P W, Richards D A, et al. Restrictive cardiomyopathy versus constrictive pericarditis: making the distinction using tissue Doppler imaging. Eur J Echocardiogr, 2008, 9(4): 591-594.

[3] Nagueh S F, Smiseth O A, Appleton C P, et al. Recommendations for the Evaluation of Left Ventricular Diastolic Function by Echocardiography: An Update from the American Society of Echocardiography and the European Association of Cardiovascular Imaging. J Am Soc Echocardiogr, 2016, 29(4): 277-314.

第六章　淀粉样变心肌病

06 Chapter

动态图6-1　胸骨旁左心室长轴：室间隔及左心室后壁弥漫性增厚，可见毛玻璃样及颗粒状心房回声

动态图6-2　心尖四腔心：室间隔回声增强，呈颗粒状回声，双明显扩大

一、病因学

淀粉样变性是由蛋白质沉积于组织形成的一种独特的继发性结构改变，引起淀粉样变性的淀粉样蛋白种类繁多，目前已发现30余种。心脏淀粉样变性（cardiac amyloidosis，CA）是由于异常折叠蛋白分子构成的不可溶性纤维沉积物在心肌聚集而导致的以心力衰竭、心律失常和心肌缺血为主要表现的临床综合征，是限制型心肌病最常见的病因，可沉积于心肌、血管、心内膜、瓣膜及心外膜等多个部位。在目前已经确定30余种前体蛋白可形成淀粉样纤维蛋白中，约11种可导致心脏受累，其中最常见的影响心脏的淀粉样变有：① 免疫球蛋白轻链型（AL），心脏受累最多，占淀粉样变性的70%～90%，本质为一种多系统受累的单克隆浆细胞病，预后极差；② 甲状腺素转运蛋白型（ATTR），又分为两种，一种为突变型（ATTRm）：淀粉样物质为突变的转甲状腺素蛋白，为常染色体显性遗传病，累及心脏、肾、神经等，多于40岁以后发病；另一种为野生型（ATTRwt）：过去称老年系统性淀粉样变，淀粉样物质为野生型TTR，多见于80岁以上人群，主要累及心脏，病程良性，也常有肺和消化道亚临床累及。

二、病理解剖和病理生理

淀粉样变性于1854年由Rudolph Virchow首次发现组织与碘接触后呈现类似淀粉的颜

色反应而命名。淀粉样变心肌病是一种进行性浸润性心肌病，其中由浆细胞恶性疾病所致原发性淀粉样变性患者中三分之一累及心脏，心脏病理检查表明，即使生前没有临床症状，尸检中也总是发现AL蛋白沉积。淀粉样蛋白对心脏浸润呈现为黄褐色或苍白色。其坚强度类似橡胶，心房明显扩大。淀粉样物质是前体蛋白以异常的β折叠形式沉积在细胞外的自体蛋白纤维，刚果红染色阳性，经过刚果红染色在偏振光显微镜下，呈现苹果绿双折射，在电镜观察下，可见直径为7.5～10.0nm的无分支皱褶结构排列。

三、临床表现

淀粉样变心肌病可为典型限制型心肌病临床表现，早期临床多表现为LVEF保留的心力衰竭，心脏收缩功能正常，但随着疾病进展可发展为LVEF降低的心力衰竭，10%受累者表现为直立性低血压，也可累及传导系统导致心律失常和传导异常。淀粉样变性也可导致局部心脏瓣膜增厚但不常出现心脏瓣膜功能障碍。淀粉样变性通常为累及全身多系统的临床疾病，常见累及器官有肾脏、肝脏、神经系统、胃肠道、肺、软组织（舌体肥大、皮肤病变、腕管综合征）等。淀粉样变性的脏器损伤中，心、肾各占70%，肝、软组织约17%，周围神经和自主神经15%，胃肠10%。国外报道，AL型CA确诊病例2/3为男性，首诊平均62岁，从出现症状到死亡的平均时间为6个月；ATTRwt型CA确诊病例95%为男性，首诊平均76岁，平均生存时间为6年。一项国人的心肌淀粉样变性Meta分析显示，男性CA发病率高于女性（2.87∶1），发病年龄（55.72±6.52）岁。

任何类型的心肌淀粉样变性最常见的早期症状表现可能是与左心室舒张功能障碍相关的乏力及劳力性呼吸困难，进展相对较快，常伴有颈静脉怒张、外周水肿、胸腹水及心包积液。在疾病晚期，由于左心室室壁肥厚所致的心腔狭小，可出现低心排血量、难治性心力衰竭、顽固性低血压及晕厥。在心力衰竭的患者，如合并舌体肥大（"巨舌征"）、眶周紫癜及周围神经病变，是心脏淀粉样变性的较特异体征。除了临床表现，心脏淀粉样变性诊断需要心电图、超声心动图、心脏磁共振（CMR）、心肌核素显像及相关实验室检查，心脏淀粉样变性在辅助检查中最典型的特点是心电图肢体导联低电压、胸前导联呈R波递增不良或假梗死型的表现与左心室弥漫性肥厚、无室壁运动异常的超声心动图表现不匹配，超声心动图示左心室内径正常、心房扩大、严重舒张功能减低、心肌肥厚呈浸润性磨玻璃样和典型的颗粒样闪烁点回声，早期收缩功能正常，晚期可出现室壁动度弥漫性减低。但心脏淀粉样变性的确诊需要心内膜下心肌或其他组织（如脐周皮下脂肪、骨髓、肾脏、唾液腺、直肠黏膜）的组织活检，活检组织需经刚果红染色或电镜法确认有淀粉样蛋白沉积。激光显微切割法（LMD）和质谱分析法（MS）是目前鉴别淀粉样蛋白类型的金标准，这些新技术的应用使心脏淀粉样变性分型诊断的准确率上升到98%，为心脏淀粉样变性治疗方案选择及预后判断提供了可靠信息。如心外组织活检结果阴性则行心内膜下心肌活检。

由于既往临床对于心脏淀粉样变性的认识不足，导致其常被误诊，而这一误诊常给患者带来严重的后果。国外一项涉及500多例AL型心脏淀粉样变性患者的研究（其中37%的患者有心脏受累）显示，从症状出现到确定诊断的平均时间约为2年。31.8%的CA患者在确诊之前至少就诊于5位医生。与血液病学、肿瘤学和肾脏病学专家相比，心脏病专家接诊了更多心脏淀粉样变性患者的咨询，然而心脏病医师诊断出的心脏淀粉样变性仅占全部确诊病例的18.7%，说明心内科医师对于心脏淀粉样变性的认识严重不足。心脏淀粉样变性常被误诊为肥厚型心肌病、冠心病、心肌炎等。因此，CA的诊疗和研究需要多学科（心内科、神经内科、肾脏科、血液科、肿瘤科、检验科、放射科、超声科等）共同参与，超声心动图医师在其中发挥了关键作用，如果超声心动图能够给予临床一定提示，对于该病的早期诊断具有重要意义。

心脏淀粉样变性的治疗区别于其他病因导致的心力衰竭，淀粉样物质易与地高辛结合引起中毒，因此不宜应用洋地黄药物，β受体阻滞剂及ACEI不改善预后，而且有可能加重直立性低血压，要慎重选用。心内科的治疗主要以缓解患者症状为主，利尿剂可明显缓解肺淤血，减轻患者症状。最重要的是针对患者病因的治疗，近年来人们认识到形成淀粉样纤维的前蛋白的减少是改善心脏淀粉样变性预后的关键。目前AL型心脏淀粉样变性的治疗主要针对三个重要靶标：① 抑制浆细胞产生和分泌异常轻链，所谓"源头治疗"；② 减轻浆细胞负荷，降低异常轻链的血清水平；③ 清除已沉积在心肌内的淀粉样物质。目前"源头治疗"药物主要是蛋白酶体抑制剂硼替佐米，减轻浆细胞负荷的药物即化疗药物包括马法兰、环磷酰胺、地塞米松、多柔比星、长春新碱等，清除已沉积淀粉样物质的单克隆抗体正处于临床试验阶段。此外，临床试验已证实自体造血干细胞移植对AL型心脏淀粉样变性有显著疗效，部分患者症状明显缓解，可有效控制病情的发展。原位肝移植（因肝脏产生TTR）或心肝联合移植在部分ATTRm型心脏淀粉样变性患者有效。TTR稳定剂和基因沉默剂可用于所有形式的ATTR型心脏淀粉样变性，旨在逆转心功能异常的新型抗前体蛋白治疗正处于临床试验阶段。总之，药物治疗和干细胞移植取得的进展正在推动心脏淀粉样变性从一种普遍致命性疾病向可治疗的慢性疾病方向转变。

四、典型病例超声图像特征及诊断要点

病史：患者男性，62岁，因"活动后乏力、胸闷、憋气3月余，加重2周"入院。患者3个月前出现活动后乏力、胸闷、憋气，在当地医院就诊考虑高血压性心脏病，经降压及利尿治疗后症状减轻。1个月前上述症状加重至另一家医院就诊，行冠脉造影未见明显狭窄，行心脏彩超示左心室室壁弥漫性肥厚，室间隔厚约18mm，考虑肥厚型心肌病不除外，再次给予降压及利尿治疗后好转。近2周患者上述症状进一步加重，至我院就诊收住院。既往有高血压病史5年，阵发性房颤病史2年。

个人史：既往少量吸烟，已戒烟十余年，饮酒30年，白酒量约300mL/d。

家族史：父母去世，原因不详，否认家族性遗传病病史。

查体：舌体肥大，可见齿痕，听诊双肺呼吸音清，可闻及少量湿性啰音。心律规则，心音可，各瓣膜听诊区杂音未闻及病理性杂音，双下肢轻度水肿。

其他医学影像：冠状动脉造影未见明显狭窄。

实验室检测结果：① 血常规示 Hb 117g/L，WBC $4.31×10^9$/L，N 77.3%，PLT $153×10^9$/L；② 粪常规示无异常；③ 尿常规示尿蛋白（±）；④ 生化示 ALT 34U/L，AST 48U/L，Alb 39.5g/L，BUN 15.79mmol/L，Cr 152μmol/L，K 5.45mmol/L；⑤ 肌钙蛋白 0.203ng/mL（正常为 0 ～ 0.06ng/mL）；⑥ BNP 2630pg/mL；⑦ 免疫固定电泳示 L 轻链阳性；⑧ 24h 尿蛋白定量为 0.94g。

手术和病理：① 骨髓穿刺示三系增生，浆细胞比例增高占 13%，可见幼稚浆细胞，建议结合相关检查除外浆细胞骨髓瘤。② 骨髓活检，HE 及 PAS 染色示骨髓增生极度活跃（＞90%），浆细胞比例增高，成片状分布。③ 流式细胞学示异常细胞群占有核细胞的 4.02%；表达 CD38，从 Lambda，CD200；部分表达 CD138；弱表达 CD27；腹壁皮肤及脂肪刚果红染色阳性。

超声诊断：淀粉样变心肌病，双心房增大，舒张功能减低，肺高压。

超声诊断要点：① 室间隔及左心室后壁弥漫性增厚，可见毛玻璃样及颗粒状重度回声；② 左、右心房明显增大；③ 严重舒张功能减低；④ 伴有肺动脉压力增高（详见图6-1 ～图6-8，动态图6-1、动态图6-2）。

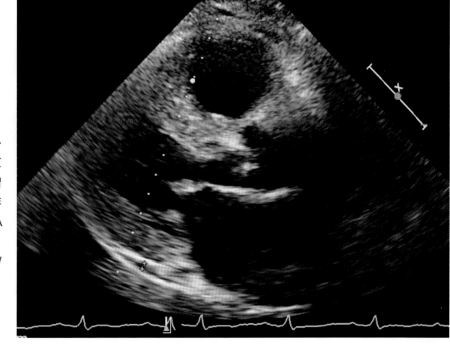

图6-1　胸骨旁左心室长轴：室间隔及左心室后壁弥漫性增厚，可见毛玻璃样及颗粒状回声，LA 50mm，LV 41mm，RV 25mm，LVPW 13mm，IVS 17mm，左心室壁明显增厚，左心房明显增大

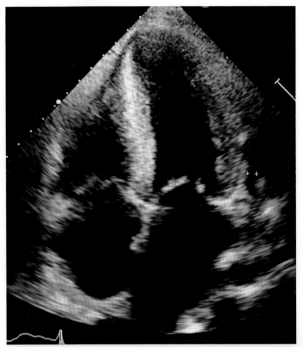

图6-2　心尖四腔心：室间隔增厚、回声增强，呈颗粒状回声，双心房明显增大

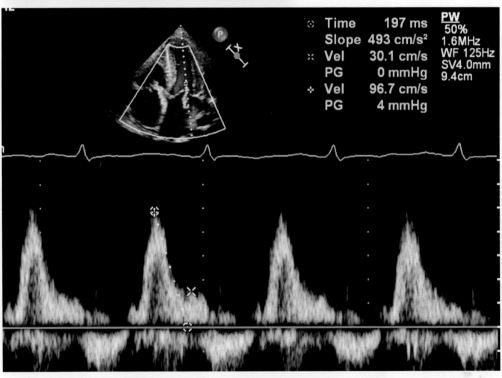

图6-3　PW测二尖瓣前向血流速度示E峰96.7cm/s，A峰30.1cm/s，E峰＞2A峰，提示限制性充盈异常

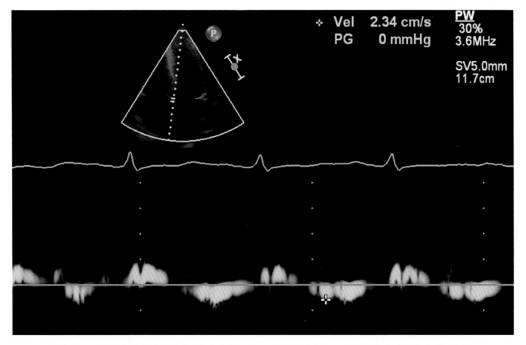

图6-4　组织多普勒测定E' 2.34cm/s，E/E'=41.3，提示重庆舒张功能减低

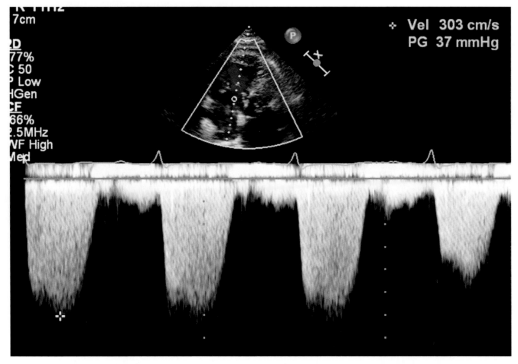

图6-5　心尖四腔心切面测定收缩期三尖瓣最大反流压差37mmHg，估测肺动脉收缩压47mmHg

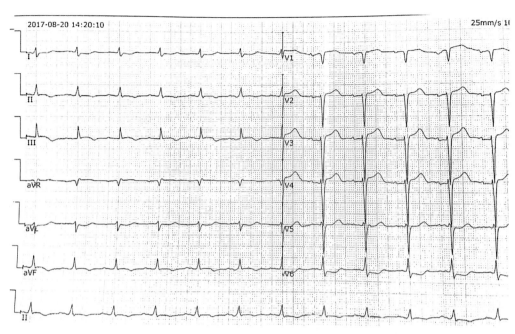

图 6-6　肢体导联低电压，胸前导联 R 波递增不良，呈假心肌梗死图形，与超声心动图显示的弥漫性左心室肥厚不相匹配

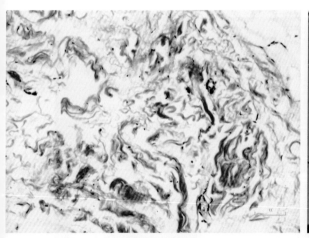

图 6-7　腹壁脂肪组织刚果红染色阳性

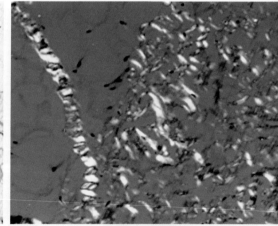

图 6-8　腹壁脂肪组织在偏振光显微镜下呈苹果绿色双折光

五、超声图像鉴别诊断

1.肥厚型心肌病

肥厚型心肌病（HCM）是一种原因不明的心肌疾病，特征为心室壁呈不对称性肥厚，

常侵及室间隔，心室内腔变小，左心室血液充盈受阻，左心室舒张期顺应性下降。根据左心室流出道有无梗阻分为梗阻性及非梗阻性肥厚型心肌病，大多呈家族聚集性发病，遗传因素是主要病因。超声心动图对HCM诊断有重要价值。

（1）心室壁增厚　肥厚型心肌病超声心动图最主要的特征是非对称性室间隔肥厚，室间隔厚度（IVS）>1.5cm，增厚的部位凸向左心室腔，病变部位心肌回声增强，不均匀，纹理不清。肥厚部位的心肌收缩速度及幅度明显降低，一般不超过0.5cm，收缩期增厚率<30%，甚至消失。室间隔与左心室后壁的比值超过1.3。

（2）二尖瓣前叶收缩期前向运动（SAM）　二尖瓣E峰降低，EF斜率下降，二尖瓣前叶收缩期CD段向室间隔呈弓形隆起，导致左心室流出道狭窄，称为SAM征。该现象为梗阻性肥厚型心肌病的特征性征象之一。

（3）左心室流出道狭窄　正常左心室流出道宽度（LVOT）为20～35mm。肥厚型心肌病由于其肥厚的室间隔在收缩期向左心室流出道膨出，加之SAM现象并与室间隔接触，导致严重的左心室流出道狭窄，LVOT一般小于20mm。左心室腔内径减小，收缩期心尖部心腔几乎闭合。左心房扩大较为常见。

（4）主动脉瓣运动异常　主动脉瓣在收缩中晚期可有半开放后再开放或扑动现象。梗阻性肥厚型心肌病时，因为梗阻发生在收缩中晚期，所以收缩早期左心室流出道压力基本正常，主动脉瓣开放也正常；而收缩晚期梗阻加重，血流阻滞，左心室流出道远端血流量减少，导致主动脉瓣部分关闭；射血末期，左心室流出道压力降低，血流量增加，主动脉瓣再次开放。

（5）左心室舒张功能受损　射血分数（LVEF）可下降，心功能改变以舒张功能障碍为主。肥厚型心肌病左心室舒张功能受损，表现为二尖瓣口血流频谱的心脏舒张功能E/F异常，E峰降低，A峰增高，E/A<1。

2.高血压性心脏病

高血压长期控制不佳可引起心脏结构和功能的改变，称为高血压性心脏病，包括早期左心室舒张功能减退、左心室肥厚（LVH），逐步发展出现心肌收缩功能减退，最终发生射血分数降低的心力衰竭，同时可能出现与之相关的冠心病、心房颤动等心脏合并症。超声心动图表现如下。

（1）M型超声心动图　① 室间隔和左心室后壁厚度增加，室间隔与左心室后壁呈一致性对称性增厚，当室间隔与左心室后壁绝对厚度大于12mm时，就可确诊左心室肥厚。② 左心室心肌重量增加。

（2）二维超声心动图　左心室长轴、短轴切面表现为左心室壁肥厚，左心室肥厚以向心性肥厚多见，少数为不规则肥厚，左心室腔正常或略减小，室壁运动幅度增强，左心房可轻度增大。

（3）多普勒超声心动图　早期心脏收缩呈高动力型，主动脉血流峰值速度增快，心搏出量、射血分数正常，二尖瓣血流频谱常有不同的异常改变，当左心室肥厚舒张期顺应性下降时，左心室充盈阻力增大，为了维持心排血量，其主要代偿机制是增加心房充盈压，表现为左心室等容舒张期延长，E峰峰值速度降低，E峰加速时间、减速时间、舒张早期持续时间延长，A峰峰值速度增加，E/A降低，反映左心室舒张功能受损。

（4）组织多普勒二尖瓣瓣环速度　主要表现为舒张功能下降。E'降低是舒张功能不全的最早期表现之一。E/E'≥15可诊断左心室舒张功能减退。当E/E'为8～15时，需要结合其他无创性左心室舒张功能不全的诊断证据，如二尖瓣或肺静脉血流频谱、左心房容积、三尖瓣反流速度等。

六、临床价值

心脏淀粉样变性超声心动图的典型表现为：弥漫性左心室壁增厚（舒张末期室壁厚度≥12mm）和（或）右心室游离壁增厚（舒张末期室壁厚度≥7mm），左心室心肌呈现毛玻璃状背景和颗粒状回声增强、双心房扩大、左心室射血分数（LVEF）早期可为正常，但随疾病进展逐渐降至50%以下，并呈进行性减低，E/A比值常＞2，表现为限制性充盈异常，E/E'比值＞15，可出现心包积液。对于超声心动图发现的室壁增厚伴小的心室腔，心房增大伴房间隔增厚的患者，如果观察到增厚的心肌呈现毛玻璃状背景和颗粒状回声增强，往往提示淀粉样蛋白沉积所致，为临床诊断提供重要线索和依据，并结合其他实验室及辅助检查进一步确诊。

（姚桂华　张森）

参考文献

[1] Siddiqi O K, Ruberg F L. Cardiac amyloidosis An update on pathophysiology, diagnosis, and treatment. Trends Cardiovasc Med, 2018, 28(1): 10-21.

[2] Tuzovic M, Yang E H, Baas A S, et al. Cardiac amyloidosis diagnosis and treatment strategies. Curr Oncol Rep, 2017, 19(7): 46.

[3] Falk R H, Alexander K M, Liao R, et al. AL (Light-Chain)Cardiac Amyloidosis: A Review of Diagnosis and Therapy. J Am Coll Cardiol, 2016, 68(12): 1323-1341.

[4] Grogan M, Dispenzieri A, Gertz M A. Light chain cardiac amyloidosis: strategies to promote early diagnosis and cardiac response. Heart, 2017, 103(14): 1065-1072.

[5] 中国系统性淀粉样变性协作组. 系统性轻链型淀粉样变性诊断和治疗指南. 中华医学杂志, 2016, 96（44）: 3540-3546.

第七章　心肌致密化不全

Chapter

动态图 7-1　四腔心切面可见左心室中下段丰富的肌小梁交织
　　　　　成网格状，并可见较多隐窝。左心室壁动度弥漫
　　　　　性减低

动态图 7-2　隐窝内可见丰富的低速血流信号，与心腔相通
动态图 7-3　左心室短轴切面可见丰富的肌小梁交织成网格
　　　　　状，并可见较多隐窝
动态图 7-4　主动脉瓣短轴切面可见瓣叶呈二叶式分布

　　心肌致密化不全（non-compaction of ventricular myocardium，NVM）又称为"海绵状心肌""持续性心肌窦状隙"，为临床上少见的先天性心脏病。可单独发病称孤立性心肌致密化不全，或同时并发其他先天性心脏畸形，可仅限于左心室，也可并发右心室致密化不全。

一、病因学

　　正常胚胎发育的最初4周，在心脏冠状动脉循环形成前，胚胎心肌由海绵状心肌组成，心腔内的血液通过心肌间的隐窝供应相应区域心肌。胚胎发育5～8周，心室肌逐渐致密化，隐窝发育成毛细血管，并形成冠状动脉微循环系统。致密化过程从心外膜到心内膜、从基底部到心尖部进行，此期间的发育停滞可导致病变发生。发生NLVM可能是由于压力负荷过重或心肌的局部缺血阻止了胚胎期心肌窦状隙的退化，导致心肌正常致密化过程失败，从而使心肌内窦状隐窝持续存在，肌小梁发育异常粗大，使相应区域致密心肌形成减少。伴随心肌细胞损伤粘连而发生的连接间隙功能障碍。临床遗传学近年明确大多LVNC患者的遗传方式是X连锁隐性或常染色体显性遗传，另外还可能与营养障碍基因、线粒体基因突变等有关，大量的肌小梁由室壁形成过程中细胞增生、分化和成熟的异常调控引起，其中特别是NOTCH信号转导通路对其影响较大。

二、病理解剖和病理生理

LVNC可有心肌间质纤维化、心内膜增厚及弹力纤维增生等表现，于致密化不全的粗大肌小梁处可见坏死的心肌细胞，心肌重量增加，乳头肌形态异常。外层致密心肌厚度变薄，肌束走行及形态基本正常。病变通常累及左心室心尖部和游离壁中间段，根据不同的形态特征可大致分为三种形式：① 相互吻合的宽广肌小梁；② 粗糙的小梁类似多个乳头肌；③ 较小的肌束相互吻合，类似海绵样结构，肌小梁正面观为相对光滑的内膜表面与被压缩的内陷相交错。

三、临床表现

本病最先报道是在儿童，42%患者可无临床症状，首发年龄差别很大。男性比例高于女性，占56% ～ 82%。LVNC临床表现各异，严重程度不一，发病年龄区间广。可无症状或终末期发生心力衰竭，或致命性心律失常、猝死，或血栓栓塞，或各种临床表现共存。现有8种LVNC亚型的诊断思路可供参考。

（1）良性LVNC　左心室无扩大，室壁无增厚，且心室收缩、舒张功能正常，称为良性LVNC，约占35%。无心律失常，给予规范随诊。

（2）心律失常型LVNC　伴有心律失常或隐匿，左心室大小、收缩功能及室壁厚度均正常。室性心律失常是死亡的独立风险因子。预后较无LVNC的室性心律失常差。

（3）扩张型LVNC　心室扩大，且左心室收缩功能不良。早期可以出现心室壁增厚，心功能正常，逐渐发展为心室扩大，心功能下降。成人扩张型LVNC与原因不明性扩张型心肌病预后相似。但新生儿及婴儿LVNC扩张型心肌病较单纯扩张型心肌病预后差，可能与并存的遗传代谢病、遗传性心律失常有关。

（4）肥厚型LVNC　左心室壁增厚，可以不对称，舒张受限及心肌收缩过度增强。某些伴左心室扩张、收缩功能不全可发生在晚期。其预后与肥厚型心肌病相似。

（5）肥厚扩张型LVNC　临床表现多样，表现为左心室室壁增厚，心室扩大，收缩功能不全。儿科患者多合并遗传代谢病或伴线粒体病。症状多变，其结局为心力衰竭。这种类型较其他混合型LVNC预后差。

（6）限制型LVNC　极少见，表现为左心房或双心房扩大及舒张功能不全。临床症状及预后与限制型心肌病极相似，预后差。

（7）右心室或双心室心肌致密化不全　目前尚无明确的右心室心肌致密化不全的诊断标准，有文献报道应用左心室心肌致密化不全的诊断标准：右心室心肌肌小梁明显增多，类似海绵样结构。这些病例大多肌小梁增多累及右心室侧壁，甚至延伸到三尖瓣水平。

（8）伴先天性心脏病LVNC　几乎各种先天性心脏病都有伴LVNC的报道，先天性右心结构异常更多见，其次间隔缺损或瓣膜病较常见。预后有赖于心血管畸形的严重程度，但会增加先心病手术风险。

常见并发症有以下几个。

（1）心力衰竭　超过2/3的患者有心功能不全症状，可有收缩和舒张功能障碍。小梁化心肌及肌小梁间的间隙影响心肌的供血，尤其是心内膜下心肌，引起内膜下心肌纤维化及左心室收缩功能明显下降；小梁化心肌可限制心室舒张，心导管检查时血流动力学表现类似限制型心肌病的表现和体征，尤其见于儿童。

（2）心律失常　大多数患者静息心电图异常，但缺乏特异性。室速的发生率可高达47%，44%的成人患者存在左束支传导阻滞，25%的成人患者并发房颤，儿童预激综合征高达15%。产生机制可能为致密化不全的心肌段，肌小梁呈不规则分支状连接，等容收缩期室壁的压力增加，使局部冠状动脉血供受损，从而引起心脏电传导延迟，诱发心律失常。

（3）血栓栓塞　发生率在21%～38%，与心室内肌小梁隐窝间血栓形成、收缩功能降低和房颤的发生有关，病变心腔内血栓形成并脱落，可引起脑梗死、短暂的脑缺血发作、肺梗死和肠系膜梗死。

另外还可见乳头肌受累导致的瓣膜脱垂，从而出现大量反流。偶可见面部畸形，儿童患者可有特殊面容，如前额突出、低位耳、斜视、上颚高弓、小额畸形。

四、典型病例超声图像特征及诊断要点

病例一

病史：患者，男，49岁，劳累后胸闷19年余，伴颜面部水肿，脑钠肽4649pg/mL。

医学影像：① 胸部X线片示双肺纹理增强，心影增大。② 心电图示窦性心动过缓，房性早搏，室性早搏，室性逸搏心律，完全性左束支传导阻滞。③ 冠脉CTA示冠状动脉管腔通畅，未见明显狭窄。④ 超声心动图示左心扩大，左心室心肌动度弥漫性减低，心室腔表面多发、过度隆突的粗大的肌小梁和小梁间的深陷隐窝形成网状结构，以心腔中下部位为著，隐窝和肌小梁间隙与心室腔有低速血流相通。非致密心肌厚度/致密心肌厚度=3，左心室内可见云雾状回声，主动脉瓣发育不良（二叶式主动脉瓣，启闭功能尚正常），LVEF 0.36。左心室收缩及舒张功能减低。⑤ 心脏磁共振示左心增大，室壁动度减弱，左心室心尖部、外侧壁及下壁乳头肌及肌小梁增多，呈网状改变。疏松心肌厚度/致密心肌厚度为3.2。右心室心尖部亦可见增多的肌小梁结构。LVEF 0.28（详见图7-1～图7-7，动态图7-1～动态图7-4）。

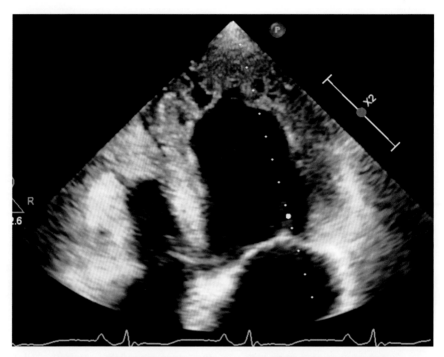

图7-1　四腔心显示左心室扩大、肌小梁增多并有丰富隐窝

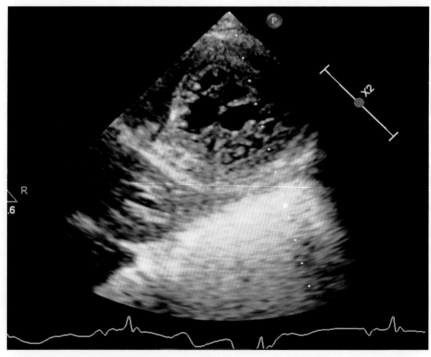

图7-2　左心室短轴显示左心室中下部肌小梁交织呈网状，隐窝显著

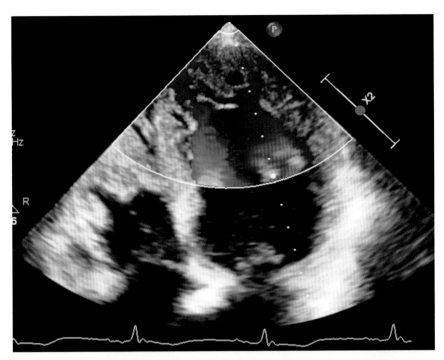

图7-3 彩色多普勒显示隐窝内有血流信号，且与心腔相通

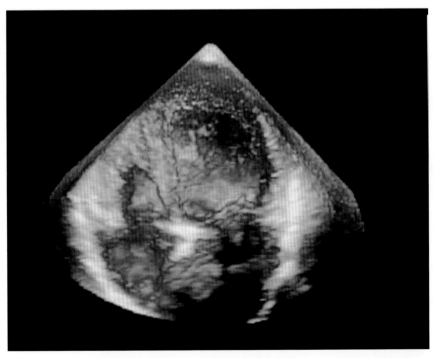

图7-4 三维超声可直观显示左心室腔内肌小梁增多，非致密心肌层增厚

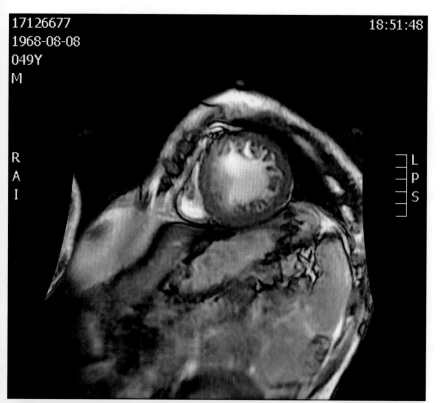

图7-5　磁共振显示心尖部肌小梁显著增多，可见丰富的隐窝

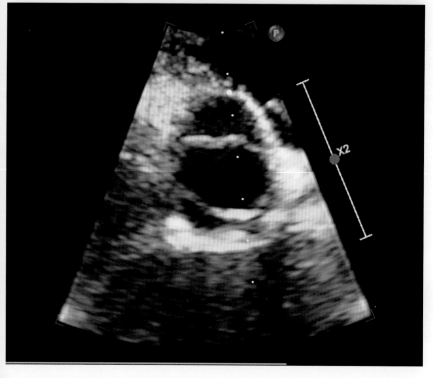

图7-6　合并主动脉瓣二叶式畸形

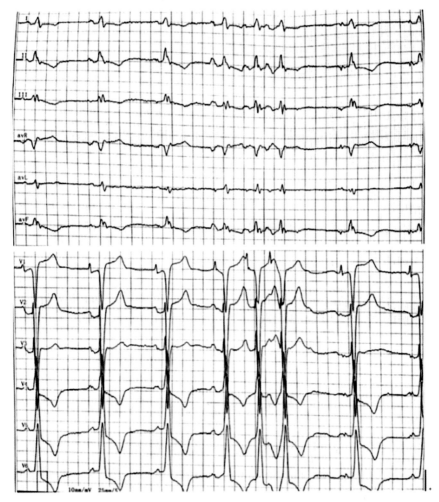

图7-7　心电图显示完全性左束支传导阻滞、房早、室早等异常表现

病例二

病史：患儿，女，2岁，发育迟缓，不喜活动。

基因筛查全外显子检测结果：TTN基因两个杂合突变，TPM2基因一个杂合突变，CALR3基因一个杂合突变。

超声心动图结果显示：左心室增大，左心室腔内可见丰富的肌小梁网状回声并大量隐窝，并可见低速血流信号充盈；非致密层/致密层心肌厚度比值为2.38，室壁动度弥漫性减低。LVEF 0.35。见图7-8～图7-10。

磁共振结果显示：左心室扩大，收缩功能减低，左心室部分游离壁心肌变薄，肌小梁粗糙，疏松层/致密层比值大于2.5，LVEF 0.33。

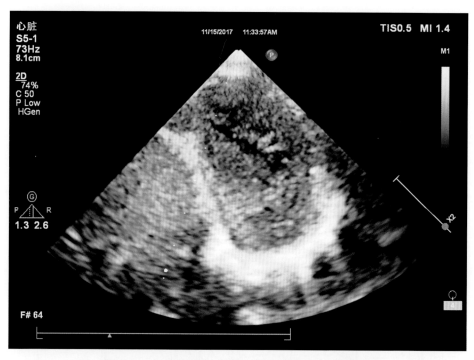

图7-8 左心室扩大，肌小梁增多并有丰富隐窝

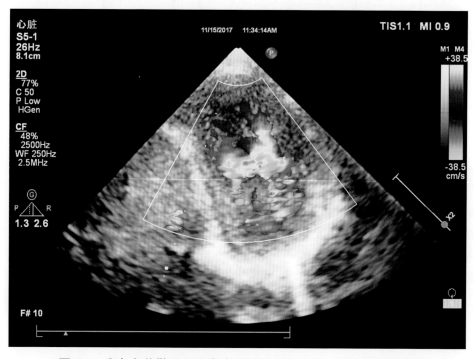

图7-9 彩色多普勒显示隐窝内有低速血流信号，且与心腔相通

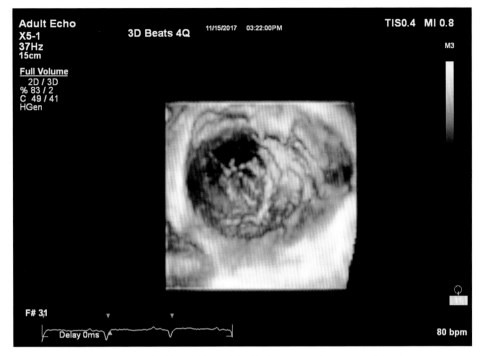

图7-10　三维超声可直观显示横断面左心室内肌小梁增多

五、超声图像鉴别诊断

（1）扩张型心肌病　心腔增大，但心肌壁相对均匀变薄，心内膜相对光滑，成人多见。

（2）肥厚型心肌病　心室肌小梁可增加，但无典型深陷的肌小梁间隙及隐窝。心肌呈不对称性增厚，室间隔多呈梭形，常伴有流出道梗阻。重点需要与心尖部肥厚型心肌病区分，可以结合心电图等其他表现加以鉴别。

（3）心内膜弹力纤维增生症　左心室扩大，心肌均匀变薄，心内膜明显增强增厚，可累及瓣膜，婴幼儿多见。

（4）左心室心尖部血栓形成　附壁血栓呈团块状，回声密度不均，不会有类似肌小梁间隙形成，可用彩色多普勒或心腔造影技术鉴别。

另外，还需与心肌梗死及心脏肿瘤转移灶鉴别，若累及右心室，需与致心律失常性右心室心肌病鉴别。

六、临床价值

超声心动图诊断本病，具有简便、质优价廉的特点，优先推荐使用。但也要采用其他检查手段，尤其运用影像学方法，防止漏诊误诊。结合临床症状，因为多种疾病可出现类似表现，避免过度或不恰当诊断。需要大规模多中心临床研究，遗传基因学与心脏、儿科等学科需要开展更多交叉合作。

（刘艳）

参考文献

[1]　王新房. 超声心动图学. 4版. 北京：人民卫生出版社，2009.

[2]　韩玲. 心肌致密化不全心肌病新认识. 中华心脏与心律电子杂志，2015，3（3）：153-156.

[3]　Floria M, Tinica G, Grecu M. Left ventricular non-compaction-challenges and controversies. Maedica (Buchar), 2014, 9(3): 282-288.

[4]　Kohli S K, Pantazis A A, Shah J S, et al. Diagnosis of left-ventricular non-compaction in patients with left-ventricular systolic dysfunction: time for a reappraisal of diagnostic criteria? Eur Heart J, 2008, 29, 89-95.

第八章 房间隔缺损

08 Chapter

动态图 8-1　冠状静脉窦内径不均匀增宽，顶部近右心房开口回声中断，局部可见左心房至冠状静脉窦血流

动态图 8-2　冠状静脉窦顶部近右心房开口回声中断，局部可见左心房至冠状静脉窦血流

动态图 8-3　房间隔中部多处中断，心房水平多束左向右分流

动态图 8-4　局部放大显示房间隔中部多处中断，局部多束左向右分流

一、病因学

房间隔缺损（ASD）简称房缺，最常见的先天性心脏病之一，发病率占先天性心脏病的10%～18%。可单独存在，也可合并其他心血管畸形，合并较严重的肺动脉狭窄时称法洛三联症，合并二尖瓣狭窄时称鲁登巴赫综合征。

二、病理解剖和病理生理

出生后左心房压高于右心房，心房水平为左向右分流；随年龄增长，右心血流量增加，右心房、右心室增大，肺循环血量增多，压力增高，晚期可导致肺小动脉肌层及内膜增厚，管腔狭窄，引起肺动脉高压，使左向右分流减少，甚至出现右向左分流，临床出现发绀。

三、临床表现

小缺损，一般无临床症状；缺损大者，婴儿期即出现体型瘦小、面色苍白、活动后气促、反复呼吸困难，严重者出现心力衰竭。

四、典型病例超声图像特征及诊断要点

病例一

病史：男，57岁，体检发现心脏杂音就诊。

体征：胸骨左缘2、3肋间闻及2/6级收缩期杂音。

超声：详见图8-1～图8-4。

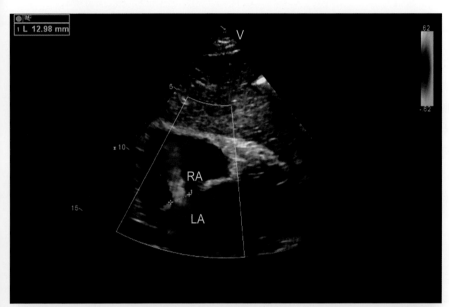

图8-1　剑下两腔心切面：房间隔中部回声中断，心房水平左向右分流

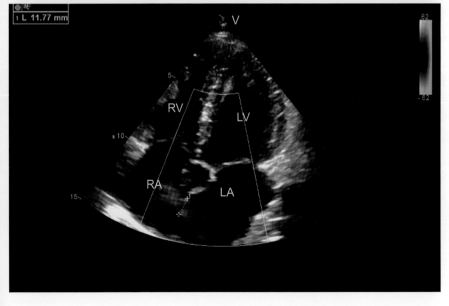

图8-2　心尖不规则四腔心切面：房间隔中部回声中断，心房水平左向右分流

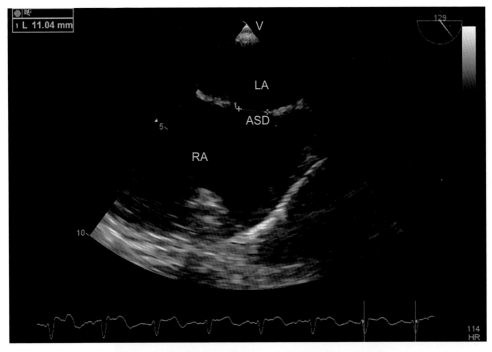

图8-3　经食管两腔心切面：房间隔中部回声中断

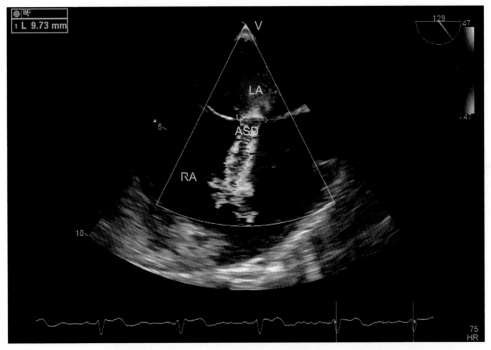

图8-4　经食管两腔心切面：房间隔中部回声中断，心房水平左向右分流

超声诊断：先天性心脏病，房间隔缺损（继发孔中央型）。

手术：房间隔缺损介入封堵术（封堵器20mm）。

术后复查超声：详见图8-5～图8-8。

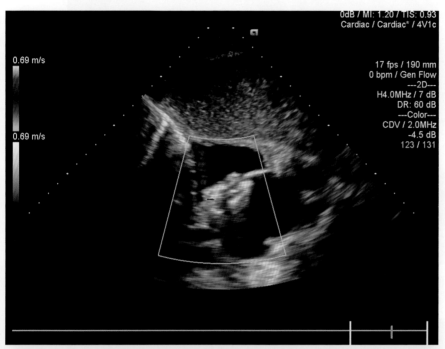

图8-5　剑下两腔心切面：房间隔中部可见封堵器显示，位置固定

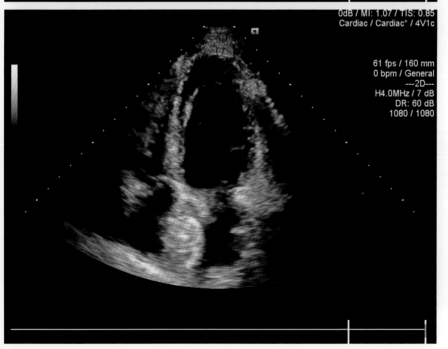

图8-6　心尖四腔心切面：房间隔中部可见封堵器显示，位置固定

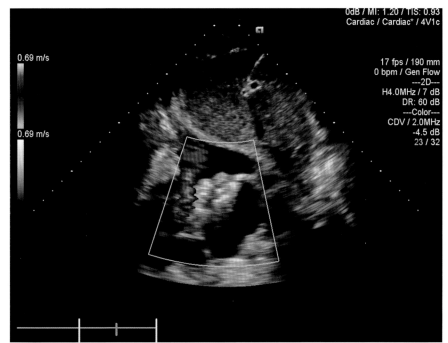

图8-7　剑下两腔心切面：房间隔中部可见封堵器显示，位置固定，心房水平未见分流

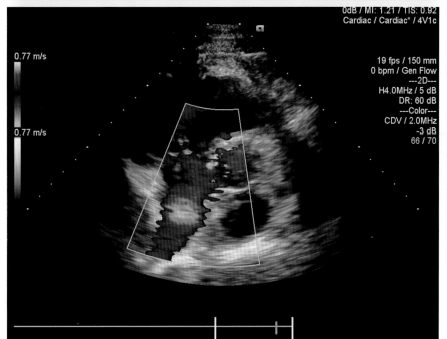

图8-8　胸骨旁大动脉短轴切面：房间隔中部可见封堵器显示，位置固定，心房水平未见分流

病例二

病史：女，54岁，无明显诱因出现活动后气短、乏力1年就诊，外院超声心动图检查提示右心房、右心室扩大，原因不明。

体征：胸骨左缘2、3肋间闻及3/6级收缩期杂音。

超声：详见图8-9～图8-11及动态图8-1、动态图8-2。

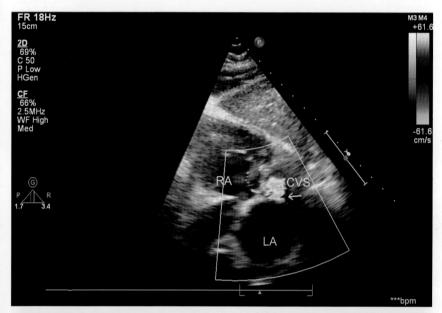

图8-9 剑下两腔心切面：冠状静脉窦内径不均匀增宽，左心房血流经冠状静脉窦（CVS）入右心房

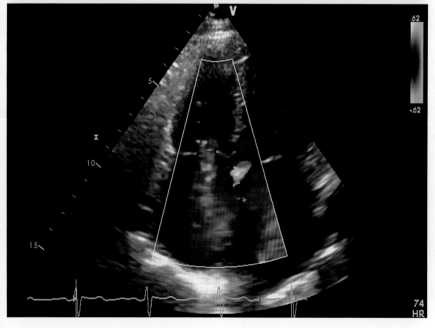

图8-10 心尖四腔心切面：三尖瓣口中量反流

超声诊断：先天性心脏病，冠状静脉窦型房间隔缺损；右心房、右心室扩大；三尖瓣关闭不全（中度）；肺动脉高压（PASP=60mmHg）。

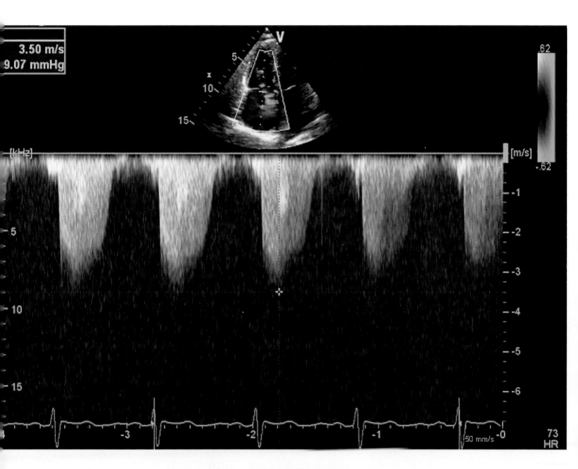

图8-11　心尖四腔心切面：三尖瓣口中量反流，$V_{max}=3.50$m/s、ΔP=49.07mmHg，估测肺动脉压 PASP= 60mmHg

病例三

病史：女，29岁，活动后气短、乏力2年，加重伴发绀1个月就诊。

体征：胸骨左缘2、3肋间闻及2/6级收缩期杂音。

超声：详见图8-12～图8-15。

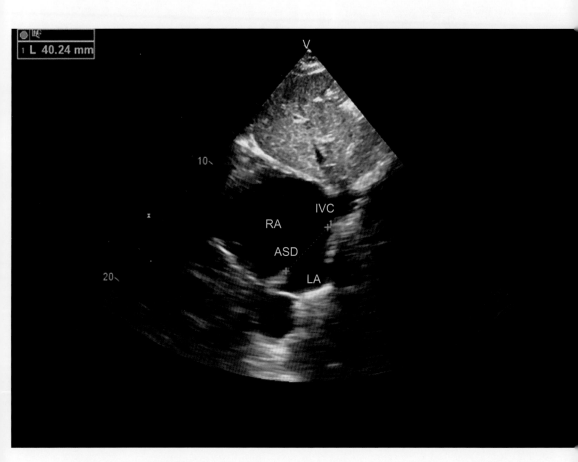

图8-12　剑下两腔心切面：房间隔中下部回声中断，未见下腔缘，缺口宽40.24mm

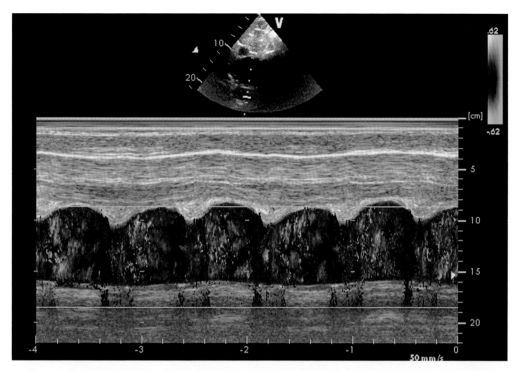

图 8-13　剑下两腔心切面：心房水平可见左向右为主双向分流（左向右红色，右向左蓝色）

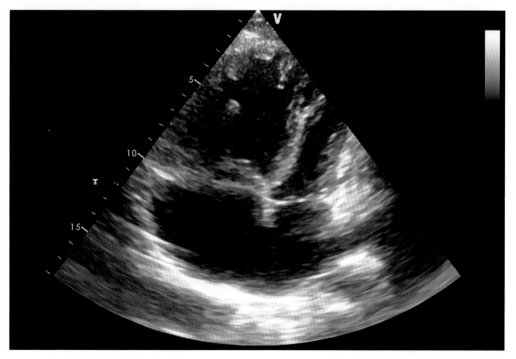

图 8-14　心尖四腔心切面：右心房、右心室扩大，左心室受压

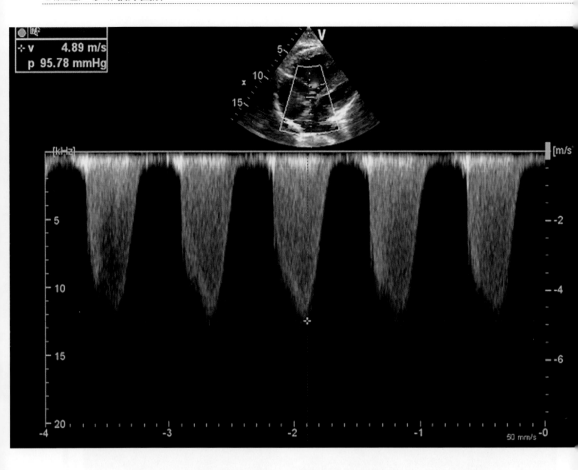

图 8-15　心尖四腔心切面：三尖瓣口中量反流，V_{max} = 4.89m/s、
ΔP = 95.78mmHg，估测肺动脉收缩压 PASP 为 106mmHg

超声诊断：先天性心脏病，房间隔缺损，混合型（继发孔中央＋下腔型）；右心房、右心室扩大；三尖瓣关闭不全（中度）；肺动脉高压（PASP＝106mmHg），艾森曼格综合征。

病例四

病史：男，29岁，活动后气促1周就诊，胸骨左缘2、3肋间闻及2/6级收缩期杂音。
超声：详见动态图8-3、动态图8-4。

超声诊断：先天性心脏病，房间隔缺损（继发孔中央型、多孔状）。

超声诊断要点：① 房间隔回声中断，心房水平分流；② 中央型的缺损位于房间隔中部卵圆窝处；上、下腔型的缺损位于上、下腔静脉入口处；冠状静脉窦型的缺损位于冠状静脉窦顶；③ 右心系统扩大。

房间隔缺损分型见图8-16。

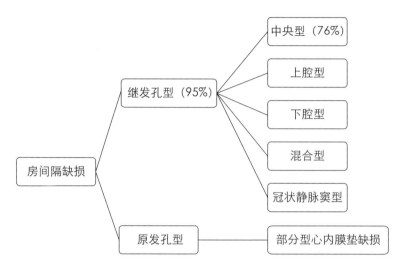

图8-16　房间隔缺损分型

冠状静脉窦型ASD约占1%，缺损位于冠状静脉窦上端与左心房间，造成左心房血流经冠状静脉窦缺口分流入右心房。

五、超声图像鉴别诊断

（1）卵圆孔未闭　断端不在一条线上，分流束为两层回声的夹层状血流信号。

（2）腔静脉血流　应注意鉴别，避免假阳性。

六、临床价值

95%以上的ASD常规超声心动图可明确诊断；小房缺、冠状静脉窦型、部分腔静脉型经胸检查可能漏诊，应行经食管超声心动图检查；超声心电图可准确评价房缺的大小、分型及其与上、下腔静脉，房室瓣、半月瓣的关系，有助于介入封堵治疗的病例筛选。

（康春松）

参考文献

[1] 王新房，谢明星.超声心动图学.5版.北京：人民卫生出版社，2015.

[2] 刘延玲，熊鉴然.临床超声心动图学.3版.北京：科学出版社，2014.

第九章　室间隔缺损

室间隔缺损（ventricular septal defect，VSD）是最常见的先天性心脏畸形之一，占先天性心脏病的20%～25%，VSD可单发，又常常是复杂心血管畸形的组成部分。二维及多普勒超声心动图是室间隔缺损检查的常用手段，同时也用于室间隔缺损围术期的评估。

一、病因学

室间隔由膜部和肌部组织构成。胚胎发育第四周末，心室底部肌性室间隔向上生长，圆锥间隔向下生长，二者与心内膜垫相互融合。在发育过程中组成室间隔任一组成部分发生异常或不能正常融合，都可导致VSD。室间隔发育障碍受多种因素影响。内在的遗传易感性、直接或间接的外在环境因素（感染、用药、理化、污染等）或二者协同作用，均可导致VSD或其他畸形发生。

二、病理解剖和病理生理

根据室间隔的解剖特点，从右心室面观缺损上缘所在部位进行分型与定位，分为三大类6个亚型（图9-1）。

（1）膜周部室间隔缺损　缺损累及膜部室间隔及相邻组织，此型最常见，发生率占VSD的60%～80%。根据缺损部位可分为单纯膜部、嵴下型及隔瓣下型三个亚型。单纯膜部缺损局限于膜部室间隔较小范围，缺损边缘为膜部的纤维组织，常与三尖瓣隔瓣或者腱索粘连形成瘤样结构，成为膜部瘤，瘤壁

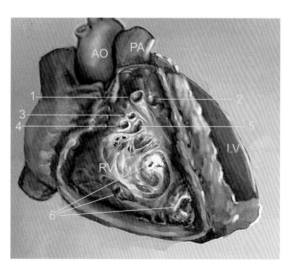

图9-1　各型室间隔缺损右心室面观示意

1—干下型；2—嵴内型；3—嵴下型；4—单纯膜部；
5—隔瓣下型；6—肌部缺损。RV—右心室；
LV—左心室；PA—肺动脉；AO—主动脉

上可有一个或多个破口。嵴下型缺损边缘一部分为膜部的纤维组织,一部分为肌性组织。其右心室面位于室上嵴后下方,紧邻三尖瓣前叶和隔叶交界处,左心室面位于主动脉右冠瓣下方。隔瓣下型缺损边缘常紧邻三尖瓣环,位于三尖瓣隔瓣的后下方,常被隔瓣覆盖,靠近房室结和希氏束。

(2)漏斗部室间隔缺损　位于漏斗部室间隔,室上嵴上方,肺动脉瓣下方,又称为嵴上型或圆锥部、流出道部缺损。可分为干下型和嵴内型两个亚型。干下型缺损上缘紧邻肺动脉瓣和主动脉瓣环,缺损与肺动脉瓣环之间无肌性组织相间隔。嵴内型缺损上缘与肺动脉瓣环之间有肌性组织相间隔。

(3)肌部室间隔缺损　可位于室间隔肌部的任何部位,不累及膜部,缺损边缘均为肌肉组织。多数位于肌小梁部的上段,可单发或多发。小的肌部缺损分流量较小,自然愈合率较高。

另有学者依据解剖部位将VSD分为膜周型、肌部型和双动脉下型。

室间隔缺损的病理生理特征是由缺损大小、室水平分流量、肺循环的相对阻力来表现的,主要取决于缺损的大小。正常情况下,左心室收缩压明显高于右心室,两室间舒张期压力大致相等,VSD时血液收缩期通过左心室向右心室分流。分流量的多少与VSD的大小和左、右心室之间的压力差相关。小的VSD分流量很小,右心压力无改变,无明显的左心室容量负荷改变,左、右心室之间压差导致高速细小分流。中型室间隔缺损可伴不同程度的肺血管阻力升高。肺循环阻力正常时,心室水平的左向右分流使肺血流量增加,肺动脉增宽,肺静脉回流左心房的血量增加,导致左心房和左心室扩大。大型VSD伴低肺血管阻力时,左、右心室之间仍为正压差,左向右分流量大,肺血流量增加,致肺动脉扩张,肺循环容量增加,引起肺血管可逆性痉挛,产生高动力性肺动脉高压;长期肺循环血容量增加,会逐渐导致梗阻性肺动脉高压,当肺动脉压力等于或超过体循环压力时,即产生双向或右向左分流,出现发绀,即艾森曼格综合征(Eisenmenger's syndrome)。

三、临床表现

典型表现是患者可于胸骨左缘第3～4肋间听诊闻及响亮而粗糙的全收缩期吹风样杂音,伴有震颤。缺损较小时,患者不出现发绀;缺损较大时,可出现发绀,胸部X线片发现肺充血、左右心增大,心动图出现左右心室肥大、右束支传导阻滞等。

四、典型病例超声图像特征及诊断要点

1.直接征象

室间隔连续中断,断端回声可增强。各型室间隔缺损的最佳显像切面:膜周部VSD常从主动脉根部短轴、左心室长轴、心尖或胸骨旁四腔和五腔心切面观察,常合并室间隔

膜部瘤形成，室间隔膜部呈瘤状向右心室侧膨出，瘤壁上破口可以是一个，也可以呈多个缺损（图9-2～图9-4）。漏斗部VSD观察主动脉根部短轴、右心室流出道长轴、左心室长轴及心尖五腔切面（图9-5）。肌部缺损从左心室长轴、胸骨旁四腔心、系列左心室短轴切面等连续扫查（图9-6）。

　　彩色多普勒于收缩期探查到通过室间隔连续中断处的收缩期五彩镶嵌状的左向右分流束［图9-2（b）、图9-3（c）、图9-5（b）、图9-6（b）］。合并肺动脉高压时，缺损处显示低速的左向右分流信号或双向分流信号（图9-7）。

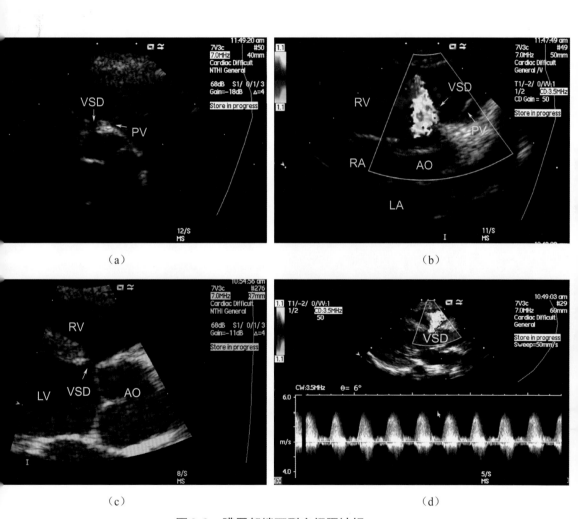

（a）　　　　　　　　　　　　　　　　　　　　（b）

（c）　　　　　　　　　　　　　　　　　　　　（d）

图9-2　膜周部嵴下型室间隔缺损

（a）主动脉根部短轴切面显示膜周部室间隔连续中断（箭头示）；（b）室间隔缺损处收缩期左向右五彩镶嵌分流束（箭头示）；（c）左心室长轴切面显示主动脉瓣下室间隔连续中断（箭头示）；

（d）缺损处测量左向右高速湍流频谱。AO—主动脉；LA—左心房；RA—右心房；VSD—室间隔缺损

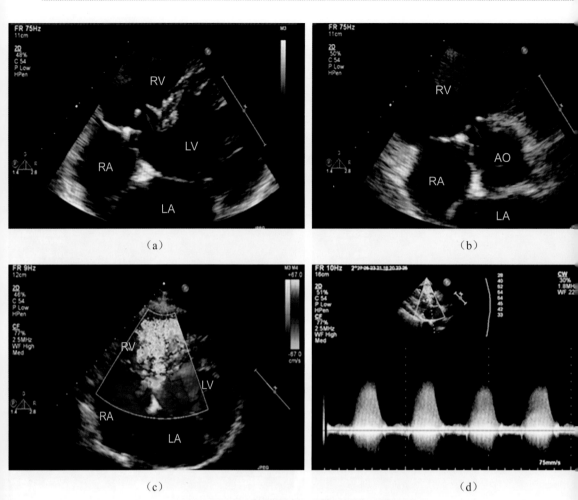

（a）　　　　　　　　　　　　　　　　　　（b）

（c）　　　　　　　　　　　　　　　　　　（d）

图9-3　室间隔膜周部缺损伴膜部瘤形成

（a）、（b）胸骨旁四腔心切面及主动脉根部短轴切面，见室间隔膜部瘤样结构膨向右心室侧，
瘤壁顶端见连续中断（箭头示）；（c）室间隔缺损处左向右五彩镶嵌分流束，
自膜部瘤分流到右心室；（d）多普勒超声测量室间隔缺损处高速湍流频谱。
LA—左心房；LV—左心室；RA—右心房；RV—右心室；VSD—室间隔缺损

常用频谱多普勒参数如下。

① 连续波多普勒测量分流峰值速度，见收缩期高速、充填的湍流频谱［图9-2（d）、
图9-3（d）、图9-5（c）］，峰速通常超过4m/s。音频信号为嘈杂、低调、响度大的噪声。

② 肺循环血流量与体循环血流量比值（Qp/Qs）：分流量越大，Qp/Qs值越大，分流量
越小，Qp/Qs值越接近1。测量体循环血流量多在主动脉瓣和三尖瓣口处，测量肺循环血
流量则在肺动脉瓣口或二尖瓣口处。

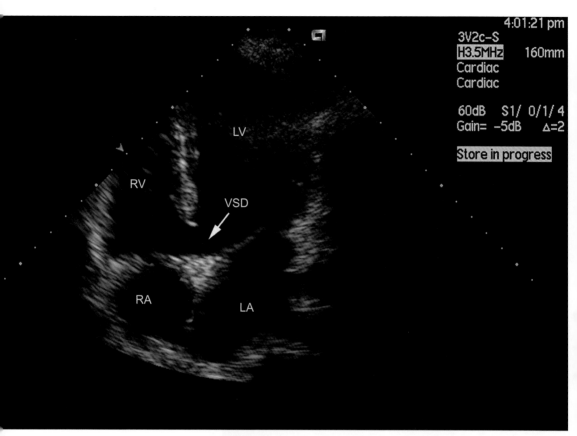

图9-4 膜周部隔瓣下型室间隔缺损。心尖四腔心切面显示室间隔上部、
隔瓣下连续中断（箭头）

LA—左心房；LV—左心室；RA—右心房；RV—右心室；VSD—室间隔缺损

③ 跨隔压差：当无左、右心室流出道狭窄时，上肢动脉收缩压减去跨室间隔压差即为肺动脉收缩压。应用简化的伯努利方程 $P=4V^2$，测定缺损处右心室侧的最大流速可计算出左、右心室间的压力差，结合肱动脉收缩压，可计算出肺动脉收缩压。但当以右向左分流为主时，右心室收缩压几乎等于或高于左心室收缩压，此时应用跨隔压差法计算肺动脉收缩压已无意义。当合并明显的肺动脉高压时，会出现高速的三尖瓣反流、肺动脉反流及肺动脉频谱峰值前移、加速时间缩短等表现（图9-8）。

2.间接征象

缺损较大时，可见左心室容量负荷过重的表现，包括左心房、左心室扩大，右心室流出道及肺动脉增宽，左心室壁运动幅度增强。严重者伴右心室扩大等改变。

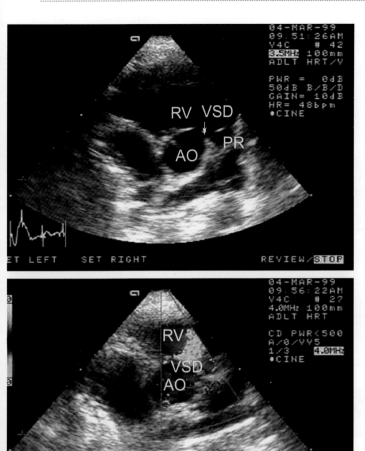

(a)

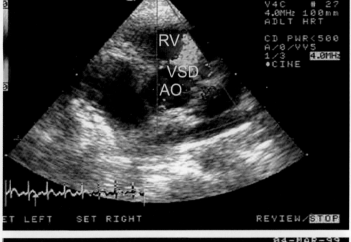

(b)

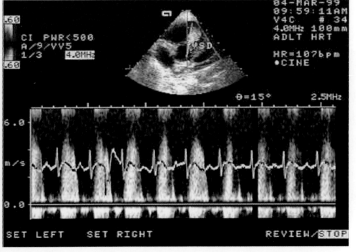

(c)

图9-5　干下型室间隔缺损

（a）主动脉根部短轴切面显示干下型室间隔连续中断（箭头）；（b）彩色多普勒显示室缺处红五彩样左向右分流；（c）频谱多普勒显示收缩期左向右分流。RV—右心室；VSD—室间隔缺损；PA—肺动脉；AO—主动脉

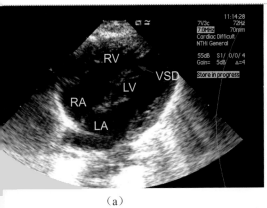

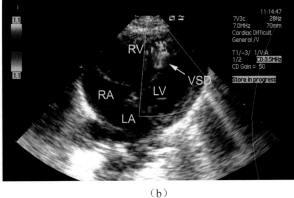

（a）　　　　　　　　　　　　　　　　　　　　（b）

图9-6　肌部型室间隔缺损

（a）胸骨旁四腔心切面显示室间隔下段肌部连续中断（箭头）；（b）缺损处显示红五彩样左向右分流。

LA—左心房；LV—左心室；RA—右心房；RV—右心室；VSD—室间隔缺损

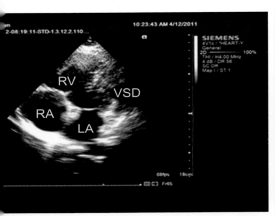

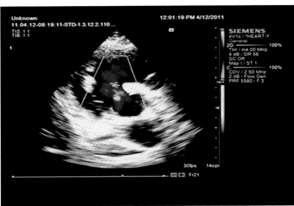

（a）　　　　　　　　　　　　　　　　　　　　（b）

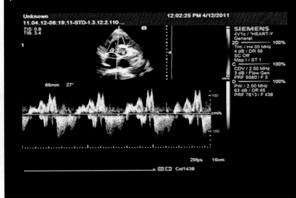

（c）　　　　　　　　　　　　　　　　　　　　（d）

图9-7　膜周部室间隔缺损伴艾森曼格综合征

（a）胸骨旁四腔心切面，见室间隔膜周部缺损（箭头示）；（b）、（c）主动脉根部短轴切面，
室间隔缺损处可见左向右及右向左的五彩样分流束；（d）多普勒超声见室间隔缺损处双向分流频谱。

LA—左心房；RV—右心室；RA—左心房；VSD—室间隔缺损

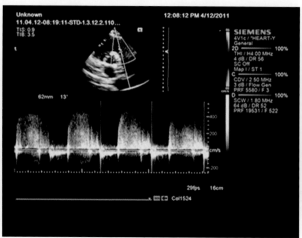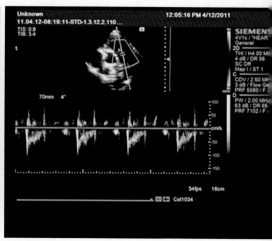

（a）　　　　　　　　　　　　　　　　　（b）

图9-8　同图9-7，膜周部室间隔缺损伴艾森曼格综合征

（a）多普勒超声显示肺动脉舒张期高速反流频谱；
（b）肺动脉收缩期血流频谱显示峰值前移，加速时间缩短

3.诊断要点

VSD可发生于室间隔的任何部位，且可多发，二维超声检查时必须多切面扫查，并根据不同分型选择最佳切面。超声心动图主要观察内容包括室间隔的连续性、缺损大小及定位，多普勒超声显示室间隔水平的分流速度及方向，评价各瓣口血流频谱，评估左心室容量负荷情况、肺动脉压力大小，同时要注意甄别有无合并畸形。三维超声可更好地对室间隔缺损的大小、形态进行判断。

五、超声图像鉴别诊断

室间隔缺损应与主动脉窦瘤破入右心室、右心室流出道狭窄及左心室流出道狭窄相鉴别。这些畸形也可是VSD的伴发。

（1）主动脉窦瘤破裂　主动脉窦瘤破入右心室或右心室流出道时，在右心室或右心室流出道内可探及明显的湍流频谱，容易与漏斗部室间隔缺损混淆。左心室长轴及主动脉根部短轴切面可观察到扩张的窦瘤和破入右心室流出道的瘘口，下缘位于主动脉瓣环上方；而室间隔缺损断端位于主动脉瓣环下方。频谱多普勒表现为重要的鉴别点，窦瘤破裂破口处以舒张期为主的双期连续性分流信号，频谱增宽充填，持续于整个心动周期，最大速度在舒张期（图9-9）；而VSD左向右分流出现在收缩期。

（a）

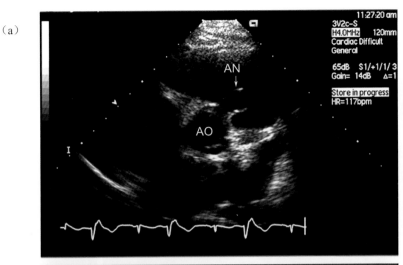

（b）

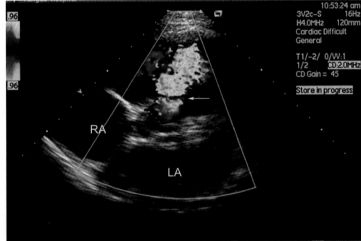

（c）

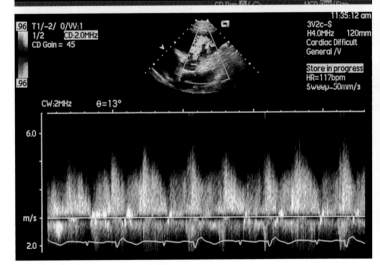

图9-9　主动脉窦瘤破入右心室

（a）主动脉根部短轴切面，显示右冠窦瘤样凸入右心室，顶端有破裂口（箭头示）；（b）主动脉根部短轴切面，多普勒超声显示窦瘤破裂口处左向右的五彩样分流束；（c）频谱多普勒显示，窦瘤破裂口处，双期左向右分流频谱。RV—右心室；LV—左心室；LA—左心房；AO—主动脉

（2）右心室及左心室流出道狭窄　在右心室或左心室流出道内可探及收缩期湍流频谱，右心室流出道狭窄容易与干下型室间隔缺损混淆，左心室流出道狭窄易与膜周型室间隔缺损混淆。但二维超声心动图可显示流出道处室壁肌性或膜性狭窄，内径变小；彩色多普勒血流显像见湍流明显起源于流出道的狭窄处，无过隔分流的血流信号。图9-10为右心室双腔心合并膜周部VSD。

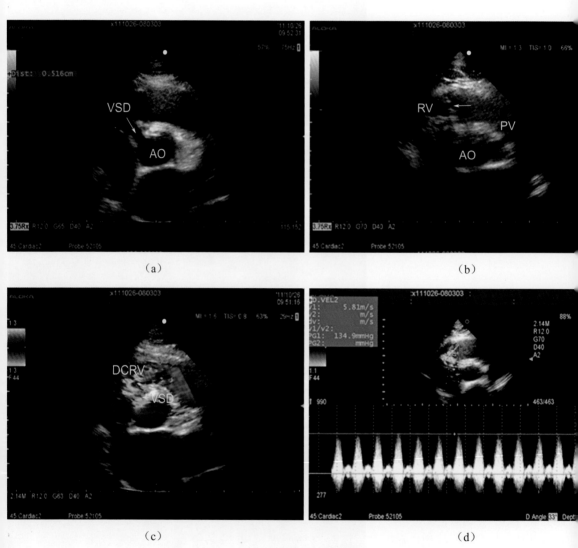

（a）　　　　　　　　　　　　　　　　　　（b）

（c）　　　　　　　　　　　　　　　　　　（d）

图9-10　右心室双腔心合并膜周部室间隔缺损

（a）主动脉根部短轴切面见膜周室间隔回声失落（箭头示）；（b）主动脉根部短轴切面见室上嵴下方右心室流出道狭窄（箭头示）；（c）室间隔缺损及右心室流出道两部位出现五彩血流；（d）多普勒超声测量右心室流出道高速湍流频谱。RV—右心室；PV—肺动脉瓣；AO—主动脉；VSD—室间隔缺损

六、临床价值

超声心动图是临床VSD的诊断及治疗首选影像学方法，能够快速发现和定位室间隔缺损，对缺损的大小和分流量进行定量分析，评估左、右心室容量负荷情况、肺动脉压力大小及有无合并畸形等，亦为VSD手术适应证和手术方式的选择、术后评估等临床决策提供重要依据。

（段云友）

参考文献

[1] 段云友，曹铁生.多普勒超声诊断学.2版.北京：人民卫生出版社，2014.

[2] 高云华，唐红.实用超声心动图学.北京：人民军医出版社，2011.

[3] Penny D J, Vick G W 3rd.Ventricular septal defect. Lancet, 2011, 26, 377(9771): 1103-1112.

[4] 任卫东，张玉奇，舒先红.心血管畸形胚胎学基础与超声诊断.北京：人民卫生出版社，2015.

第十章　动脉导管未闭

一、病因学

动脉导管未闭是最常见的心脏外分流性先天性心脏病。我国1963年1085例先天性心脏病统计分析，动脉导管未闭发生率约21.1%，仅次于房间隔缺损，居第二位。本病女性较男性多见，其比例为（2～3）∶1。

二、病理解剖和病理生理

动脉导管是胎儿期连接主动脉与肺动脉的正常血管，一端起于肺动脉主干分叉处或左肺动脉近端的后侧壁，向后上方偏左走行，另一端和主动脉弓（左锁骨下动脉起始处的远端对侧1cm左右）相连。一般于出生后10～15h内，动脉导管发生生理性闭合；约88%婴儿于8周内完成纤维化解剖性闭合；动脉导管出生后半年至一年还未能闭合，将终生难以闭合，成持续动脉导管未闭，临床上简称动脉导管未闭。

三、临床表现

依据未闭动脉导管的大小不同，临床表现差异较大，轻者可无症状；导管较大者可表现为左心室扩大及左心功能受损（左心室容量负荷过重），肺动脉高压甚至右心衰表现（右心压力负荷过重）；梗阻性肺动脉高压发展到肺动脉压接近或超过主动脉压时，可产生大动脉水平双向或右向左分流，临床上可出现差异性发绀，即双下肢重于双上肢，左上肢重于右上肢。

四、典型病例超声图像特征及诊断要点

病史：女，28岁，主诉体检发现杂音2个月余。
体征：胸骨左缘第二肋间可听及连续性杂音。
其他医学影像：胸部X线片示双肺纹理粗重，心影饱满。

实验室检测结果： 血常规、生化检查等未见异常。

手术： 局麻下行动脉导管封堵术。

超声诊断： 先天性心脏病，动脉导管未闭，大动脉水平左向右分流，左心房、左心室扩大，肺动脉内径增宽。

超声诊断要点： ① 动脉导管位置、形态、大小及毗邻结构；② 大动脉水平分流方向及压差，有无肺动脉高压；③ 心脏解剖结构血流动力学继发改变（详见图10-1～图10-4）。

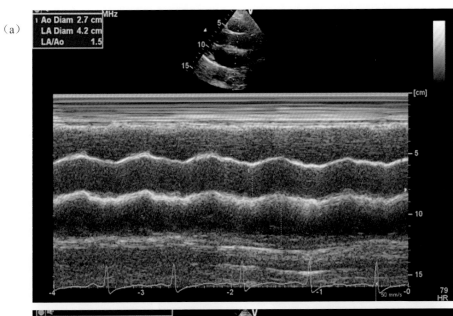

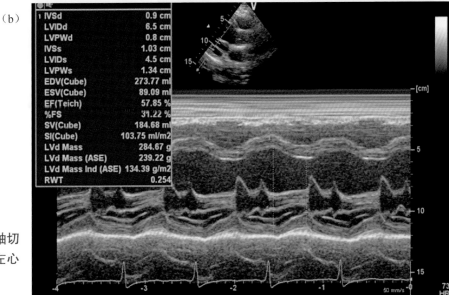

图 10-1　胸骨旁长轴切面：M 型超声显示左心房、左心室扩大

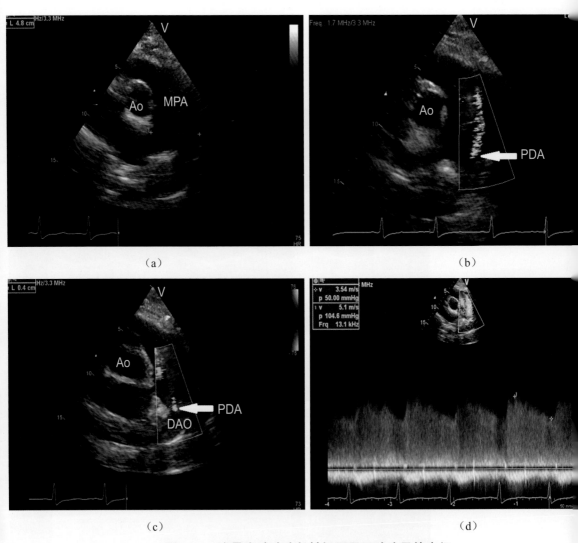

（a） （b）

（c） （d）

图 10-2 胸骨旁肺动脉长轴切面显示动脉导管未闭

（a）显示肺动脉主干不规则增宽；（b）显示降主动脉与左肺动脉之间左向右分流（箭头）；

（c）显示降主动脉与左肺动脉之间左向右分流的起源处（箭头）；

（d）显示分流频谱呈连续性分布，峰流速达 5.1m/s。

Ao—主动脉根部；MPA—肺动脉主干；PDA—动脉导管未闭（血流）；DAO—降主动脉

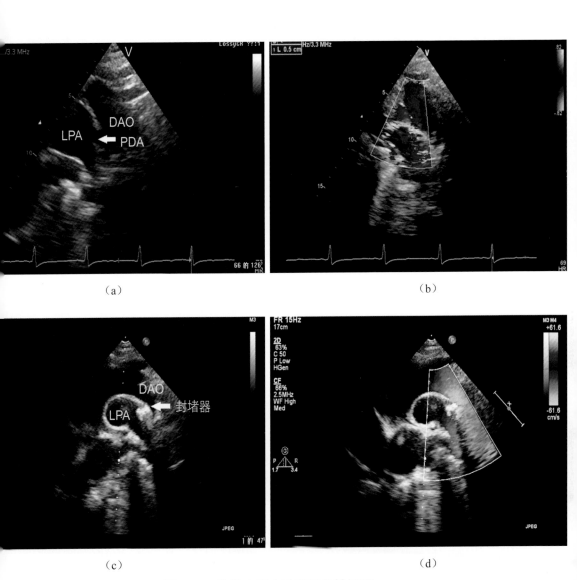

（a）　　　　　　　　　　　　　　　　（b）

（c）　　　　　　　　　　　　　　　　（d）

图 10-3　胸骨上窝主动脉弓长轴切面

（a）、（b）显示未闭动脉导管（血流）连接降主动脉与左肺动脉；

（c）显示降主动脉与左肺动脉之间的封堵器（箭头）；

（d）显示封堵术后大动脉水平无残余分流。

LPA—左肺动脉主干；PDA—动脉导管未闭（血流）；DAO—降主动脉

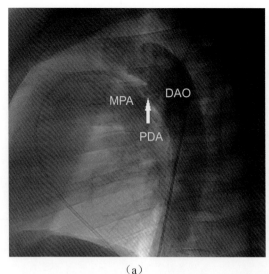
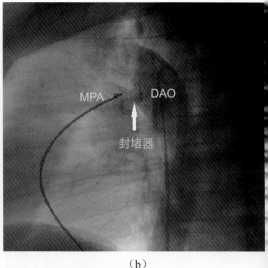

（a）　　　　　　　　　　　　　　　　　（b）

图 10-4　封堵术前及术后造影图片

MPA—肺动脉主干；PDA—动脉导管未闭；DAO—降主动脉

五、超声图像鉴别诊断

（1）主-肺动脉间隔缺损　由于主动脉与肺动脉之间存在异常通道，主动脉压力无论在收缩期和舒张期都高于肺动脉，因此，可以出现左向右的持续分流，血流频谱与PDA相似，仔细查找分流部位和分流的方向，通常可以明确诊断。

（2）冠状动脉-肺动脉瘘　此疾病属于冠状动脉发育异常，左冠状动脉-肺动脉瘘比较常见，超声二维图像难以显示冠状动脉的走行，冠状动脉开口多位于肺动脉瓣上，彩色多普勒通常可见肺动脉瓣上有异常的红色和（或）蓝色血流信号，频谱多普勒可以探及正向或正负双向的血流频谱。

（3）重度肺动脉瓣狭窄　由于肺动脉狭窄导致的肺动脉扩张，收缩期血流在扩张的肺动脉内出现涡流，彩色多普勒可见向上的红色血流信号，容易与PDA的血流状态混淆，应用脉冲或连续多普勒，观察到收缩期先负后正双向频谱，基本可以明确诊断。

六、临床价值

超声心动图可以实时显示动脉导管未闭的位置、形态及其与周围结构的关系，观察分流的方向及时相，并评估肺动脉压力。心导管介入封堵术已成为一项成熟的治疗技术，超声心动图在动脉导管封堵术前、术中和术后均有重要临床意义。

（朱天刚）

参考文献

1] Baumgartner H, Bonhoeffer P, De Groot N M, et al. ESC Guidelines for the management of grown-up congenital heart disease (new version 2010): The Task Force on the Management of Grown-up Congenital Heart Disease of the European Society of Cardiology (ESC). Eur Heart J, 2010, 31(23): 2915-2957.

2] 王新房，谢明星.超声心动图学.5版.北京：人民卫生出版社，2016.

第十一章 瓣膜脱垂

第一节 主动脉瓣脱垂

一、病因学

主动脉瓣病变、主动脉根部病变或瓣环扩张、主动脉瓣环失去支撑结构等均可导致主动脉瓣脱垂。瓣膜本身病变可见于瓣叶黏液样变、瓣叶先天畸形、感染性心内膜炎、外伤或结缔组织病。主动脉根部与瓣环扩张可见于马方综合征、主动脉夹层、Valsalva窦瘤等。主动脉瓣环失去支撑结构多见于高位室间隔缺损。

二、病理解剖和病理生理

主动脉瓣脱垂时一个或数个瓣叶舒张期脱入左心室侧，超过瓣环连线水平，瓣叶对合线移位，通常伴有不同程度的主动脉瓣反流。反流引起左心室容量负荷增加。左心室代偿性增大，舒张期容量增加，心肌肥大，形成离心性肥厚，左心室收缩力相应增强。随着病情发展，左心室心肌耗氧量也相应增加，心肌顺应性降低，左心室舒张末压明显升高，出现心排出量减少等心功能不全改变，可出现左心房及肺静脉压明显升高，甚至肺水肿。少数患者晚期可出现右心衰竭。

三、临床表现

主动脉瓣脱垂但无反流者，无明显的临床症状与体征。伴有反流者，早期可出现活动后心悸或心慌，心尖搏动强烈和颈动脉冲击感，晚期随着病情加重，肥厚心肌发生相对性缺血，引起心绞痛或严重心力衰竭，甚至猝死。

主要体征为脉压增大，外周血管出现水冲脉、枪击音，甲床下出现毛细血管搏动，心尖搏动向左下移位，在胸骨左缘第3肋间可闻及舒张期吹风样杂音。主动脉瓣反流冲击二尖瓣前叶时，可产生心尖部舒张期杂音（Austin-Flint杂音）。

四、典型病例超声图像特征及诊断要点

病史：男，37岁，半月前体检发现心脏杂音就诊。自诉偶有心前区疼痛，程度轻，无胸闷、咳嗽、咯血、水肿等症状。

体征：主动脉瓣听诊区可闻及3/6级舒张期杂音，胸骨左缘3～4肋间可闻及3/6级收缩期杂音。

其他医学影像：示窦性心律，左心室高电压，电轴左偏。

实验室检测结果：血细胞比容、血红蛋白减低，血小板及单核细胞计数增加。

手术和病理：术中见左心增大，二尖瓣及主动脉瓣增厚、卷曲、关闭不全。行二尖瓣置换＋主动脉瓣置换。

超声诊断：心脏瓣膜病：主动脉瓣右冠瓣脱垂并重度关闭不全，二尖瓣脱垂并中度关闭不全。

超声诊断要点：① 左心室长轴切面上，主动脉瓣叶舒张期可见一个或多个瓣体脱向左心室流出道，超过主动脉瓣环水平，瓣叶对合错位，严重关闭不全者可见瓣叶间裂隙。瓣膜黏液样变性时瓣叶增厚、冗长或出现皱褶。② 大动脉短轴切面可观察主动脉瓣叶的数目和形态，脱垂时主动脉瓣关闭线失去正常的Y形结构，瓣膜不能完整闭合。③ 通常合并不同程度的主动脉瓣反流。彩色多普勒血流成像显示右冠瓣脱垂时反流束偏心，沿二尖瓣前叶走行，无冠瓣脱垂时反流束偏心，沿右冠瓣体和室间隔走行。频谱多普勒图像特征类同于主动脉瓣关闭不全。④ 左心室扩大，左心室流出道增宽，室间隔活动增强（详见图11-1～图11-5）。

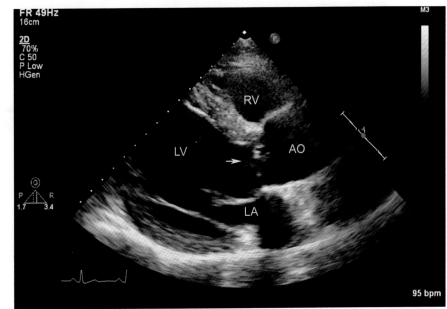

图 11-1　胸骨旁左心室长轴切面（二维）：左心室增大，主动脉瓣右冠瓣（箭头所示）于舒张期脱向左心室流出道侧，瓣叶对合错位

AO—主动脉；LA—左心房；LV—左心室；RV—右心室

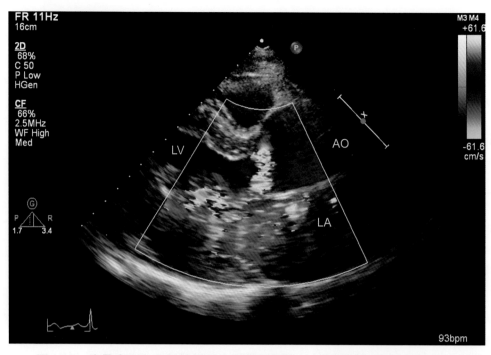

图 11-2　胸骨旁左心室长轴切面（彩色多普勒）：主动脉瓣口舒张期左心室
流出道侧见大量偏心性反流信号，沿二尖瓣前叶走行

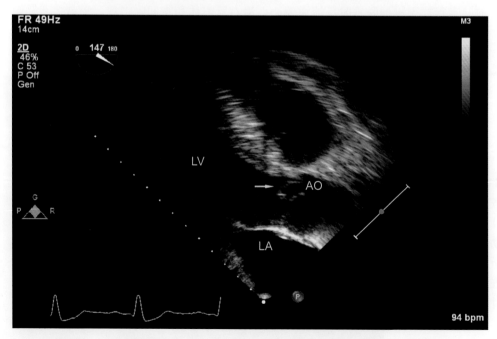

图 11-3　经食管超声左心长轴切面：更为清晰地显示脱垂的主动脉瓣
右冠瓣（箭头所示）舒张期脱向左心室流出道侧

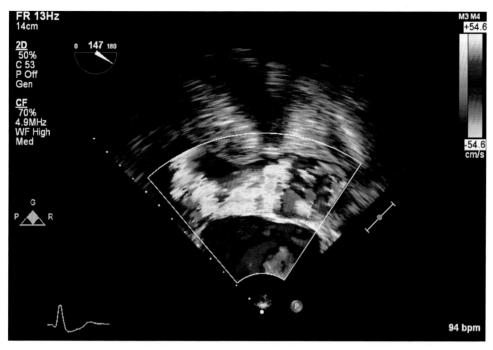

图 11-4　经食管超声左心长轴切面（彩色多普勒）：主动脉瓣口舒张期
左心室流出道侧见大量偏心反流信号，沿二尖瓣前叶走行

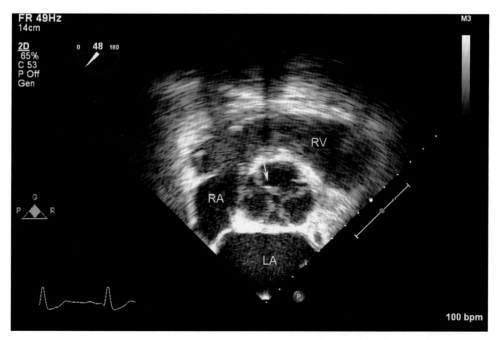

图 11-5　经食管超声大动脉短轴切面：主动脉瓣增厚，回声增强，瓣叶毛糙，
可见瓣叶呈三叶样活动（箭头所示）

五、超声图像鉴别诊断

（1）主动脉窦瘤破裂　在伴有较大室间隔缺损时，脱垂的主动脉瓣与主动脉窦瘤均可表现为经室间隔缺损突入右心室的瘤样结构，鉴别关键在于瓣环位置的正确判断，瘤样结构位于瓣环上方者为主动脉窦瘤，位于瓣环下方者为脱垂的右冠瓣。可通过仔细观察右冠瓣体启闭活动的支点或根据无冠瓣体长度估算出右冠瓣体长度（前提是无瓣膜畸形）来判断瓣环所在位置。

（2）感染性心内膜炎　有发热病史，主动脉瓣上可见连枷样运动的赘生物。引起瓣膜局部组织损害甚至穿孔时，能观察到瓣膜穿孔处反流。可与主动脉瓣脱垂合并存在。

六、临床价值

超声心动图不仅可观察主动脉瓣的形态、活动、瓣膜反流等直观征象，还能观测反流引起的房室腔增大、心功能异常等继发改变，对主动脉瓣脱垂的诊断具有特殊价值。近年来，经食管超声心动图及三维超声心动图的不断发展与广泛临床应用，能更为准确地评估主动脉瓣的脱垂部位、范围和程度，为临床治疗决策提供更为精细和直观的信息。

第二节　二尖瓣脱垂

一、病因学

二尖瓣装置，如瓣环、瓣叶、腱索、乳头肌及部分房室壁等其中任何一个部分的解剖结构病变或功能异常，均可导致二尖瓣脱垂。病因分为原发性和继发性两类，其中原发性脱垂又可分为家族性和非家族性。家族性原发性二尖瓣脱垂是一种常染色体显性遗传性疾病，非家族性原发性二尖瓣脱垂主要是二尖瓣叶、腱索或瓣环等发生黏液样变性，导致瓣叶增厚或冗长、腱索过长或断裂，二尖瓣环扩张等，从而引起二尖瓣脱垂。继发性二尖瓣脱垂常见于胶原病（风湿热、风湿性心内膜炎、二尖瓣狭窄）、感染性心内膜炎、冠心病、肥厚型心肌病、房间隔缺损等病变，脱垂常为瓣环与室壁之间大小比例失调、二尖瓣环扩张或发生继发损害、腱索断裂或乳头肌功能失调等所致。

二、病理解剖和病理生理

二尖瓣脱垂时，收缩期二尖瓣叶呈气球样或花瓣样突向左心房侧，超过瓣环连线水，瓣叶对合不良，伴或不伴不同程度的二尖瓣反流。二尖瓣脱垂的病理生理学改变取决于反流量、左心室功能状态和左心房顺应性。

通常，慢性轻度二尖瓣反流患者的左心室压力低，在相当长时间内无明显左心增大和肺淤血。慢性中度以上的二尖瓣反流，因有较多血液在收缩期返回左心房，舒张期又进入左心室，这部分无效循环的血液导致左心房和左心室的容量负荷增加，长此以往导致左心房压力逐渐升高，进而出现肺淤血、肺动脉高压以及右心负荷加重，同时逐渐出现左心腔扩大和左心室功能减退，一旦出现左心室功能失代偿，不仅有效心搏量降低，而且反流进一步加重，病情往往在短期内急转直下。

在急性严重二尖瓣反流者，由于起病急骤，左心房未能适应突然增多的血流量，左心房壁顺应性差而致左心房压力迅速升高，继之肺血管床压力升高，出现肺水肿、肺动脉高压。这种情况如能得到及时矫治仍可恢复正常，如未能及时治疗，不久后出现左心腔扩大。相对于慢性二尖瓣反流，左心室来不及产生代偿性肥厚，左心室心肌质量与左心室舒张末压不相称，加上左心房顺应性差，常表现为左心室功能迅速衰竭。

三、临床表现

二尖瓣脱垂患者可长期无症状，最常见的症状为心悸、胸痛、气急、倦怠、焦虑、晕厥，个别严重二尖瓣反流患者可出现急性左心衰症状。炎症性二尖瓣脱垂由于瓣叶发生溃疡，可形成血栓，血栓脱落引起脑梗死，因此部分患者可出现头昏、头痛、一过性脑缺血等症状。

主要体征为心前区听诊闻及非喷射性收缩中晚期喀喇音及收缩期二尖瓣反流杂音，此杂音可随体位改变而变化。

四、典型病例超声图像特征及诊断要点

病例一

病史：男，70岁，主诉半年来轻微活动即感胸闷气促，伴心慌，不伴出汗、恶心呕吐、呼吸困难、黑矇晕厥等明显不适。病程中，患者间断出现双下肢水肿，夜间可平卧入睡。曾于当地医院住院治疗，诊断为心力衰竭，给予对症支持治疗（具体不详）后好转。今为求进一步诊治，遂来我院。

体征：心率90次/分，心律不齐，第一心音强弱不等，腋下可闻及收缩期杂音。

其他医学影像：心电图示心房纤颤，偶发多源性早搏，aVL导联可见Q波、T波改变。

实验室检测结果：血细胞比容、血红蛋白、单核细胞减低，B型脑尿钠肽增高。

手术：术中见左心增大，二尖瓣瓣叶僵硬脱垂，瓣膜关闭不全，行二尖瓣置换术。

超声诊断：心脏瓣膜病，二尖瓣前叶脱垂并中重度关闭不全，左心及右心房增大，心包腔少量积液。

超声诊断要点：① 二尖瓣脱垂的诊断标准为收缩期一个和（或）两个瓣叶脱向左心房侧，超过瓣环连线水平2mm以上，伴或不伴有瓣叶增厚。② 二尖瓣环扩大。③ 原发性二尖瓣脱垂患者多见腱索变长、松弛，收缩期不能紧拉其支撑瓣叶。部分患者可见腱索断裂，表现为附着于瓣尖的条索样结构，呈连枷样运动。④ 合并乳头肌断裂时，可见断裂的乳头肌连同其腱索支持的瓣叶收缩期翻入左心房，舒张期位于左心室。乳头肌功能不全时，可见乳头肌部位的相应室壁发生节段性运动异常。⑤ 多数伴有二尖瓣关闭不全。彩色多普勒血流成像可显示二尖瓣反流束的形态与走向，前叶脱垂或双叶脱垂以前叶为主时，反流束偏心，沿后叶瓣体及左心房后壁走行，后叶脱垂或双叶脱垂以后叶为主时，反流束偏心，沿二尖瓣前叶瓣体行走，双叶对称性脱垂时，反流束往往为中心性。频谱多普勒特征与二尖瓣关闭不全相同。⑥ 左心增大，室间隔运动明显增强（详见图11-6～图11-9）。

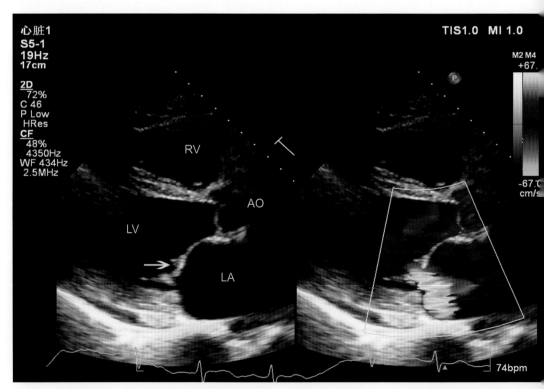

图11-6 胸骨旁左心长轴切面：二尖瓣前叶冗长，瓣体（箭头所示）收缩期脱入左心房侧，瓣叶对合错位；二尖瓣口收缩期间左心房侧见偏心性反流信号，沿左心房后侧壁走行

AO—主动脉；LA—左心房；LV—左心室；RV—右心室

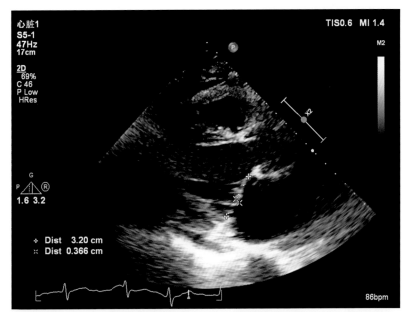

图 11-7 胸骨旁左心长轴切面：二尖瓣前叶部分瓣体于收缩期脱向左心房侧，超过瓣环连线水平 0.366cm

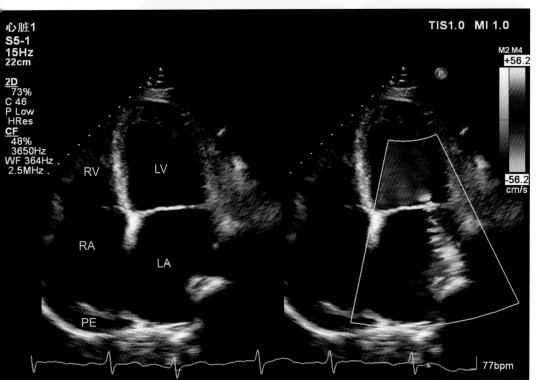

图 11-8 心尖四腔心切面：二尖瓣口收缩期左心房侧见中大量偏心性反流信号；右心房顶部见厚约 0.8cm 的液性暗区

LA—左心房；LV—左心室；PE—心包积液；RA—右心房；RV—右心室

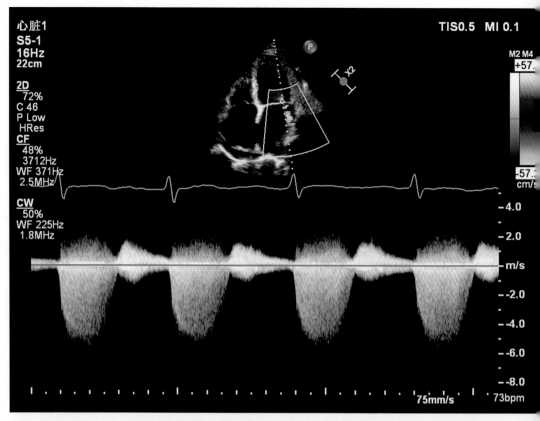

图 11-9　连续多普勒显示二尖瓣反流频谱，为收缩期高速负向血流频谱

病例二

病史：男，56 岁，主诉 1 个月来无明显诱因出现活动后心慌、气喘，休息后缓解。无恶心、呕吐、气短，无头晕、头痛、耳鸣、视物模糊等不适。无发热、黑矇、晕厥。

体征：血压 101/67mmHg，心率 68 次 / 分，颈静脉无怒张，双肺呼吸音粗，双肺未闻及干湿啰音，心律不齐，心尖区可闻及 4/6 级收缩期杂音。

其他医学影像：胸部 X 线示心影增大。

实验室检测结果：血红蛋白 99g/L，BNP 484.1pg/mL，心梗三项未见明显异常。

手术和病理：术中见左心增大，二尖瓣环增大，瓣叶僵硬、后叶冗长、脱垂，瓣膜重度关闭不全，行二尖瓣置换术。

超声诊断：心脏瓣膜病，二尖瓣后叶脱垂并重度关闭不全，左心增大。

超声诊断要点：① 二尖瓣瓣膜形态，脱垂部位和程度，有无瓣叶增厚；② 二尖瓣环的改变；③ 腱索的改变；④ 乳头肌的改变；⑤ 瓣叶功能改变；⑥ 心脏解剖结构和血流动力学的继发改变。具体同病例一（详见图 11-10 ～图 11-13）。

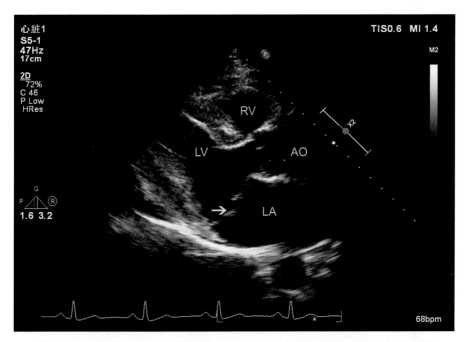

图 11-10　胸骨旁左心长轴切面：二尖瓣后叶瓣体收缩期脱入左心房侧
（箭头所示），超过瓣环连线水平，瓣叶对合错位

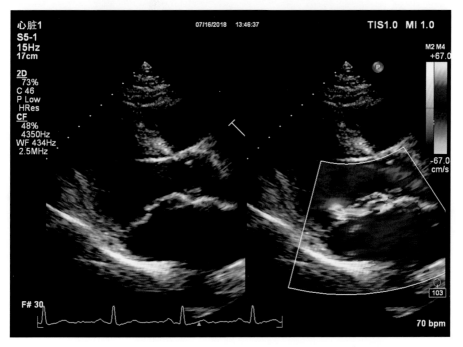

图 11-11　胸骨旁左心长轴切面（彩色多普勒）：二尖瓣口
收缩期左心房侧见偏心性反流信号，沿二尖瓣前叶走行

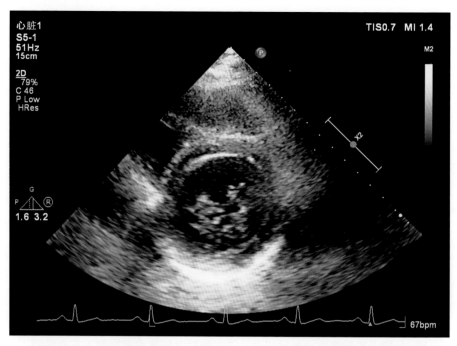

图 11-12　二尖瓣水平左心室短轴切面：二尖瓣后叶增厚，瓣体松弛

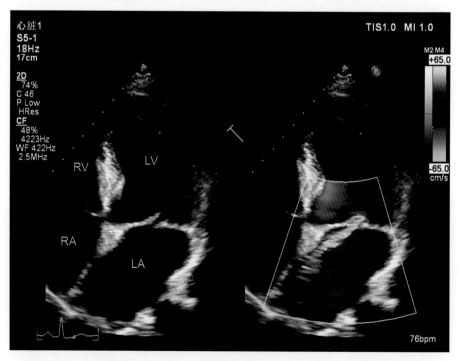

图 11-13　心尖四腔心切面：二尖瓣后叶脱向左心房侧，收缩期二尖瓣口
左心房侧见大量偏心性反流信号，沿二尖瓣前叶走行

五、超声图像鉴别诊断

（1）假性二尖瓣脱垂　在左心室长轴观或心尖四腔观，部分正常人收缩期瓣叶位置可超过二尖瓣环连线位于左心房侧，易误判为二尖瓣脱垂，但不伴有明显的反流可资鉴别。大量心包积液或右心增大时，左心室腔受压，腱索相对过长可致二尖瓣脱垂，但此类患者在原发病因消除后，脱垂的瓣叶可恢复至正常位置。

（2）二尖瓣瓣膜瘤　二尖瓣瓣叶组织向左心房侧局部膨出，形成薄壁瘤样结构，称为瓣膜瘤。鉴别要点为瓣膜瘤舒张期和收缩期均可见瓣体向左心房侧的瘤样膨出，收缩期膨隆，舒张期塌陷，而脱垂仅于收缩期见瓣体瘤样膨出，舒张期消失。

（3）风湿性二尖瓣关闭不全　部分重度关闭不全者可出现前后叶对合不良、对合缘存在明显间隙，但瓣叶可见典型的风湿性瓣膜特征，表现为二尖瓣叶增厚，回声增强，瓣下腱索增粗、回声增强，常伴瓣叶点状或斑片状钙化。风湿性二尖瓣关闭不全多合并狭窄，前后叶开放时呈"圆隆样""气球样"特征性改变。

（4）感染性心内膜炎　可见二尖瓣赘生物、穿孔等特征性表现，赘生物表现为瓣叶上絮状或团块状异常回声，随瓣膜运动来回甩动，瓣叶穿孔表现为瓣体的局部裂隙，彩色多普勒可见穿孔处反流。患者多有发热病史。感染导致腱索断裂时，可同时出现二尖瓣脱垂。

六、临床价值

超声心动图是评价二尖瓣脱垂的首选方法。二维超声心动图能够显示瓣叶和瓣环之间的空间关系及瓣叶的受累范围，彩色多普勒对瓣叶反流更为敏感，可准确评估反流的形态和程度。超声广泛应用于二尖瓣脱垂的诊断、手术适应证的选择、术中监测、术后疗效评估和病情随访等。

（谢明星）

参考文献

[1] Abqari S, Rabbani M U, Meshram H S, et al. RCC prolapse causing Aortic regurgitation in a restrictive VSD. Images Paediatr Cardiol, 2015, 17(1): 4-6.

[2] LaHaye S, Lincoln J, Garg V. Genetics of Valvular Heart Disease. Curr Cardiol Rep, 2014, 16(6): 487.

[3] Delling F N, Vasan R S. Epidemiology and Pathophysiology of Mitral Valve Prolapse: New Insights into Disease Progression, Genetics, and Molecular Basis. Circulation, 2014, 129(21): 2158-2170.

[4] Durst R, Gilon D. Imaging of Mitral Valve Prolapse: What Can We Learn from Imaging about the Mechanism of the Disease? J Cardiovasc Dev Dis, 2015, 2(3): 165-175.

第十二章　主动脉瓣发育畸形

一、病因学

　　主动脉瓣发育畸形包括单瓣畸形、二瓣畸形、三瓣畸形、四瓣畸形。其中，主动脉瓣二瓣畸形是最常见的先天性心脏瓣膜畸形之一，总人群的发病率在0.5%～1.4%，男性与女性的发病率是3：1。目前已发现一些基因与环境的异常与主动脉瓣二瓣畸形的发生有关，但是主动脉瓣二瓣畸形的患者为何较三瓣畸形更早的出现瓣叶钙化，在基因和胚胎学发育的相关证据上仍未明确。主动脉缩窄和特纳综合征的患者常合并有主动脉瓣二瓣畸形。少数患者可能出生时即伴有主动脉瓣狭窄，大部分患者在儿童期无症状，成年后因各种并发症或体检明确诊断。

　　常见并发症有主动脉瓣狭窄（伴或不伴钙化）、感染性心内膜炎、主动脉瓣反流、近端升主动脉扩张。感染性心内膜炎的发生与血流动力学因素引起的心内膜损伤密切相关。

　　除瓣叶数量变异外，常见瓣叶增厚、形态异常和瓣叶黏液样变性等病理改变。多数患者无狭窄及反流，但随着年龄增长，瓣膜可逐渐增厚、钙化、僵硬，最终发生瓣膜狭窄、反流，并出现临床症状。

二、病理解剖和病理生理

　　主动脉瓣二瓣畸形两个半月瓣多数不等大，较大的半月瓣有嵴或者假联合。假联合处瓣叶不能完全分离为两个瓣叶，而嵴是两个融合的半月瓣发育不良的联合。左、右冠瓣融合导致的二瓣畸形最为常见。

　　主动脉瓣三瓣畸形各个瓣叶可不等大，瓣叶交界处多粘连融合，瓣叶增厚，甚至钙化，开放受限，瓣口狭窄，多于成年后出现症状。

　　主动脉瓣四瓣畸形四个瓣叶大小可相等或不等，瓣膜功能可相对正常，无明显血流动力学改变，部分患者瓣叶逐渐增厚并出现关闭不全，该类畸形较少合并主动脉瓣狭窄。

　　主动脉瓣单瓣畸形最为罕见，整个主动脉瓣未分叶，形成一个完整的单一主动脉瓣，瓣口狭小，位于中心或偏心。根据瓣叶形态分为单交界型和无交界型，单交界型交界处瓣膜一侧与主动脉壁粘连，形成一个偏心性狭窄的孔道，瓣叶增厚、活动度差，可合并关闭不全。无交界型瓣膜一般为拱顶状，只有一个瓣叶，无交界处。这一类型在婴幼儿期即可出现严重的主动脉瓣狭窄症状。

三、临床表现

　　由于病变程度不同，临床表现各异。主要有心悸、乏力、头晕，偶有晕厥和心绞痛症状。重度狭窄或反流时可有左心功能不全症状，部分重度狭窄患者剧烈活动后甚至可能发生猝死。典型体征为听诊主动脉瓣区可闻及收缩期喷射样杂音。

四、典型病例超声图像特征及诊断要点

病例一

病史：男，59岁，乏力，活动后心累、气紧2年多。

体征：胸骨旁右缘第2肋间闻及4/6级收缩期杂音。

其他医学影像：胸部X线示左心房、左心室增大。

手术：主动脉瓣置换术。

超声诊断：先天性主动脉瓣二瓣畸形伴钙化、重度狭窄、中度反流。

超声诊断要点：① 瓣叶数目，开口有无偏心，瓣叶形态，有无钙化；主动脉扩张情况；② 主动脉瓣狭窄程度、反流程度评价；③ 是否有左心室壁增厚，心腔扩大；④ 左心室射血分数（详见图12-1～图12-5，动态图12-1～动态图12-4）。

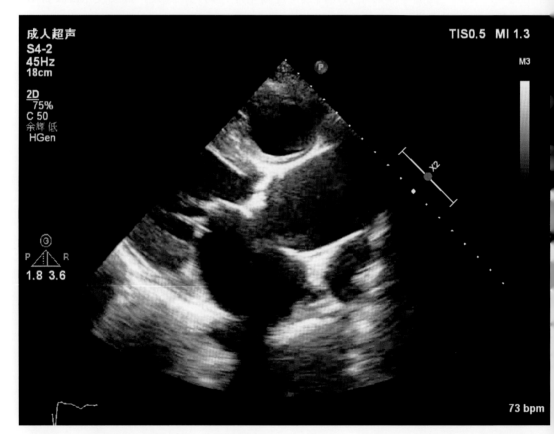

图 12-1　胸骨旁左心室长轴：主动脉瓣钙化，开口偏心，近端升主动脉增宽，左心室肥大

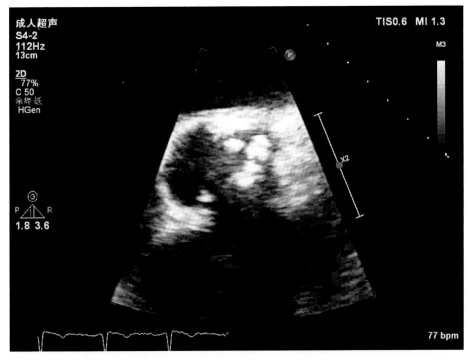

图 12-2　胸骨旁大动脉短轴：舒张期主动脉瓣关闭线呈"一"字形，瓣叶钙化

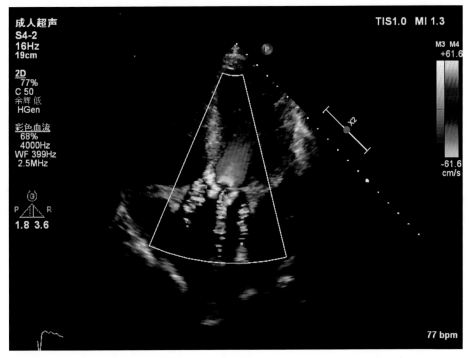

图 12-3　彩色多普勒血流图示主动脉瓣狭窄，引起高速五彩镶嵌的血流信号

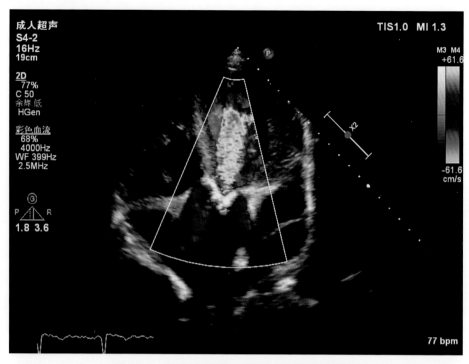

图 12-4 彩色多普勒血流图示主动脉瓣反流

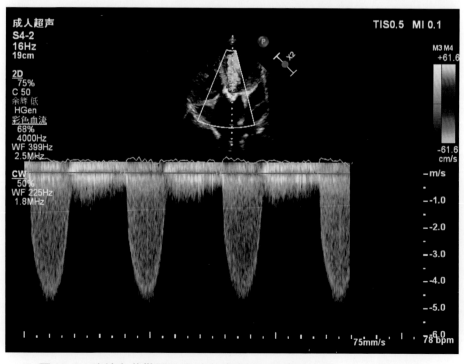

图 12-5 连续多普勒图示通过主动脉瓣口的高速血流，V_{max} 为 4.7m/s

病例二

病史：男，25岁，反复发热1个多月。

体征：胸骨旁右缘第2肋间闻及舒张期及收缩期杂音。

其他医学影像：胸部X线示左心房、左心室增大。

手术：主动脉瓣置换术。

超声诊断：先天性主动脉瓣二瓣畸形伴感染性心内膜炎、中度狭窄、重度反流；室间隔假性膜部瘤。

超声诊断要点：① 瓣叶数目，瓣叶形态，有无赘生物附着，有无穿孔；② 主动脉瓣活动情况、瓣叶根部有无脓肿、窦道；③ 主动脉瓣狭窄及反流程度评价；④ 有无其他先天畸形同时存在；⑤ 左心室增大、室壁肥厚评价；⑥ 左心室射血分数测量（详见图12-6～图12-8，动态图12-5～动态图12-7）。

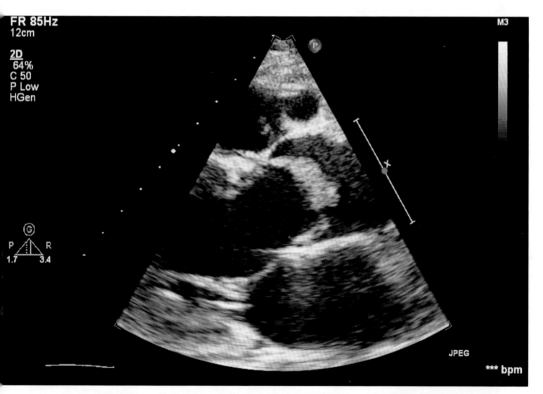

图12-6　胸骨旁左心室长轴：主动脉瓣开口偏心且受限，瓣叶增厚、赘生物附着

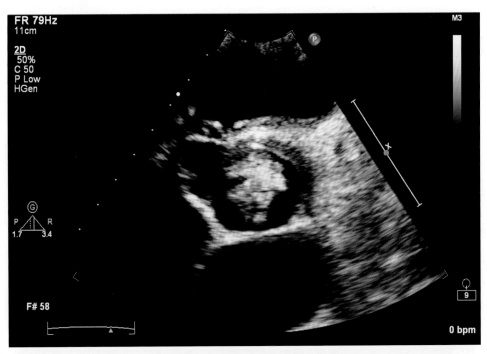

图 12-7　胸骨旁大动脉短轴：舒张期主动脉瓣关闭线呈"一"字形，瓣缘
多处赘生物附着，室间隔假性膜部瘤

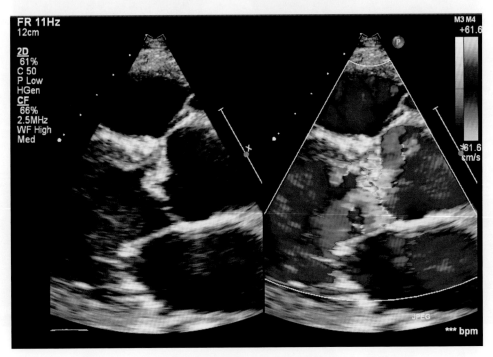

图 12-8　彩色多普勒血流图示主动脉右冠瓣穿孔，多束反流

病例三

病史：男，11月龄，早产儿，产后呼吸困难。

体征：胸骨左缘第2肋间可闻及3/6级收缩期喷射样杂音。

其他医学影像：胸部X线示双心室及左心房增大。

手术：主动脉瓣成形术。

超声诊断：先天性主动脉瓣单瓣畸形伴主动脉瓣狭窄（重度）。

超声诊断要点：① 主动脉瓣数目及开放关闭情况；② 主动脉瓣狭窄程度定量；③ 左心室肥厚程度、心腔有无扩大；④ 主动脉瓣下、瓣上及主动脉弓降部发育情况（详见图12-9～图12-13，动态图12-8～动态图12-10）。

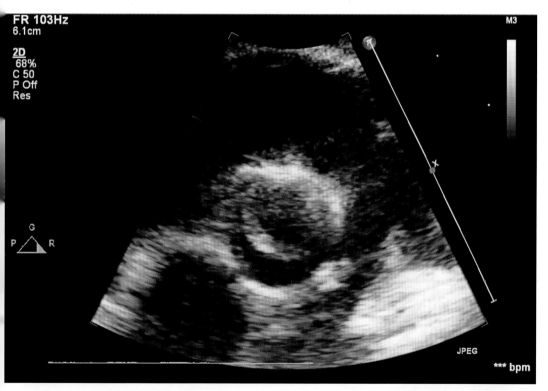

图12-9　胸骨旁大动脉短轴切面显示单一主动脉瓣，环套环征，瓣叶增厚，瓣口偏心

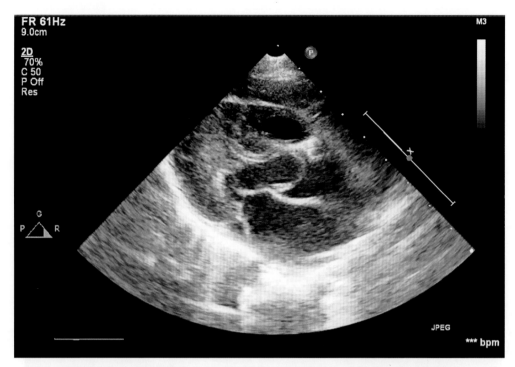

图12-10　胸骨旁左心室长轴切面显示收缩期主动脉瓣开放呈穹顶样

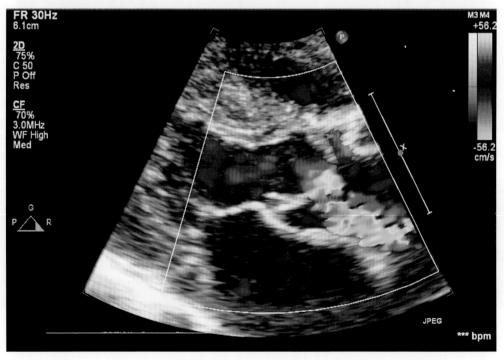

图12-11　彩色多普勒血流图显示主动脉瓣狭窄高速五彩镶嵌血流信号

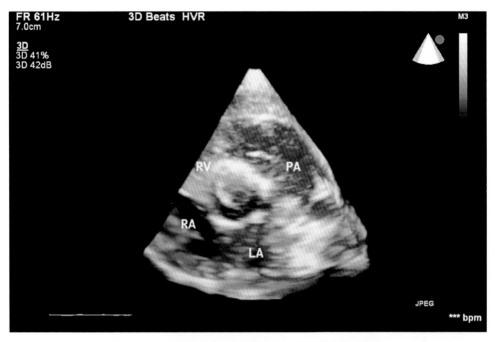

图 12-12　经胸三维超声图显示主动脉瓣单叶畸形

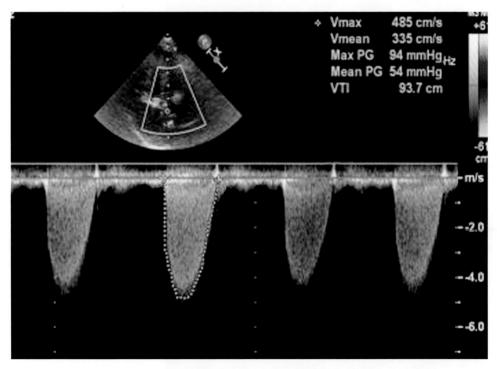

图 12-13　心尖三腔心切面，连续波多普勒显示主动脉瓣口收缩期
前向血流明显加速，平均PG 54mmHg

病例四

病史：男，3岁；体检发现心脏杂音。

体征：胸骨旁右缘第2肋间闻及5/6级收缩期喷射样杂音。

其他医学影像：胸部X线示左心室增大。

手术：主动脉瓣成形术。

超声诊断：先天性主动脉瓣重度狭窄合并窦管交界处狭窄。

超声诊断要点：① 主动脉瓣叶数目、形态学改变、瓣叶活动；② 主动脉瓣下及瓣上结构探查；③ 左心室肥厚情况、左心室射血分数定量（详见图12-14、图12-15，动态图12-11）。

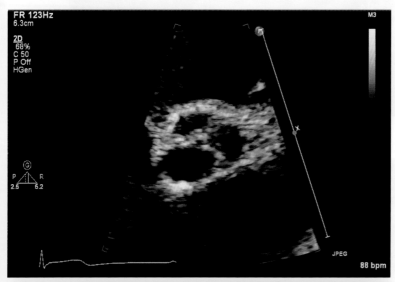

图12-14 胸骨旁大动脉短轴：主动脉瓣三叶式，瓣叶增厚

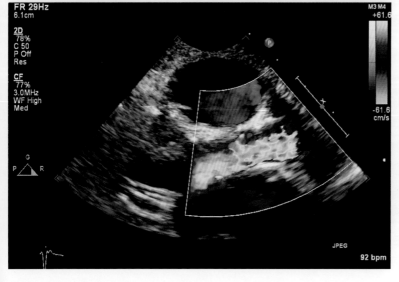

图12-15 胸骨旁左心室长轴切面彩色多普勒显示：主动脉瓣口及窦管交界处血流加速

病例五

病史：男，41岁，胸闷6年多，加重2个月。

体征：胸骨左缘第3～4肋间闻及舒张期杂音。

其他医学影像：胸部X线示左心室增大。

手术：主动脉瓣置换术。

超声诊断：主动脉瓣四瓣畸形伴重度主动脉瓣反流。

超声诊断要点：① 主动脉瓣叶数目、形态、运动；② 主动脉瓣反流程度；③ 左心室 肥大情况、左心室射血分数（详见图12-16～图12-19，动态图12-12、动态图12-13）。

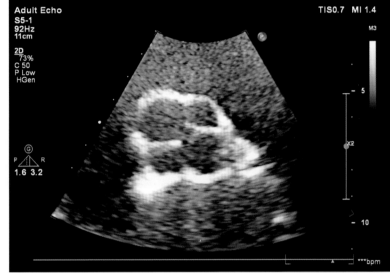

图12-16　胸骨旁大动脉短轴：主动脉瓣四叶式，关闭呈十字形

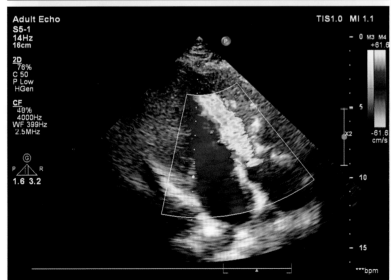

图12-17　心尖三腔心切面彩色多普勒显示：主动脉瓣反流

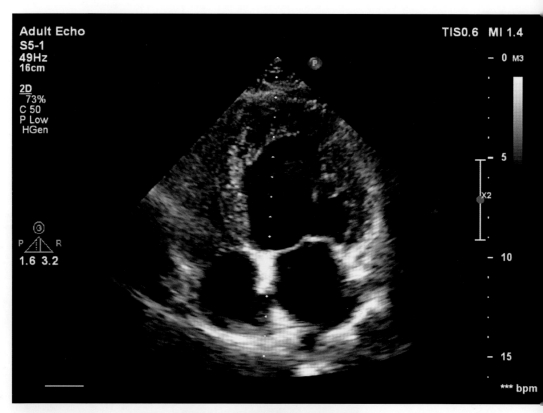

图 12-18　心尖四腔心：左心室肥大

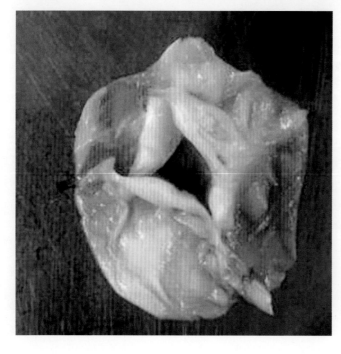

图 12-19　手术切除的四叶式主动脉瓣

五、超声图像鉴别诊断

（1）风湿性主动脉瓣狭窄 主要表现为瓣叶增厚、瓣交界处粘连，多数同时伴有二尖瓣病变。

（2）退行性主动脉瓣钙化 患者多为老年人，主动脉瓣三叶式，瓣叶明显钙化，很少有瓣交界粘连；若是钙化并有瓣交界粘连，需排除不完全式二叶瓣畸形继发钙化情况。

（3）主动脉缩窄 主动脉缩窄常同时合并主动脉瓣二瓣畸形，超声扫查时需注意主动脉弓降部的探查。

六、临床价值

超声心动图能够实时、直观地展现主动脉瓣数目、形态改变，动态观察瓣叶在心动周期活动情况，定量瓣叶狭窄、反流程度。对指导内科治疗以及疗效观察、外科手术方式和手术路径的制定有很大帮助。

（唐红 白文娟）

第十三章　主动脉缩窄

一、病因学

主动脉缩窄是指主动脉管腔的局限性狭窄，95%位于主动脉峡部。其形成机制与胚胎期主动脉峡部血流减少和动脉导管组织异常延伸至峡部有关。主动脉弓离断是指主动脉峡部或降主动脉的一部分缺如，致主动脉连续性中断，其病因是胚胎第6～7周时，左背侧主动脉近端或第4鳃弓动脉早期退化或萎缩。

二、病理解剖和病理生理

主动脉缩窄可以分为导管前型（婴儿型）和导管后型（成年型）。前者狭窄部位位于导管之前，动脉导管呈开放状态，常伴有其他心脏畸形，临床症状出现较早。后者狭窄部位位于导管之后，动脉导管大多闭合，多形成广泛体肺侧支循环，临床症状出现较晚。主动脉缩窄往往比较局限，表现为局部隔膜状或管状狭窄，导致前向血流呈偏心性；较长的管状狭窄不太常见。

主动脉弓离断根据其部位可分为三种类型。

① A型：离断部位位于峡部，左锁骨下动脉分支的远端（约占44%）。

② B型：离断部位位于左颈总动脉与左锁骨下动脉之间（约占50%）。

③ C型：离断部位位于左颈总动脉与头臂干之间（约占5%）。

几乎所有主动脉弓离断患者均合并较大的室间隔缺损和动脉导管。主动脉弓离断时心室水平左向右分流，动脉水平右向左分流，肺动脉压力与降主动脉压力近似，导致离断以远的组织器官的缺氧和右心室前、后负荷增加，可早期出现心衰。

三、临床表现

临床上导管前型主动脉缩窄患儿多出现心力衰竭的症状，多有呼吸困难、喂养困难、发绀等。导管后型主动脉缩窄患者早期症状不明显，逐渐出现高血压和下肢缺血的症状，如头痛、头晕、耳鸣、下肢疲劳乏力、下肢发冷、间歇性跛行等。查体可发现心脏收缩期杂音，股动脉搏动减弱或消失，上肢血压高于下肢，有右向左分流的患儿下肢可出现发绀。

主动脉弓离断的临床表现类似合并动脉导管未闭的严重导管前型主动脉缩窄，较早出现心力衰竭的表现，成年患者出现上半身高血压和下半身低灌注症状。体征上表现为差异性发绀，四肢的血压和脉搏不同。

主动脉缩窄诊断要点：① 主动脉弓降部局部狭窄；② 缩窄处血流变细，呈五彩镶嵌的高速血流信号；③ 主动脉缩窄前动脉波动增强，缩窄后波动减弱；④ 左心室向心性肥厚；⑤ 腹主动脉血流峰值流速下降，加速时间延长，负向波消失。

主动脉弓离断诊断要点：① 主动脉弓中断，升主动脉以远呈盲端，与降主动脉连续性中断，降主动脉与动脉导管相连形成导管弓；② 粗大的动脉导管未闭，动脉水平右向左分流；③ 升主动脉发育不良，肺动脉扩张，升主动脉内径小于肺动脉内径的40%；④ 动脉导管粗者腹主动脉血流频谱形态可正常。

四、典型病例超声图像特征及诊断要点

病例一

病史：患儿，男，2个月。患儿母亲孕23周产检时发现主动脉弓发育不良，后定期复查，出生后查体发现心脏杂音，就诊于外院，行超声心动图诊断为"先天性心脏病，主动脉弓缩窄，动脉导管未闭"，未行系统治疗。口唇无青紫，否认晕厥、咯血等。生长发育可。此次为进一步诊治来我院。

体征：左侧心尖区闻及3级收缩期杂音，右侧2～3肋间闻及2级连续性机械样杂音。

其他医学影像：① 胸部X线示双肺血偏少，未见实变；主动脉结不宽；肺动脉段平直；心室圆隆。② 心脏CT示先天性心脏病，主动脉缩窄，动脉导管未闭，左主支气管受压狭窄，起始段为著。右肺下叶背段感染。

手术和病理：全麻低温体外循环下行"主动脉弓成形术+动脉导管切断缝合术"。术中见左心室球形扩大，二尖瓣环扩大，二尖瓣少至中量反流。主动脉狭窄位于动脉导管以远，距左锁骨下动脉约9mm，狭窄范围约3mm，狭窄处管径约3mm，狭窄后有扩张。未闭动脉导管呈管型，主动脉端起自主动脉峡部，未闭动脉导管长约3mm，外径3mm。开胸、建立体外循环后结扎动脉导管，切除主动脉狭窄部分血管壁，主动脉断端行端端连续缝合。

超声诊断：先天性心脏病，主动脉缩窄（管后型）；细小动脉导管未闭；左心室扩大，左心功能显著减低；二尖瓣中至大量反流（详见图13-1～图13-6，该病例图像由李叶丹医师提供）。

超声诊断要点：① 主动脉缩窄的部位、程度以及累及范围；② 有无动脉导管及动脉导管大小，有无侧支循环形成；③ 心室功能；④ 其他合并畸形情况；⑤ 心脏解剖结构血流动力学继发改变。

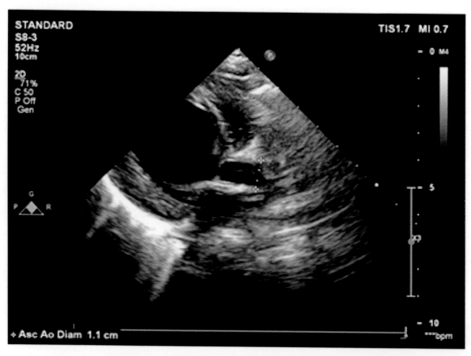

图13-1　胸骨旁左心室长轴：升主动脉发育不良，左心房室增大

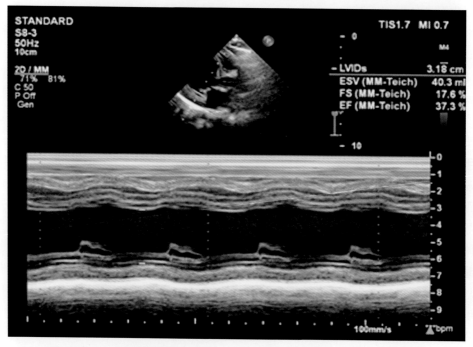

图13-2　左心室长轴M形曲线：左心室前后径增大，左心室壁收缩
幅度减低，EPSS增大，EF 37.3%

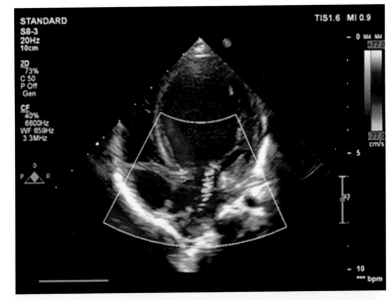

图13-3　心尖四腔心切面彩色多普勒血流图：左心增大，收缩期二尖瓣口中大量反流

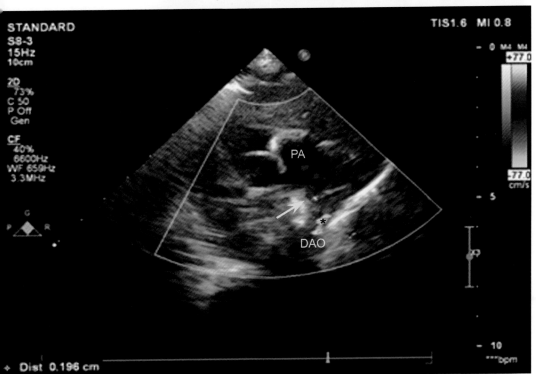

图13-4　胸骨旁高位肋间大动脉短轴切面彩色多普勒血流图：肺动脉与降主动脉间探及细小动脉导管（箭头），内径约2mm；导管以远的降主动脉管腔细小，其内见五彩镶嵌的高速血流信号（＊）

PA—肺动脉；DAO—降主动脉

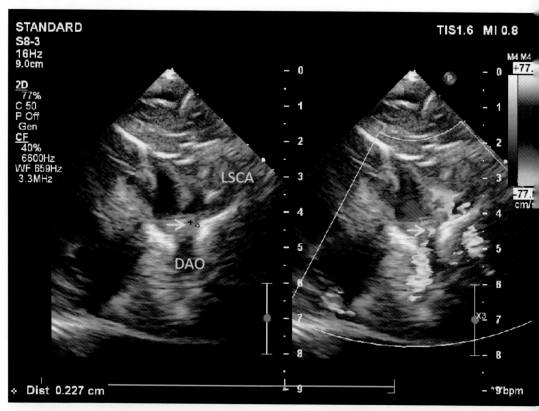

图 13-5 胸骨上窝切面二维及彩色多普勒图像：主动脉弓降部于左锁骨下动脉开口
以远处管腔狭窄（内径约 2mm），其内见五彩镶嵌的高速血流信号（箭头）

LSCA—左锁骨下动脉；DAO—降主动脉

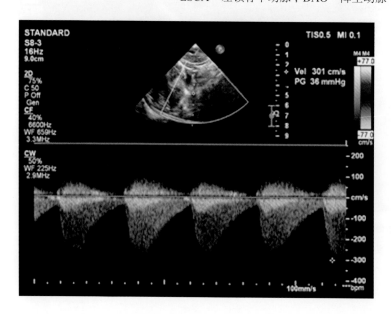

图 13-6 连续波多普勒显示
主动脉弓降部前向流速明显
增快，峰值流速 301cm/s，
峰值压差 36mmHg

五、超声图像鉴别诊断

（1）假性主动脉缩窄　是指由于主动脉弓的和降主动脉起始段过长，导致动脉韧带边的管腔出现折叠或扭曲。超声图像表现为主动脉弓降段走行褶曲，管腔内前向血流速度可轻度增快。

（2）主动脉弓离断　表现为升主动脉以远呈盲端，与降主动脉连续性中断，可探及动脉导管与降主动脉相连，致动脉水平从肺动脉至降主动脉的右向左分流。重度主动脉缩窄与主动脉弓离断有时较难鉴别，主动脉有无连续性中断是鉴别诊断的要点。

附　主动脉弓离断

病例二

病史：患儿，女，3岁5个月。患儿5个月时因"感冒"体检发现心脏杂音，外院超声诊断为"先天性心脏病，室间隔缺损"，未行特殊诊治。平素体弱，反复呼吸道感染。无蹲踞现象，无晕厥、抽搐，无口唇发绀及呼吸困难，生长发育无滞后，智力发育与同龄儿童无明显差异。

体征：发育正常，营养中等，慢性病容，胸廓局部变形，叩诊心脏浊音界增大，两肺呼吸音粗，心脏听诊P1亢进，无明显杂音。

其他医学影像：① 床旁胸部X线片示双肺血多，未见实变；主动脉结观察欠佳；肺动脉段平直；心影增大；右侧肋膈角钝；② 增强CT示先天性心脏病，主动脉弓离断（A型），动脉导管未闭，肺动脉高压。

手术和病理：全麻低温体外循环下行"主动脉弓中断矫治术+室间隔缺损修补术+动脉导管切断缝合术"。术中见全心增大，肺动脉增粗，左锁骨下动脉远端的主动脉弓与降主动脉仅靠一细小纤维条索相连，动脉导管直径约8mm，与降主动脉相连。室间隔缺损位于膜周部，大小约5mm×5mm。开胸、建立体外循环后结扎并加固缝扎动脉导管近肺动脉端，切除降主动脉所有导管组织，切断左锁骨下动脉远端侧主动脉弓盲端并作主动脉弓与降主动脉端端吻合。病理示管腔样组织一段，长1.0cm，内径0.4cm。（主动脉弓）中膜纤维肌性结构不良，符合主动脉中断或缩窄改变。

超声诊断：先天性心脏病，主动脉弓离断（A型）；室间隔缺损（膜周部）；动脉导管未闭；肺动脉高压（详见图13-7至图13-15，该病例超声图像由江勇医师提供）。

超声诊断要点：① 主动脉弓离断部位（分型）；② 有无动脉导管未闭或体肺侧支循环；③ 心室功能；④ 其他合并畸形情况；⑤ 心脏解剖结构血流动力学继发改变。

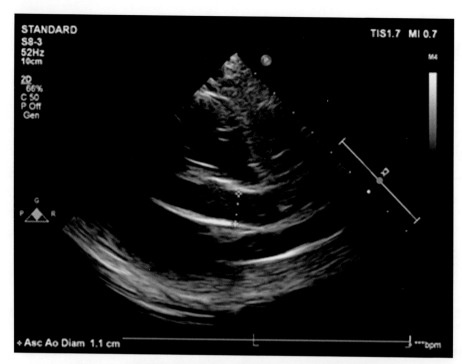

图13-7　胸骨旁升主动脉长轴切面：升主动脉发育不良

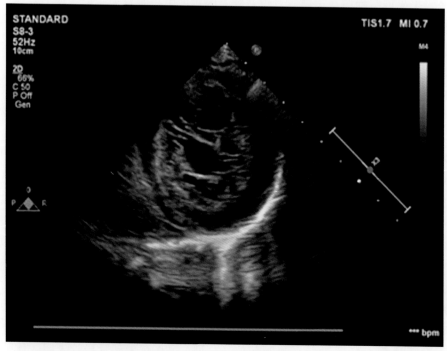

图13-8　左心室中部短轴切面：左心室壁增厚，见丰富肌小梁结构

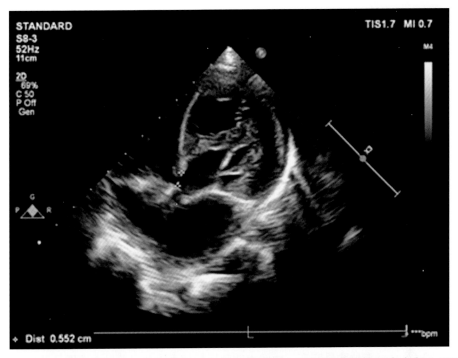

图 13-9　心尖四腔心切面：全心增大，左心室壁增厚，室间隔膜周部回声中断0.552cm

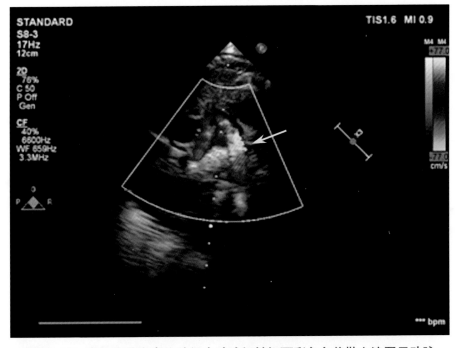

图 13-10　高位胸骨旁高位肋间大动脉短轴切面彩色多普勒血流图示动脉
导管内舒张期左向右分流（箭头）

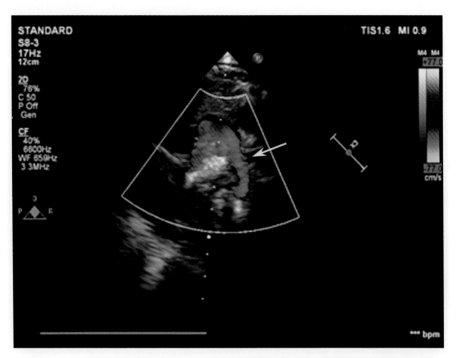

图 13-11　高位胸骨旁高位肋间大动脉短轴切面彩色多普勒血流图示动脉
导管内收缩期右向左分流（箭头）

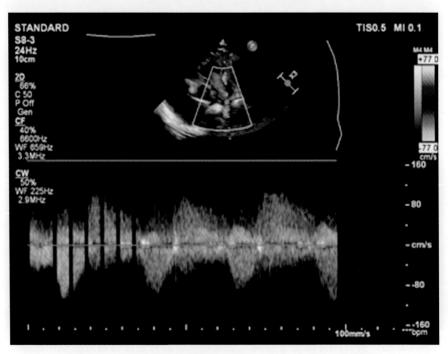

图 13-12　连续波多普勒显示动脉水平双期双向分流信号

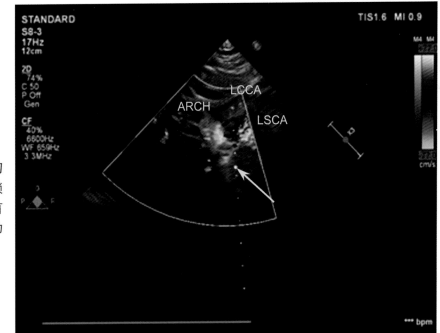

图13-13 胸骨上窝切面：主动脉弓降部左锁骨下动脉起始远端呈盲端（箭头），与降主动脉间连续性中断

LCCA—左颈总动脉；

LSCA—左锁骨下动脉；

ARCH—主动脉弓

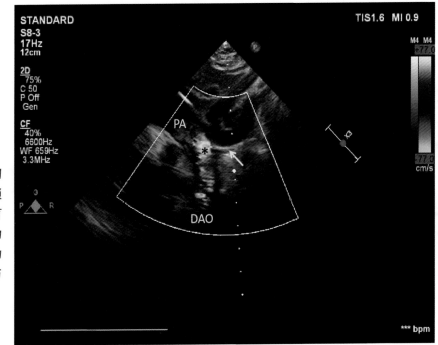

图13-14 胸骨上窝切面：主动脉弓降部左锁骨下动脉起始远端呈盲端（箭头），与降主动脉间连续性中断，肺动脉经动脉导管（*）与降主动脉相连

PA—肺动脉；DAO—降主动脉

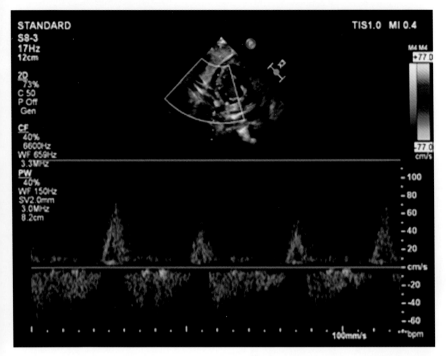

图 13-15　频谱多普勒
显示胸降主动脉远端呈
双期双向血流频谱

六、临床价值

超声心动图可以明确主动脉缩窄的部位、范围、程度，主动脉弓离断的部位及分型，有无动脉导管及与导管的位置关系，评估合并的其他心内畸形，以及术后有无再缩窄或者动脉瘤的发生，对临床手术方案的制定和术后随访提供有力的帮助。

（王浩　万琳媛）

参考文献

[1] Goudar S P, Shah S S, Shirali G S. Echocardiography of coarctation of the aorta, aortic arch hypoplasia, and arc interruption: strategies for evaluation of the aortic arch. Cardiol Young, 2016, 26(8): 1553-1562.

[2] Gach P, Dabadie A, Sorensen C, et al. Multimodality imaging of aortic coarctation: From the fetus to the adolescent. Diag Interv Imaging, 2016, 97(5): 581-590.

[3] Goldstein S A, Evangelista A, Abbara S, et al. Multimodality imaging of diseases of the thoracic aorta in adults: from th American Society of Echocardiography and the European Association of Cardiovascular Imaging: endorsed by the Societ of Cardiovascular Computed Tomography and Society for Cardiovascular Magnetic Resonance. J Am Soc Echocardiog 2015, 28(2): 119-182.

第十四章 法洛四联症

法洛四联症（Tetralogy of Fallot，TOF）简称法四，又称 Fallot 四联症，是由法国医学家 Fallot 于 1888 年首次提出，将同时具有肺动脉口狭窄、室间隔缺损、主动脉骑跨和右心室肥厚四种心脏结构异常的病变统称为法洛四联症。TOF 是临床上 1 岁以后患儿发绀型先天性心脏病（congenital heart disease，CHD）的最常见类型，其发生率约占 CHD 所有类型的 10%，占发绀型 CHD 的 50%。各国发病率存在较大差异，亚非地区发病率明显高于中欧、西欧和北美地区。

一、病因学

TOF 是由于胚胎时期漏斗部间隔移位和旋转异常所致，正常胎儿第 5 周，主动脉肺动脉隔（aorticopulmonary septum）将动脉干和心球分隔成主动脉和肺动脉干。心球亦被分隔成右心室的动脉圆锥（conus ateriosis）（或漏斗部）和左心室的主动脉前庭（aortic vestibule），分别与肺动脉干和主动脉相连接。胚胎时期，如果分隔主动脉和肺动脉的动脉干嵴（truncus ridge）与分隔肺动脉圆锥和主动脉前庭的球嵴（bulbar ridge）在发育过程中向肺动脉干和动脉圆锥侧偏移，而导致右心室漏斗部和肺动脉狭窄，同时主动脉向右侧移位形成主动脉骑跨，圆锥室间隔移位与正常的窦部室间隔对位不良，不能融合，则导致室间隔缺损，肺动脉狭窄又导致右心室继发性肥厚，最终形成 TOF。

二、病理解剖和病理生理

1. 肺动脉口狭窄

TOF 最基础的改变是圆锥动脉干的狭窄，按狭窄部位将其进行分型：① 单纯漏斗部狭窄，占 20%～26%；② 漏斗部及肺动脉瓣狭窄，占 26%～39%；③ 漏斗部、肺动脉瓣及肺动脉瓣环狭窄，约占 16%；④ 漏斗部弥漫性狭窄，约占 27%，多伴有肺动脉瓣及肺动脉主干及其分支狭窄；⑤ 单纯肺动脉瓣及肺动脉瓣环狭窄较为少见，约占 5%。

2.室间隔缺损

TOF的室间隔缺损是由于圆锥室间隔向前向右移位而与正常的窦部室间隔未对合而形成。多为嵴下型室间隔缺损，占86%～88%，缺损部位较大，通常大于10mm。

3.主动脉骑跨

圆锥部室间隔向右前移位，以致主动脉右移，部分起源于右心室，骑跨于室间隔之上。主动脉骑跨程度与圆锥部间隔向前移位程度及狭窄类型有较强的相关性，骑跨率为30%～90%，一般为50%左右，如骑跨率超过75%，则为右心室双出口。

4.右心室壁肥厚

TOF的右心室壁肥厚为向心性，是肺动脉狭窄的后果，为继发性改变，与肺动脉狭窄程度及年龄呈正相关。

5.血流动力学改变

TOF的血流动力学改变主要取决于肺动脉狭窄和室间隔缺损两种畸形相互影响的后果，表现为两心室高峰收缩压相等、心内分流和肺血减少、慢性低氧血症所致的红细胞增多症和肺动脉侧支增粗等。由于肺动脉狭窄，右心室排血阻力增加，故右心室壁肥厚。同样由于肺动脉狭窄，肺血减少，左心房容积显著减低。由于TOF患者室间隔缺损面积较大，对左、右心室的分流已不起限制作用。心内分流方向和多少主要取决于体循环阻力和右心室射血阻力的比值。肺动脉重度狭窄时，舒张中晚期出现右向左分流。心室射血期大量未经氧合的右心室血液经室间隔缺损进入主动脉。慢性低氧血症是TOF血流动力学改变的后果，导致红细胞增多症和肺动脉侧支增粗。

三、临床表现

TOF最突出的临床表现是发绀，出生后4～6个月即可出现。还可出现杵状指（趾）、呼吸困难和蹲踞现象。蹲踞现象亦为TOF患者的特征性表现，蹲踞时，发绀和呼吸困难减轻。肺动脉狭窄越重则患者缺氧越重。同时引起右心室壁代偿性肥厚、右心室压力增大、肺血量减少，导致左心房、左心室发育差。

根据病理解剖、血流动力学和临床表现，将TOF分为三型。

（1）Ⅰ型　轻型TOF，心室水平以左向右分流为主，肺动脉瓣狭窄伴轻度漏斗部异常，临床发绀表现不明显，又称"无发绀"型TOF。

（2）Ⅱ型　中型或典型TOF，较重的漏斗部异常或兼有肺动脉瓣狭窄并伴有一定程度的肺动脉干发育不良，心室水平有明显的右向左分流，甚至以右向左分流为主，临床表现为发绀、蹲踞现象等典型症状。

（3）Ⅲ型　重型TOF，肺动脉闭锁或漏斗部-肺动脉严重发育不全，心室水平基本为右向左分流，发绀更严重，病情极重。

四、典型病例超声图像特征及诊断要点

病史：患者，女，4岁，气短，口唇发绀，活动后加重。

症状和体征：有杵状指（趾）。胸前闻收缩期杂音。

其他医学影像：

① 心电图检查：电轴右偏，右心房肥大，右心室肥厚。

② X线检查：左心腰凹陷，心尖圆钝上翘，主动脉结突出，呈"靴状心"。肺野血管纤细。

③ CT：较超声心动图更直观且清晰显示心内及肺血管畸形，是常规检查手段之一。

④ 心导管及造影：显示肺动脉狭窄类型和程度、室间隔缺损部位和大小，以及外周肺血管发育情况，怀疑肺血管发育差的患者一般常规行此检查，以明确侧支发育的情况。

手术：

① 一期解剖矫治术：主要针对肺动脉发育较好的患者。若患者同时合并有粗大侧支，需行介入封堵侧支，然后再手术治疗。心内矫正操作包括室间隔缺损修补、右心室流出道疏通＋补片加宽、肺动脉瓣交界切开成形（肺动脉瓣发育较差者，则需切开肺动脉瓣环，跨环补片加宽肺动脉瓣环）（图14-6～图14-8），若同时存在肺动脉主干或左、右肺动脉分支发育欠佳者，仍需行肺动脉加宽成形。

② 分期手术：肺血管发育很差、左心室发育小的患者，均应先行姑息性手术，以后再行二期手术。一期采取改良 Blalock-Taussig 分流术或中心分流术，其作用为可增加肺血流，缓解缺氧症状，改善患儿的缺氧状态及活动能力，同时促进肺动脉、左心室的发育，为二期根治手术创造条件。一期手术后定期行心导管造影，第二期再行改良 B-T 分流管道结扎和 TOF 根治术。

超声诊断要点：

① 主动脉前壁和室间隔连续中断，可见主动脉根部和升主动脉扩张，主动脉骑跨于室间隔的残端（图14-1）。计算主动脉骑跨率公式为（主动脉前壁与室间隔的距离×100%）/主动脉根部前后径。

② 室间隔缺损（图14-2），对其进行评估：需判断其部位及缺损大小。

③ 右心室流出道、肺动脉狭窄（图14-3）评估：测量右心室流出道内径、肺动脉瓣环内径、肺动脉瓣开放幅度、肺动脉主干和分支内径，右心室壁继发性增厚的程度。

④ CDFI：室间隔缺损处可见右向左分流为主的双向血流（图14-2、图14-4）；右心室流出道或者肺动脉瓣的前向五彩血流，应用连续多普勒准确测量肺动脉口峰值流速、压差（图14-5）；CDFI还需要观察主肺动脉侧支循环发育情况。

⑤ 注意是否合并其他畸形：观察主动脉弓位置、冠状动脉起源和走行，评估是否存在卵圆孔未闭、房间隔缺损、动脉导管未闭等异常情况。

⑥ 术中评估：一期解剖矫治术术中图见图14-6～图14-8。

⑦ 术后评估：主要观察术后心室水平分流情况（图14-9、图14-10），评估心室流出道的宽度及血流是否通畅（图14-11、图14-12），在肺动脉重度狭窄而行同种带瓣肺动脉移植术的患者应观察所移植的血管是否通畅，同时需观察肺动脉瓣、三尖瓣关闭不全、低心排量综合征等。

以下为术前图。

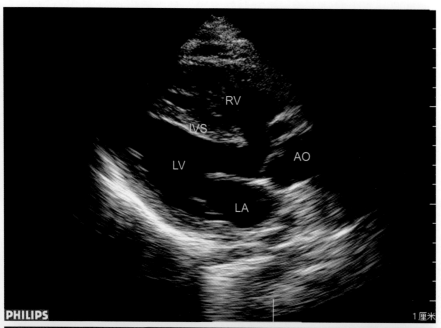

图14-1 左心室长轴切面显示室间隔缺损、主动脉骑跨和右心室前壁增厚

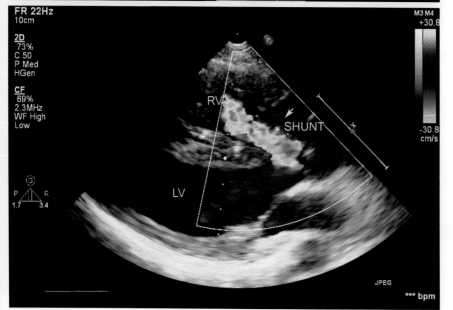

图14-2 左心室长轴切面显示室间隔缺损左向右的分流情况

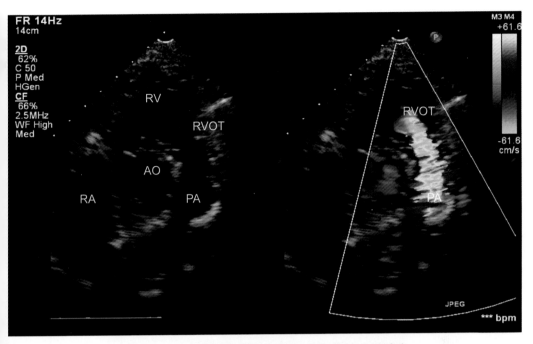

图 14-3　左心室大动脉短轴切面显示肺动脉瓣狭窄

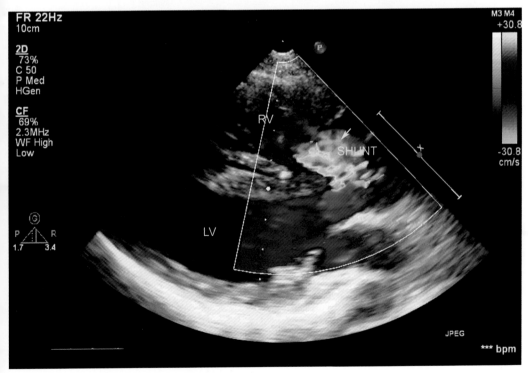

图 14-4　左心室长轴切面显示室间隔缺损右向左的分流情况

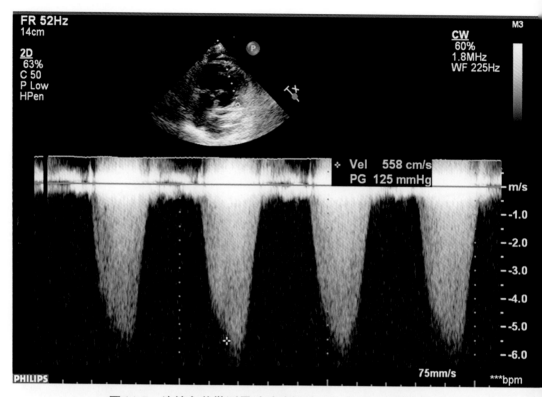

图 14-5 连续多普勒测量肺动脉瓣狭窄的高速血流频谱信号

以下为一期解剖矫治术术中图。

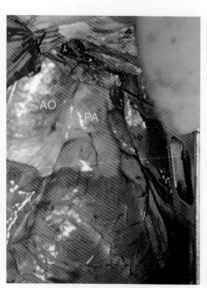

图 14-6 术中见粗大的主
动脉和细小的肺动脉

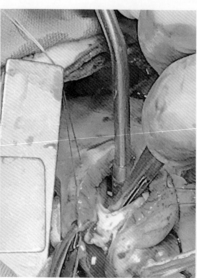

图 14-7 术中见肥厚的右心
室和狭窄的右心室流出道

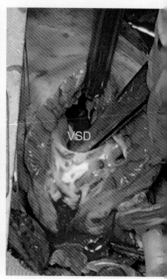

图 14-8 术中见室
间隔缺损

以下为术后图。

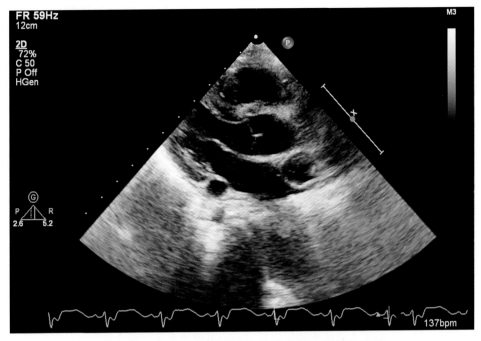

图 14-9　左心室长轴切面显示室间隔缺损补片回声

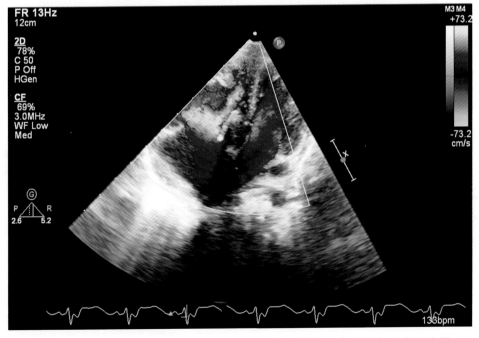

图 14-10　室间隔缺损修补后胸骨旁四腔心切面显示心室水平未见分流信号

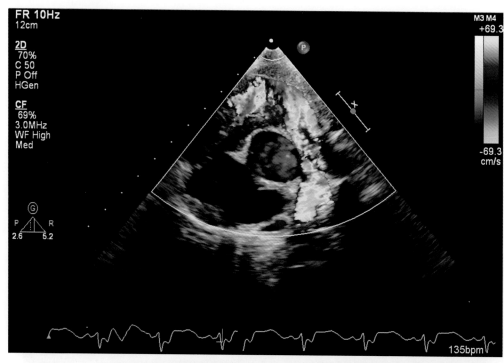

图 14-11　左心室大动脉短轴切面显示右心室流出道系统疏通后血流分布情况

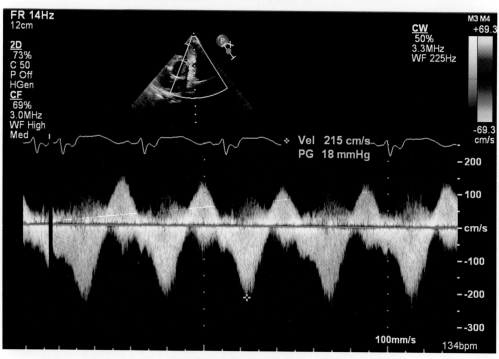

图 14-12　术后连续多普勒记录肺动脉瓣上血流频谱信号

五、超声图像鉴别诊断

① Fallot四联症在主动脉骑跨率较高时，需与伴肺动脉狭窄和主动脉瓣下型室间隔缺损的右心室双出口鉴别。后者主动脉骑跨率＞75%，主动脉后壁与二尖瓣连续中断，主动脉瓣下可见圆锥组织。两条大动脉起始段多平行走行，左心室血流经缺损流入右心室，再流入主动脉。

② 轻型Fallot四联症需与巨大室间隔缺损伴Eisenmenger综合征鉴别，后者往往左心室增大，升主动脉内径正常，肺动脉增宽、无狭窄。

③ Fallot四联症与Fallot三联症两者临床表现类似，但后者有房间隔缺损，无室间隔缺损和主动脉骑跨现象。

④ 重型Fallot四联症与永存动脉干鉴别，后者只有一根共同的大动脉。

六、临床价值

超声心动图在判断Fallot四联症患者主动脉骑跨的程度、肺动脉狭窄的部位及程度、室间隔缺损的大小以及异常血流分布等方面具有明显优势，对于外科手术方式的选择及患者术后情况的综合评估具有重要意义。但在肺动脉远端分支发育不良或肺动脉闭锁时，超声心动图显示有一定困难，此时应联合心血管造影检查或CT、磁共振成像这些技术手段综合评估肺动脉的发育情况。

（纳丽莎）

参考文献

[1]　Baumgartner H, Bonhoeffer P, De Groot N M, et al. ESC Guidelines for the management of grown-up congenital heart disease (new version 2010): The Task Force on the Management of Grown-up Congenital Heart Disease of the European Society of Cardiology (ESC). Eur Heart J, 2010, 31(1): 2915-2957.

[2]　Valente A M, Cook S, Festa P, et al. Multimodality imaging guidelines for patients with repaired tetralogy of fallot: a report from the american society of echocardiography: developed in collaboration with the society for cardiovascular magnetic resonance and the society for Pediatric Radiology. J Am Soc Echocardiogr, 2014, 27(2): 111-141.

[3]　任卫东，张玉奇，舒先红. 心血管畸形胚胎学基础与超声诊断. 北京：人民卫生出版社，2015.

第十五章 右心室双出口

一、病因学

研究表明，右心室双出口是由多基因致病的先天性心脏病。一般认为，在胚胎发育早期，由圆锥动脉干发育过程出现异常所致。

二、病理解剖和病理生理

右心室双出口是介于法洛四联症和完全性大动脉转位之间的一组复杂的先天性心脏畸形，因圆锥部发育异常、肺动脉瓣下圆锥和主动脉瓣下圆锥吸收程度不同以及大动脉位置变异，病理解剖呈多种位置关系。其基本特征是一条大动脉完全起源于解剖右心室，同时另一条大动脉完全或大部分起源于解剖右心室。其血流动力学改变复杂，不同病理类型差异大，出现不同程度的发绀，发绀的严重程度主要取决于室缺与两条大动脉的位置关系以及是否伴有肺动脉狭窄。

三、临床表现

右心室双出口属于发绀型先天性心脏病，因而常有发绀及蹲踞等临床表现。不伴有肺动脉狭窄时，易发生肺动脉高压。体格检查常闻及胸骨左缘2～4肋间收缩期病理性杂音，可伴震颤。

四、典型病例超声图像特征及诊断要点

病史：女，55岁，喘息、气促，感冒后加重1周余。

体征：胸骨左缘及心尖区粗糙的收缩期吹风样杂音。

超声诊断：先天性心脏病，右心室双出口，巨大室间隔缺损，肺动脉瓣狭窄。

超声诊断要点：① 绝大多数伴有较大的室间隔缺损，如图15-1～图15-3；② 两条大动脉均起自右心室，常呈并排走行，如图15-4、图15-5；③ 二尖瓣前叶与半月瓣之间的

千维连接由肌性圆锥组织替代，如图15-1；④ 多切面观察分析，结合主动脉和肺动脉各自的结构特点及血流多普勒信息，辨别主动脉和肺动脉并判断两条动脉空间位置关系，如图15-4～图15-8。

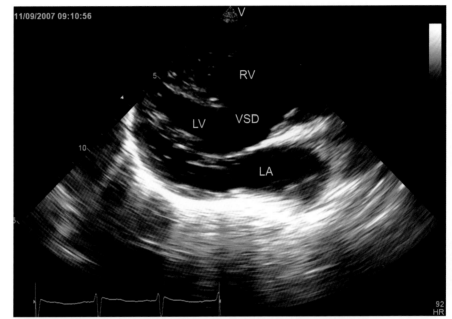

图15-1 左心室长轴切面显示：较大的室间隔缺损；二尖瓣与半月瓣之间的肌性圆锥组织

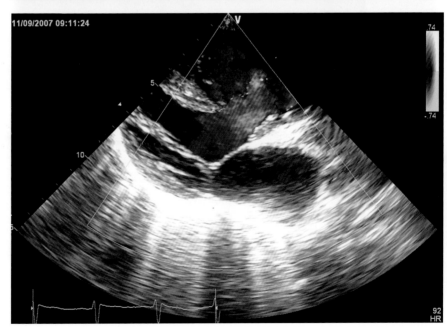

图15-2 彩色多普勒显示：收缩期室间隔缺损处的左向右分流

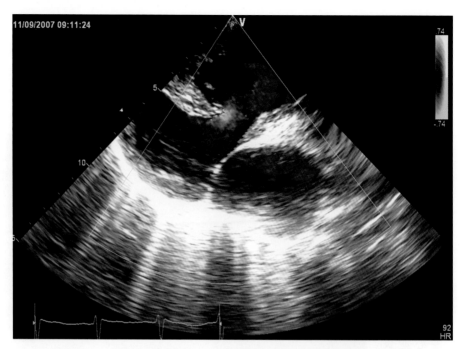

图15-3　彩色多普勒显示：舒张期室间隔缺损处的右向左分流

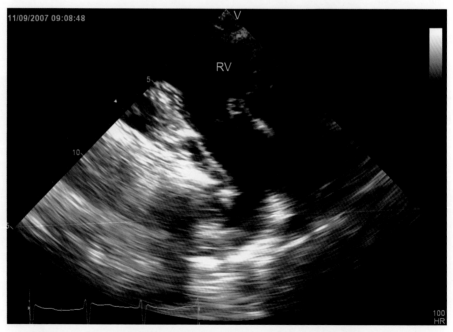

图15-4　右心室流出道切面稍做调整显示：两条大动脉均起源于右心室，
　　　　呈并排走行，但不能确定哪一支为肺动脉或主动脉

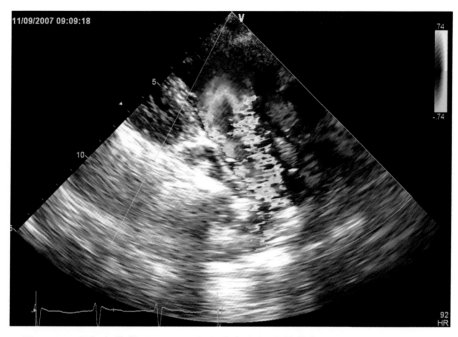

图 15-5　彩色多普勒显示：一支大动脉内加速的花色血流，另一支动脉内
为层流状态的蓝色血流

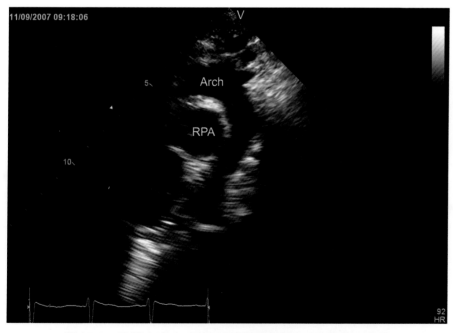

图 15-6　胸骨上窝主动脉弓长轴切面显示：主动脉弓及其
发出的分支动脉；增宽的肺动脉

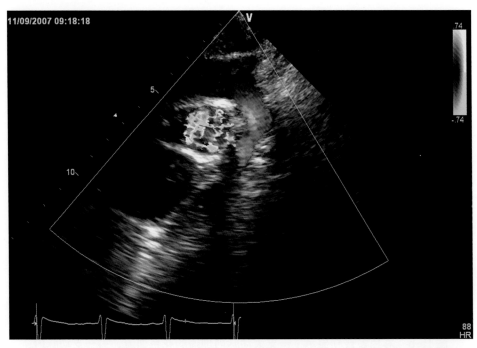

图 15-7　彩色多普勒显示：肺动脉内加速的花色血流，主动脉内层流状态的
蓝色血流，故图 15-4、图 15-5 中有血流加速的为肺动脉，另一支为主动脉

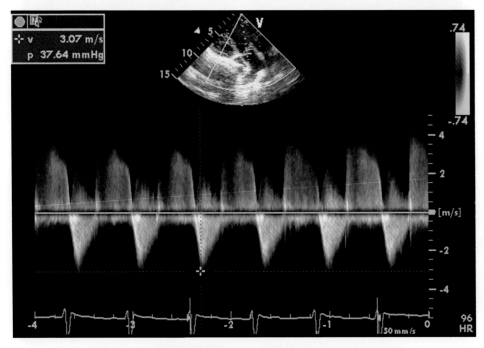

图 15-8　连续波多普勒显示：肺动脉内的加速血流频谱

五、超声图像鉴别诊断

（1）单纯巨大室间隔缺损 由于缺损大，主动脉似有骑跨表现，但骑跨并不明显。而且两条大动脉走行正常，心底大动脉短轴切面可显示位置关系正常的主动脉和肺动脉结构。二尖瓣与半月瓣之间纤维连续。

（2）法洛四联症 主动脉大部分起源于右心室且伴有肺动脉狭窄的右心室双出口，需注意与法洛四联症相互鉴别。① 法洛四联症的两条大动脉空间位置关系正常，呈交叉走行，心底大动脉短轴切面可显示位置关系正常的主动脉和肺动脉结构；② 法洛四联症的二尖瓣前叶与半月瓣之间纤维连接，肌性圆锥组织的存在与否有助于两者鉴别；③ 法洛四联症主动脉骑跨程度相比右心室双出口较轻，但骑跨率不易准确判断。

（3）完全性大动脉转位 Taussig-Bing综合征是特殊类型的右心室双出口，其主动脉完全起源于右心室，而肺动脉骑跨于室间隔，两条大动脉多呈并排走行。而完全性大动脉转位，其主动脉起源于右心室，肺动脉起源于左心室，主动脉位于肺动脉右前方，两条大动脉多交叉走行。

六、临床价值

超声心动图能够诊断右心室双出口并确定其分型。二维超声即可判断主动脉与肺动脉及其走行、明确室间隔缺损与两条大动脉的空间位置关系以及观察有无合并肺动脉狭窄或主动脉缩窄等其他畸形，同时由于超声独特的多普勒技术可以很好地评估血流动力学改变，因而对右心室双出口患者的诊断和治疗方案选择都具有重要意义。

（邓又斌　毛宇航）

参考文献

[1] 邓又斌，李开艳，黎春蕾.超声诊断临床指南.3版.北京：科学出版社，2013.

[2] 邓又斌，谢明星，张青萍.中华影像医学 超声诊断学卷.2版.北京：人民卫生出版社，2011.

心内膜垫缺损（endocardial cushion defects，ECD）是指原发性房间隔、心内膜垫等组织发育不良，通常累及房间隔下部、室间隔流出道以及房室瓣等组织结构，从而出现的一种复杂性畸形病变，又称为房室间隔缺损、房室管畸形、共同房室通道等。占先天性心脏病的4%～5%，女性发病率略高于男性。有研究称其与基因突变有关，常合并一些先天畸形如无脾或多脾综合征、21-三体综合征等，心血管方面可合并肺动脉瓣狭窄、继发孔型房间隔缺损、永存左位上腔静脉、无顶冠状静脉窦型房间隔缺损、主动脉瓣狭窄及主动脉缩窄等。

一、病因学

在正常的心脏胚胎发育过程中，心房与心室之间以狭窄的房室管道相连接，在胚胎发育的第4周，房室管背侧和腹侧会发出一对心内膜垫，相向生长，从而把单一的房室管分为左、右心房室孔。其向上与继发隔融合封闭原发孔，参与形成下部房间隔；向下与肌部室间隔及圆锥间隔融合封闭室间隔，参与形成后上部室间隔。同时心内膜垫向左、右两侧突出形成左、右结节并侧向生长，参与形成二尖瓣的前叶和三尖瓣的隔叶。如心内膜垫发育过程受阻，则上述结构则会出现不同程度的缺损，统称为心内膜垫缺损。如心内膜垫向上与继发隔融合失败，则产生原发孔型房间隔缺损（ASD）；向下与室间隔封闭不完全则产生室间隔缺损（VSD）；二尖瓣与三尖瓣发育不完全则产生瓣叶裂或者共同房室瓣。

二、病理解剖和病理生理

如心内膜垫发育出现异常，依照其发育异常发生的时间以及累及的部位、程度的不同，可以有多种病理改变。通常根据有无共同房室瓣，将ECD分为部分型心内膜垫缺损和完全型心内膜垫缺损两大类，但也有学者提出根据有无室间隔缺损将两者进行区分。亦有学者将两种方法结合然后分出过渡型或者中间型ECD。

ECD的基本病理解剖包括房间隔、室间隔缺损及房室瓣的发育异常。其主要由低位ASD、心内膜垫型VSD以及房室瓣畸形等病变组成。基本的畸形是分隔左心室流入道和右心房的房室隔缺损，病理解剖差别较大，从单纯下部房间隔缺损、心内膜垫型VSD到旁室隔完全缺损合并房室瓣严重畸形等。原来相连的房间隔与室间隔不再相连，原房室瓣不变成了椭圆形的共环，主动脉根部则前移到共环的前上部，同时，左心室流入道缩短而流出道延长。由于房室瓣环形态改变，形成了二尖瓣前叶裂及共同房室瓣。房室瓣瓣叶数目四到七瓣不等，通常以五瓣居多，即左右前瓣、左右侧瓣及一个后瓣。也有报道可分为六叶，即左右上桥叶、左右侧桥叶及左右下桥叶，其中左、右上桥叶统称为前桥叶或前共瓣。

ECD主要分为以下几种类型。

（1）部分型ECD　包括单纯原发孔型ASD、原发孔型ASD合并二尖瓣前叶裂或三尖瓣畸形、原发孔型ASD合并二尖瓣前叶裂和三尖瓣隔叶发育不良、单心房、左心室右心房通道以及单纯二尖瓣前叶裂。目前，对于单纯心内膜垫型VSD是否归于此类尚有争议。

（2）完全型ECD　其特点是心内膜垫的十字交叉结构消失，从而出现了原发孔型ASD、心内膜垫型VSD及共同房室瓣或严重房室瓣畸形。上述多种畸形导致心脏的四个心腔相互交通。Rastelli等根据房室瓣的病理解剖结构，将此型细分为以下三种。

① A型：占大多数，共同房室瓣前共瓣有裂隙，可分成二尖瓣部分及三尖瓣部分，前共瓣腱索附着于室间隔脊上。

② B型：较少见，病变与A型类似，前共瓣亦有裂隙，可区分二尖瓣及三尖瓣成分，前共瓣腱索附着于室间隔右心室面的异常乳头肌之上。

③ C型：前共瓣无裂隙，无法区分二尖瓣及三尖瓣成分，形成漂浮瓣，并且无腱索附着点。房室瓣下方存在巨大的VSD，多数病例合并肺动脉瓣狭窄。

（3）过渡型ECD　病变兼具上述两种类型ECD的特点，但房室瓣的前、后瓣桥在室间隔部位融合，形成接近于正常二尖瓣及三尖瓣的形态，解剖学特点主要包括原发孔型ASD、流入道型VSD以及两组房室瓣。

绝大多数ECD的病理生理为双侧心腔的容量负荷加重，尤其是右侧心腔为著，但ECD本身是一种复杂的多畸形病变，临床分型较多，其病理生理变化也较大，其血流动力学情况主要取决于原发孔型ASD大小、心内膜垫型VSD大小、房室瓣关闭情况以及肺动脉压力情况。

部分型ECD血流动力学的改变主要是右心系统的容量负荷增加以及肺动脉血流量增多，同时由于左侧房室瓣也存在不同程度的反流，故亦可表现出左心室容量负荷增多，这主要取决于受累房室瓣的部位、程度以及原发孔型ASD的大小，应综合仔细评估。心房水平的分流情况取决于肺动脉的压力情况以及左、右心室的顺应性。

完全型ECD血流动力学的改变主要是由于存在较大的房室间隔缺损以及房室瓣反流，四个房室腔互相交通，从而导致大量的左向右分流以及四个心腔的容量负荷过重，出现肺动脉高压以及充血性心衰。肺血管阻力早期即可迅速上升，较早出线肺血管病变，并很快导致肺动脉高压甚至艾森曼格综合征以及右心衰竭。

过渡型ECD血流动力学特点介于完全型与部分型之间，主要取决于VSD的大小。

三、临床表现

ECD的临床表现多样，个体差异明显，主要取决于ASD、VSD分流量大小以及房室瓣的反流程度。总的来说，完全型ECD患者症状、体征类似于巨大VSD患者，其发病较早而且明显，表现为反复呼吸道感染、肺炎、易疲劳、生长发育迟缓，严重者可表现为呼吸困难、肝脾大、晕厥、水肿、发绀等。症状常在1岁以内出现，多数可在婴儿期发生心力衰竭。部分型ECD患者婴儿期可无症状，其症状相对较轻，临床表现类似于ASD患者。

体格检查：部分型ECD患者可出现第二心音固定分裂，胸骨左缘2～3肋间可闻及收缩期吹风样杂音。当合并二尖瓣反流时，可看到心尖搏动增强，心尖部可闻及全收缩期粗糙的杂音，并向腋下传导，可扪及震颤；当合并三尖瓣反流时，三尖瓣听诊区可闻及收缩期杂音；对于左心室右心房通道患者，在胸骨左侧可闻及收缩期杂音。完全型ECD患者胸骨左缘3～4肋间及心尖部可闻及传导广泛的收缩期粗糙杂音，多伴震颤。过渡型ECD患者可闻及类似VSD患者杂音。

辅助检查如下。

（1）心电图　通常有特异性表现。常表现为Ⅰ度房室传导阻滞、部分性或完全性右束支传导阻滞、交界性心律及其他心律失常。心电轴左偏是其特殊表现，若出现心电轴右偏，常提示肺动脉高压或者肺动脉瓣狭窄。

（2）X线　多无特异性表现。部分型ECD患者可表现为右心大、肺动脉段膨出及肺血增多；而完全型ECD患者往往表现为全心明显扩大及肺血增多。

（3）心导管检查　可确定其病理解剖及血流动力学的改变，包括发现方式间隔缺损、左心室流出道延长、主动脉瓣前移形成的鹅颈征、憩室征及瓣叶裂和反流。

四、典型病例超声图像特征及诊断要点

检查常用胸骨旁四腔心切面、心尖四腔心切面以及剑突下四腔心切面，有时需要多切面进行探测。应综合使用二维超声、彩色多普勒超声及频谱多普勒超声对疾病进行仔细评估，包括有无房间隔缺损、室间隔缺损、房室瓣的发育情况及其腱索附着位置、各房室腔的大小及血流交通范围、有无肺动脉高压及合并其他畸形等。

（一）M型超声心动图

部分型ECD主要表现为右心内径增大、室间隔平直或者与左心室后壁呈同向运动，伴随二尖瓣前叶裂时可见二尖瓣前叶的活动幅度增大。完全型ECD可表现为全心扩大，房间隔及室间隔回声失落或连续中断，仅可见一组房室瓣，其活动度较大。

（二）二维超声心动图

（1）部分型ECD 直接征象包括四腔心切面常可探及房间隔下部连续性中断，十字交叉结构部分消失，二尖瓣及三尖瓣瓣环位于同一水平，均附着于室间隔上（图16-1、图16-2）。当存在二尖瓣前叶裂时二尖瓣短轴切面及长轴切面可探及二尖瓣前叶回声连续性中断（图16-3），同时左心扩大。间接征象包括右心系统扩大、肺动脉增宽等。

（2）完全型ECD 最典型的表现为四腔心切面十字交叉结构消失，房间隔下部与室间隔上部回声连续性中断，左、右心房室瓣位于同一水平，瓣叶活动度较大，前共瓣附着点常位于室间隔残端或者右心室异常乳头肌（图16-4）。左、右心房室均可扩大，存在肺动脉高压时肺动脉可增宽。可在心尖四腔心切面将探头声束略向后倾斜判断共同房室瓣是单一开口还是有两个独立开口，这对外科矫治术式的选择很关键。

三维超声心动图在评估有无二尖瓣瓣叶裂以及房室瓣形态等方面可能提供更多信息，为临床决策的制定提供更多帮助。

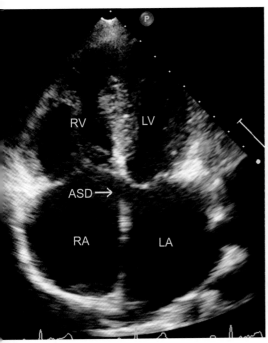

图16-1 部分型心内膜垫缺损：心尖四腔心切面，可见房间隔下部原发孔部位连续性中断，二尖瓣前叶根部与三尖瓣隔叶根部位于同一水平，右心扩大

RV—右心室；RA—右心房；LV—左心室；

LA—左心房；ASD—房间隔缺损

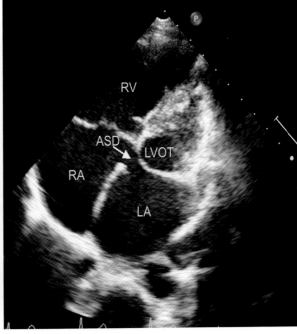

图16-2 部分型心内膜垫缺损：非标准切面旁心尖四腔心切面

RV—右心室；RA—右心房；

LVOT—左心室流出道；

LA—左心房；ASD—房间隔缺损

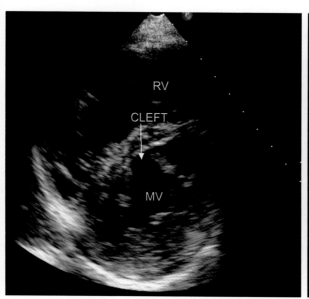

图16-3 二尖瓣前叶裂：左心室短轴
二尖瓣水平切面，可见二尖瓣前叶回声
连续性中断，呈"八"字形改变

RV—右心室；MV—二尖瓣；

CLEFT—瓣叶裂

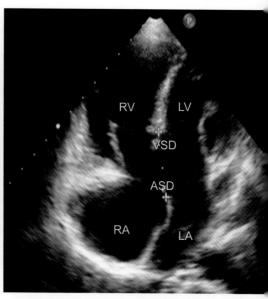

图16-4 完全型心内膜垫缺损：心尖
四腔心切面，可见房间隔下部原发孔部位
及室间隔流入道部位回声连续性中断

RV—右心室；RA—右心房；LV—左心室；

LA—左心房；ASD—房间隔缺损；

VSD—室间隔缺损

（三）彩色多普勒

可用于评估房间隔缺损、室间隔缺损的分流方向及辅助判断缺损的大小，从而间接判断肺动脉压力情况。一般心房水平分流为左心房至右心房的分流，舒张期明显，可持续整个心动周期（图16-5），当存在肺动脉高压时，可呈双向甚至右向左分流。心室水平分流通常情况下为收缩期左心室至右心室的五彩分流，这在室间隔缺损较小且二维图像不清楚的情况下，确定VSD存在与否非常有帮助。当缺损部位位于房室隔时，可表现为左心室右心房通道（图16-6）。存在肺动脉高压时，左向右五彩血流可变暗淡、消失甚至变为右向左分流。可直接判断房室瓣的反流部位、反流量等帮助判断有无瓣叶裂及佐证心腔扩大的原因（图16-7、图16-8）。

（四）频谱多普勒

通过测量三尖瓣反流信息可判断收缩期肺动脉压力，通过测量肺动脉瓣反流信息判断平均肺动脉压以及舒张期肺动脉压力，结合右心室流出道前向血流加速时间等可综合评价有无肺动脉高压及其程度。亦可用于判断有无合并其他心血管畸形如肺动脉瓣狭窄、主动脉缩窄等。

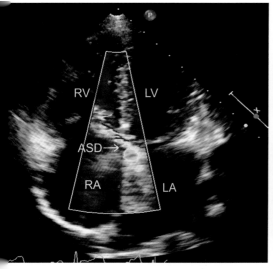

图 16-5 部分型心内膜垫缺损：心尖
四腔心切面，可见房间隔原发孔处
左向右分流，舒张期明显

RV—右心室；RA—右心房；LV—左心室；

LA—左心房；ASD—房间隔缺损

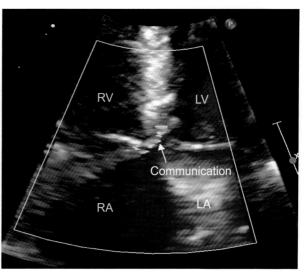

图 16-6 左心室右心房通道：心尖四腔
切面，可见高速五彩分流束于收缩期
自左心室进入右心房

RV—右心室；RA—右心房；

LV—左心室；LA—左心房；

Communication—交通

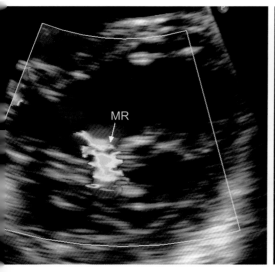

图 16-7 二尖瓣前叶裂：左心室短轴二尖瓣
水平切面，可见高速五彩反流束于收缩期自
二尖瓣瓣叶裂处通过

MR—二尖瓣反流

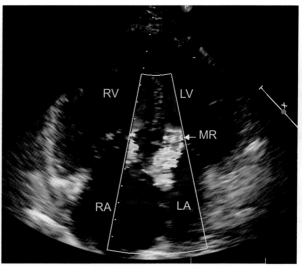

图 16-8 二尖瓣前叶裂：心尖四腔切面，可
见高速五彩反流束于收缩期自二尖瓣前叶根
部裂隙处从左心室折返入左心房

RV—右心室；RA—右心房；LV—左心室；

LA—左心房；MR—二尖瓣反流

五、超声图像鉴别诊断

因原发孔型房间隔位置较低，临近冠状静脉窦，很容易与各种疾病导致的冠状静脉窦扩张相混淆。常见疾病及其鉴别要点如下。

（1）完全型肺静脉异位引流心内型　应多切面仔细观察房室瓣环附近有无房间隔残端，左心房大小以及肺静脉的引流情况。

（2）无顶冠状静脉窦型房间隔缺损　在四腔心切面容易与原发孔型房间隔缺损相混，但其他切面无房间隔回声失落可资鉴别。

另外，原发孔型房价格缺损亦可与继发孔型房间隔缺损相混淆，此时多切面应该仔细观察房间隔缺损的部位以及二尖瓣前叶、三尖瓣隔叶附着点是否为同一水平。完全型心内膜垫缺损当室缺较大时容易误诊为单心室，需仔细区分心室腔内粗大肌束与残存室间隔。

六、临床价值

二维超声心动图、彩色多普勒及频谱多普勒可显示房间隔、室间隔缺损大小及部位，有无二尖瓣、三尖瓣瓣叶裂及房室瓣发育情况，有无肺动脉高压等情况，为能否行外科手术及手术方式的选择、手术效果评估等提供重要信息。

（徐铭俊）

参考文献

[1] 王新房.超声心动图学.4版.北京：人民卫生出版社，2009.

[2] 刘延玲，熊鉴然.临床超声心动图学.3版.北京：科学出版社，2014.

[3] 曹铁生，段云友.多普勒超声诊断学.北京：人民卫生出版社，2004.

[4] De Castro S, Caselli S, Papetti F, et al. Feasibility and clinical impact of live three-dimensional echocardiography in the management of congenital heart disease. Echocardiography, 2006, 23(7): 553-561.

[5] Beppu S, Nimura Y, Nagata S, et al. Diagnosis of endocardial cushion defect with cross-sectional and M-mode scanning echocardiography. Differentiation from secundum atrial septal defect. Br Heart J, 1976, 38(9): 911-920.

[6] Yoshikawa J, Owaki T, Kato H, et al. Echocardiographic diagnosis of endocardial cushion defects. Jpn Heart J, 1975, 16(1): 1-10.

[7] Zhao C M, Peng L Y, Li L, et al. PITX2 loss-of-function mutation contributes to congenital endocardial cushion defect and Axenfeld-Rieger Syndrome. PLoS One, 2015, 10(4): e0124409.

動態圖 17-1　胸骨旁四腔切面：三尖瓣隔叶附着于室间隔上，位置下移，右心房扩大

動態圖 17-2　右心室流入道切面：三尖瓣前叶冗长，后叶位置下移，右心室房化，房化右心室壁变薄，稍向外膨出，功能右心室明显减小

動態圖 17-3　非标准右心室流入道切面：彩色多普勒示三尖瓣重度反流，收缩期右心房内可见蓝色为主五彩镶嵌的血流信号

動態圖 17-4　双平面显示：三尖瓣前叶冗长，隔叶及后叶位置下移，右心室房化，房化右心室壁变薄，稍向外膨出，功能右心室明显减小

一、病因学

三尖瓣下移畸形（downward displacement of tricuspid valve，DDTV）是一种少见的先天性三尖瓣解剖结构异常，占先天性心脏病的1%左右，无明显性别差别，少数有家族倾向。1866年由Ebstein首次报道，故又称为Ebstein畸形（Ebstein anomaly）。

二、病理解剖和病理生理

本病的主要病理解剖改变是部分或整个三尖瓣瓣叶没有附着于三尖瓣环正常部位，而是呈螺旋形向下移位，异常附着于室间隔和右心室壁的一种先天性畸形。主要表现为后瓣及隔瓣的附着点离开三尖瓣环下移至右心室壁的心内膜上，少数患者可同期累及前瓣。下移的瓣叶将右心室分为两部分：位于真正的三尖瓣环与下移的三尖瓣叶附着处之间的原右心室流入道部分，称为"房化右心室"，心室壁较薄；位于瓣膜下方的右心室部分为功能右心室，其心腔大小不一，通常较正常右心室小，心室壁增厚。下移的瓣叶常发育不全，短小、粘连、融合、变形或缺如，腱索和乳头肌也有不同程度的异常，或严重畸形、缩小、短厚，使瓣膜活动受限，由此引起三尖瓣关闭不全和（或）狭窄，右心室房化，泵血

量降低。

本病的血流动力学改变主要与房化右心室的大小及三尖瓣关闭不全或狭窄有关。房化右心室壁很薄、收缩力很弱，在心动周期中呈异常运动。心房收缩时，房化右心室呈瘤样扩张，严重影响右心室充盈；心房舒张时，房化右心室轻度收缩，血液又返回右心房。房化右心室与功能右心室呈矛盾收缩舒张运动，严重干扰右心功能，导致血流动力学紊乱。三尖瓣口狭窄和（或）关闭不全，功能右心室面积减小，收缩能力差，收缩压降低，排血功能不良，一方面使右心室排血量和肺动脉血流量减少，另一方面影响右心房及房化右心室的排空，容量负荷增加，压力升高，使右心房及房化右心室明显扩张，心脏扩大，出现体循环静脉系统淤血。

三、临床表现

1.症状

临床表现差异较大，主要取决于畸形的程度及合并的心内畸形。多数患者症状逐渐出现及加重，严重者出生后不久可因心衰死亡。临床表现有呼吸急促、乏力、发绀和右心衰症状等。患者通常有发绀和活动后呼吸困难症状，约半数以上病例发绀在婴儿期即已存在，重症病例在新生儿期即出现。轻症病例出现症状轻且较晚，少数患者可没有症状。

2.体征

体征差异也很大，有的没有明显异常，多数患者心界扩大，心前区心脏搏动减弱，胸骨左缘第3～4肋间可闻及收缩期杂音，可扪及震颤，此为三尖瓣关闭不全所致，三尖瓣有狭窄时可闻及舒张中期或末期杂音，随吸气增强。右心衰竭者可出现肝脾大和腹水等。右心房压增高时，如有卵圆孔未闭、卵圆孔重新开放或房间隔缺损，可产生右向左分流，临床出现发绀，生长发育常较同龄儿童差，可有杵状指（趾）。

3.辅助检查

（1）心电图 典型心电图特征为右束支传导阻滞，P波高尖，多数大于3.0mV，P-R间期延长，可出现室上性心律失常。

（2）胸部X线 胸部影像学征象为心脏扩大而肺血减少，心影呈倒置漏斗形。

四、典型病例超声图像特征及诊断要点

病史：男，17岁，以"体检发现先天性心脏病3月余"为主诉，既往体健。

体征：心脏相对浊音界向左下扩大，胸骨左缘第4肋间可闻及3/6级收缩期吹风样杂音。

其他医学影像：胸部X线示心界扩大。心电图示QRS心电轴右偏，部分导联T波异常。

实验室检测结果：总胆红素28.9μmol/L，直接胆红素10.6μmol/L，钾5.8mmol/L，尿素453μmol/L。

手术和病理：三尖瓣下移畸形矫治术+心表临时起搏器植入术。

超声诊断：三尖瓣下移畸形，右心房扩大，三尖瓣中重度反流。

超声诊断要点：① 三尖瓣隔叶附着点和二尖瓣前叶附着点距离相差15mm以上，下移指数≥8mm/m^2（图17-1，动态图17-1、动态图17-4）。② 右心室房化、右心房扩大、功能右心室缩小（图17-2，动态图17-2、动态图17-4）。③ 往往伴三尖瓣反流（图17-3、图17-4，动态图17-3）。

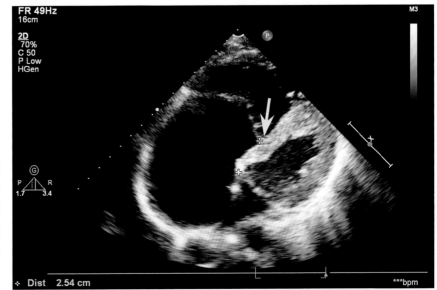

图17-1　胸骨旁四腔切面：黄色箭头示三尖瓣隔叶附着于室间隔上，位置下移，距二尖瓣前叶附着点距离约2.54cm，右心房扩大

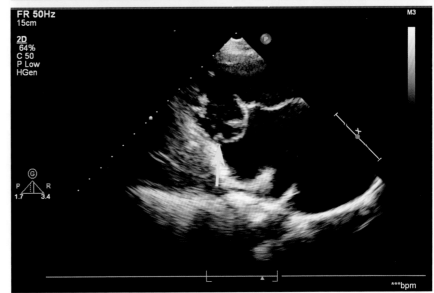

图17-2　右心室流入道切面：三尖瓣前叶冗长，黄色箭头示后叶位置下移，右心室房化，房化右心室壁变薄，稍向外膨出，功能右心室明显减小

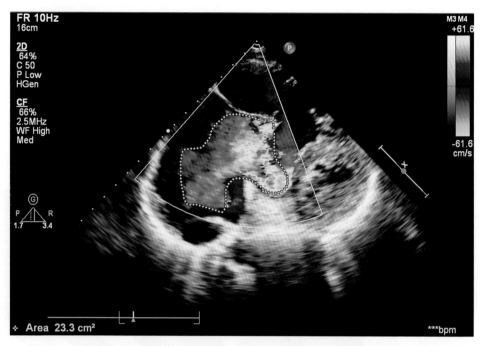

图 17-3　非标准右心室流入道切面：彩色多普勒示三尖瓣重度反流，收缩期
右心房内可见蓝色为主五彩镶嵌的血流信号，反流面积23.3cm²

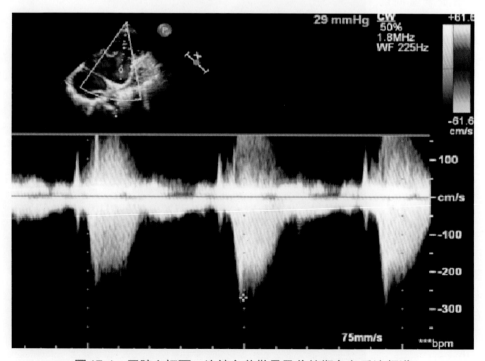

图 17-4　四腔心切面：连续多普勒录及收缩期负向反流频谱

五、超声图像鉴别诊断

在超声检查中，如有明显的右心房扩大，并找到三尖瓣下移的证据，诊断容易确定。三尖瓣反流的程度及有无心内分流，有赖于多普勒超声及声学造影技术。Ebstein畸形需要与重度的三尖瓣关闭不全合并房间隔缺损所造成的严重的右心容量负荷过重相鉴别。对于三尖瓣下移的患者要注意探查是否合并其他心内畸形。

六、临床价值

超声心动图可以实时、直观展现三尖瓣附着情况及心腔大小，目前超声已经成为该病的首选检查方法，经胸二维超声及右心声学造影已经基本满足临床需要，经食管超声和三维超声可更准确，对指导内科治疗以及疗效观察、外科手术方式和手术路径的制定有很大帮助。

（袁建军）

参考文献

[1] Booker O J, Nanda N C. Echocardiographic assessment of Ebstein's anomaly. Echocardiography, 2015, 32(S2): S177-S188.

[2] Qureshi M Y, O'Leary P W, Connolly H M. Cardiac imaging in Ebstein anomaly. Trends Cardiovasc Med, 2018, 28(6): 403-409.

第十八章　大动脉转位

动态图 18-1　完全型大动脉转位（SDD 型）

动态图 18-2　完全型大动脉转位（SDA 型）

动态图 18-3　矫正型大动脉转位（SLD 型）

动态图 18-4　大动脉转位矫治术后

一、病因学

大动脉转位（transposition of great arteries，TGA）是小儿发绀型先天性心脏病中较为常见的畸形，发病率为先天性心脏病的 5% ～ 8%，居发绀型先天性心脏病的第二位，易并发心衰，病死率高。TGA 是由于胚胎期动脉干圆锥部内螺旋发育异常、反向旋转和吸收反常，导致主动脉和肺动脉之间的空间位置关系以及与心室的连接关系异常。

胚胎期 5 ～ 6 周心管扭转正常时为右襻（D-Loop），即右心室位于右侧，左心室在左侧；肺动脉圆锥位于左前上，主动脉圆锥位于右后下。心管在发育过程中如出现左襻（L-Loop），或者由心室起源的动脉圆锥干不呈螺旋状而呈笔直地发育分隔，便会形成右心室在左、左心室在右，或主动脉在右前、肺动脉在右后的位置变化。

二、病理解剖和病理生理

根据大动脉转位的不同程度可分为完全型大动脉转位、不完全型大动脉转位及矫正型大动脉转位。不完全型大动脉转位主要见于右心室双出口（见第十五章）。本章主要介绍完全型大动脉转位和矫正型大动脉转位（见图 18-1），其中完全型大动脉转位包括一系列复杂的先天性心脏畸形。

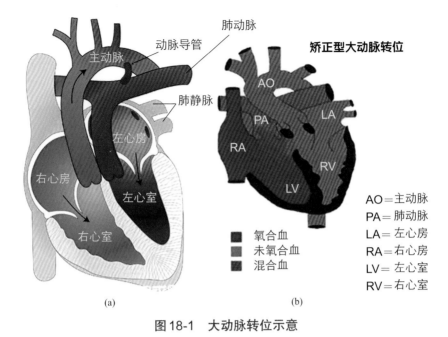

图 18-1　大动脉转位示意

（a）完全型大动脉转位；（b）矫正型大动脉转位

（一）完全型大动脉转位

房室序列正常，右心房与右心室相连，左心房与左心室相连，而心室与大动脉连接不一致，导致体循环和肺循环成为两个分开的循环系统，即体循环来的经上、下腔静脉收集的外周静脉低氧血经右心房到右心室，然后经主动脉到体循环；肺循环回来的氧合血经左心房到左心室，然后经肺动脉到肺循环，使体循环和肺循环各行其道，失去互交的基本生理原则。如果这两套循环无交通，则患儿不能生存；如果患儿能存活，必须存在心房水平、心室水平或者大动脉水平的交通。因此临床上完全型大动脉转位常伴发房间隔缺损、室间隔缺损或动脉导管未闭等多种并发畸形。根据 Van Praagh 节段分析法，完全型大动脉转位可分为多种亚型，其中最常见的为右位大动脉转位（SDD 型），即心房正位、心室右攀、主动脉在肺动脉右前，约占 80%；其次为左位大动脉转位（ILL 型），即心房反位、心室左襻，主动脉在肺动脉左前。主动脉的位置是完全型大动脉转位者最明显的外部特征。大多数心房正位和室间隔完整的患者，其主动脉位于肺动脉的右前方或正前方，少数可位于肺动脉干的左前方。另外完全型大动脉转位的患者冠状动脉起源和分布有各种各样的解剖变异。左冠状动脉由左窦起源，而右冠状动脉起源于后窦。两侧冠状动脉总是起自朝着肺动脉的两个主动脉窦，约 20% 的左前降支起自左窦，右冠脉与回旋支起源于后窦。常合并畸形如下。

（1）心房水平交通　约 50% 患儿单纯合并卵圆孔未闭，约 5% 患者合并有继发孔型房缺，房间隔交通的存在容许体循环血和肺循环血在心房水平混合。

（2）室间隔缺损　完全型大动脉转位患者中40%～45%存在室间隔缺损，且多对位不良，约10%患者同时合并室间隔缺损和左心室流出道梗阻。1/3的室间隔缺损为膜周型较易合并肺动脉瓣下狭窄。

（3）动脉导管未闭　约50%完全型大动脉转位的新生儿可出现动脉导管未闭，但1个月后仅10%～15%持续存在。因动脉导管未闭的存在，肺阻力增加，心房水平动静脉血混合增加，促进早期即发生阻力性肺动脉高压。

（4）左心室流出途径梗阻　5%的完全型大动脉转位患者合并左心室流出道梗阻而室间隔完整，10%的患者左心室流出道梗阻与室间隔缺损同时并存。完全型大动脉转位患者的左心室流出道梗阻可为动力性，亦可为固定性，前者最常见。出生后由于左心室压力下降，右心室仍保持体循环压力，使室间隔明显偏向左心室，压迫左心室流出道，可导致收缩期二尖瓣腱索或瓣叶贴向室间隔，类似于特发性主动脉瓣下肥厚时的SAM现象。动力性左心室流出道梗阻在出生后第1周即可产生，但通常在手术后因体、肺动脉血流比例均衡而减轻甚至消失。固定性左心室流出道梗阻最常见于肺动脉瓣下梗阻，尤其是瓣下肌性狭窄最为常见，约占该病所有流出道狭窄中的40%，其肌性组织可源于后移的漏斗部室间隔或肺动脉下残存圆锥组织。左心室流出道膜样纤维隔或室间隔膜部瘤突入流出道是梗阻的少见形式。而肺动脉瓣狭窄最少见。

（5）右心室流出途径梗阻　右心室流出途径梗阻是其罕见的合并症，乃因漏斗部室间隔朝右心室偏移所致。其直接后果为主动脉瓣下肌性狭窄。但主动脉发育不良、主动脉缩窄甚至主动脉离断等更为常见，这类合并症几乎总是与室间隔缺损同时存在。

（6）房室瓣发育异常　完全型大动脉转位少数患者存在三尖瓣异常，这种畸形在同时合并室间隔缺损的患者中发生率更高，三尖瓣腱索可异常连接至膜部或流出道室间隔缺损的周缘，使术中较难寻找室间隔缺损。

为了维持机体的最低要求，左、右心系统间必然存在交通（室间隔缺损、卵圆孔未闭、房间隔缺损或动脉导管未闭等），使体肺循环中的动静脉血得以混合，从而保证新陈代谢的进行。同时应注意本病的病理生理会不断随着年龄增加而演变，从而导致其相关血流动力学发生变化。① 肺动脉由左心室发出的方向自左向右倾斜，所以自左心室泵出的血流大多顺方向向右肺动脉灌注，导致左肺动脉灌注量日益减少。② 室间隔缺损作为患儿体肺动脉交通，对维持生命至关重要，但是与单纯性室缺相同，缺口可能自动缩小或关闭。③ 伴有室缺者可发生日益加重的肺动脉瓣下狭窄或早发肺动脉高压，使体肺循环之间的交通血量日益减少，发绀日益加重。④ 在所有先心病中本病最早出现继发肺动脉高压。⑤ 室间隔向左心室流出道膨出的程度影响左心室流出道血流通畅程度。

（二）矫正型大动脉转位

心房和心室对位关系不一致，同时心室与大动脉对位关系也不一致。解剖学右心室立于左侧，成为体循环的心室（功能左心室），而解剖学左心室位于右侧，成为肺循环的心室（功能右心室）。无论心房正位或反位，形态学右心房与形态学左心室相连接，然后与肺动脉相连；形态学左心房与形态学右心室相连接，然后与主动脉相连。这种节段序列连接的畸形使血液循环的生理功能得以矫正，肺静脉回心血流进入主动脉，腔静脉回心血流进入肺动脉，故在血流动力学上无明显障碍，可正常循环。如不合并其他畸形，可无心脏功能异常，但本病绝大多数合并有其他畸形，以室间隔缺损和肺动脉瓣狭窄最常见。

矫正型大动脉转位可分为四种类型。① SLL型：心房正位、心室左襻、主动脉位于肺动脉左前。② SLD型：心房正位、心室左襻、主动脉位于肺动脉右前。③ IDD型：心房反位、心室右襻、主动脉位于肺动脉右前。④ IDL型：心房反位、心室右襻、主动脉位于肺动脉左前。上述四种类型中以SLL型最常见，其他类型均少见。同完全型大动脉转位一样，矫正型大动脉转位患者冠脉解剖亦有多种变异类型。常合并畸形如下。

（1）室间隔缺损　矫正型大动脉转位患者合并室间隔缺损的发病率最高，占60%～80%，其中3/4为膜周型，室缺面积通常较大以使体肺循环血在心室水平充分混合。

（2）肺动脉瓣狭窄或肺动脉瓣下狭窄　约45%患者合并肺动脉瓣狭窄或肺动脉瓣下狭窄，其中瓣下狭窄更为常见，可为隔膜样、肌性狭窄，亦可为二尖瓣附属组织或三尖瓣组织的疝囊造成的狭窄。

（3）房室瓣异常　尸检发现90%患者存在三尖瓣异常，但多数终生无功能异常的表现。最常见为三尖瓣增厚发育不良，其中33%伴有三尖瓣关闭不全。Ebstein畸形是矫正型大动脉转位患者较为常见的合并症。

（4）心房水平交通　常可合并房间隔缺损或卵圆孔未闭，使体肺循环血在心房水平充分混合。

（5）动脉导管未闭　因动脉导管未闭的存在，肺阻力增加，心房水平动静脉血混合增加，使早期发生阻力性肺动脉高压。

（6）80%矫正型大动脉转位为左位心，20%为镜像右位心、右旋心，心尖朝右。左旋心和心脏位置异常也较为常见。另外冠状动脉亦可呈镜像分布，前降支及其回旋支均发自右冠状动脉。

三、临床表现

完全型大动脉转位由于体循环中动脉氧分压较低，患儿会出现严重的早发发绀，半数出生时即存在，随着病程延长，发绀逐渐加重。患儿有喂养困难、肝大和肺部啰音等症状。早期出现杵状指（趾），多发育不良，并常因缺氧、心衰、心梗和肺梗死等导致死亡。

矫正型大动脉转位患儿由于血流动力学得到纠正，可没有症状；合并室间隔缺损和肺动脉瓣狭窄畸形者，表现出相应症状，如气促、乏力、呼吸困难等。

四、典型病例超声图像特征及诊断要点

病例一

病史： 女，20岁，主诉半月前感冒、咳嗽有痰，7天后开始发热、呼吸困难求治。

体征： 发绀明显，体型瘦弱，营养不良，心前区有3/6级收缩期杂音。

其他医学影像： 胸部X线示两侧肺积水。

实验室检测结果： 血沉增快、白细胞总数增加伴中性粒细胞比例增大。

手术和病理： 大动脉调转术+心房水平+大动脉水平修补血流分隔术。

超声诊断： 完全型大动脉转位（SDD型），动脉导管未闭，房间隔缺损（见图18-2～图18-5，动态图18-1）。

超声诊断要点： ① 心房、心室序列正常，而大动脉的心室起源异常，且两支大动脉位置异常；② 合并其他心内畸形；③ 心脏解剖结构血流动力学继发改变。

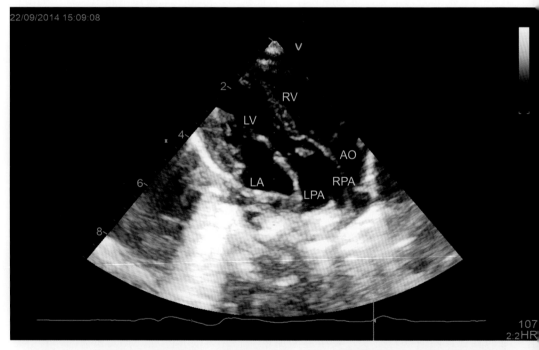

图18-2　心尖左心室五腔切面：肺动脉连于左心室，主动脉连于右心室，两条大动脉
呈平行走行，主动脉位于肺动脉右前方。肺动脉瓣增厚，连于左心室的
动脉干发出左、右两个分支，提示为肺动脉干

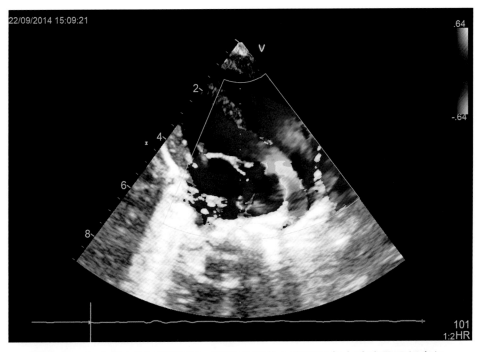

图18-3　心尖左心室五腔切面：彩色多普勒血流示两条大动脉呈平行走行，
右肺动脉及主肺动脉内有五彩高速血流信号

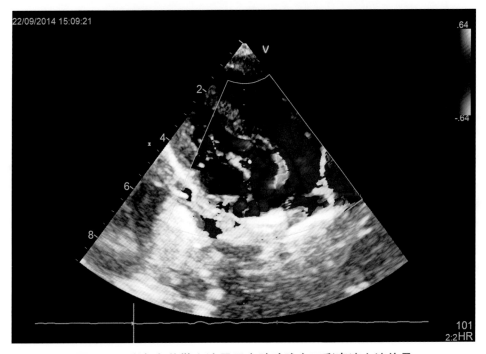

图18-4　彩色多普勒血流显示主肺动脉有五彩高速血流信号

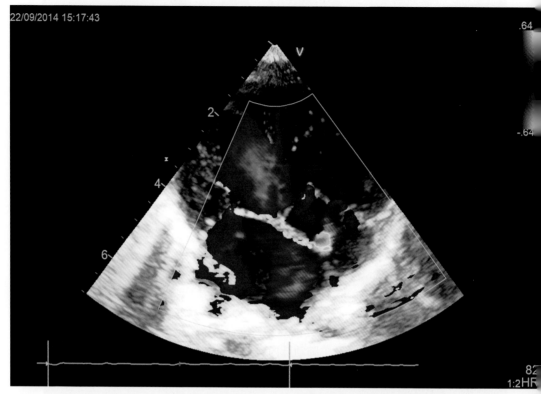

图18-5 彩色多普勒血流示：房间隔中部左向右红色分流束

病例二

病史：女，34岁，自幼发现发绀，近期呼吸困难明显，前来就治。

体征：患者口唇及手指发绀明显，体型偏瘦，心前区有3/6级收缩期杂音。

其他医学影像：胸部X线示心影增大。

实验室检测结果：白细胞总数增加伴中性粒细胞比例增大。

手术和病理：大动脉调转术＋心室水平修补血流分隔术。

超声诊断：完全型大动脉转位（SDA型），室间隔缺损（见图18-6～图18-10，动态图18-2）。

超声诊断要点：① 主动脉及肺动脉与心室连接关系，心室与心房连接；② 合并其他心内畸形；③ 心脏解剖结构血流动力学继发改变。

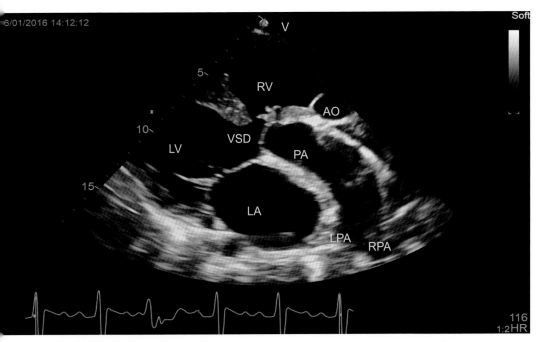

图 18-6　胸骨旁左心室长轴切面示连于左心室的动脉干发出左、右两个分支提示为肺动脉干，主动脉连于右心室，两条大动脉呈平行走行，另有室间隔上部回声中断

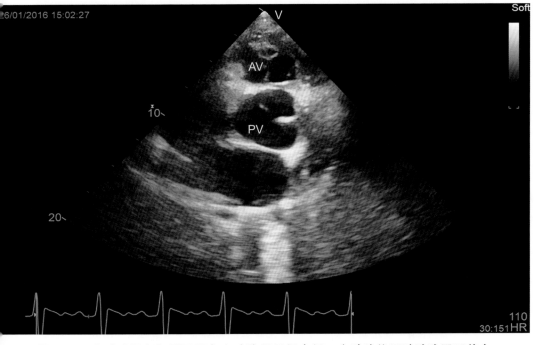

图 18-7　大动脉根部切面示两条大动脉呈平行走行，主动脉位于肺动脉干正前方

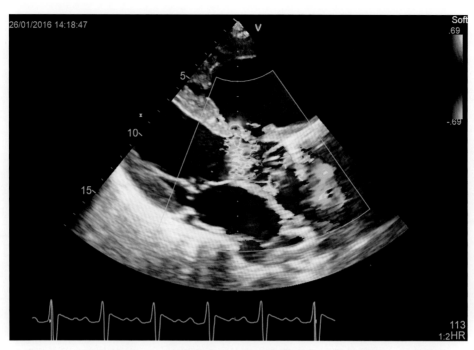

图 18-8　胸骨旁左心室长轴切面彩色多普勒血流示：心室水平右向左分流，
右心室增大，右心室壁增厚

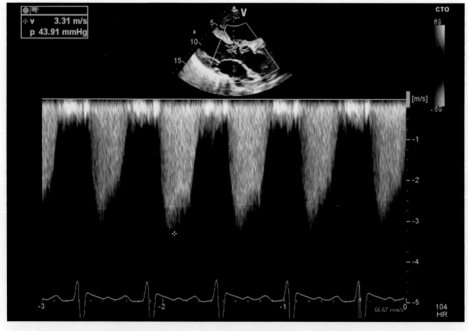

图 18-9　连续多普勒示：心室水平右向左分流流速高达 3.31m/s，
压差 43.91mmHg。提示右心室压力高于左心室

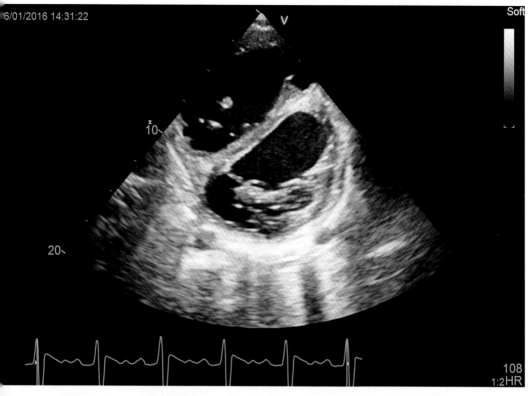

图 18-10　心室短轴切面示：右心室增大，右心室壁增厚，室间隔平直，
左心室呈"D"字形，右心室压力增高

病例三

病史：女，3岁，近期出现呼吸困难，听诊发现心脏收缩期杂音前来就治。

体征：患者体型偏瘦，心前区有3/6级收缩期杂音。

其他医学影像：胸部X线示心影正常。

实验室检测结果：白细胞总数和分类正常。

手术和病理：未行手术治疗。

超声诊断：矫正型大动脉转位（SLD型），三尖瓣中度反流（见图18-11～图18-15，动态图18-3）。

超声诊断要点：① 心室与心房连接序列关系不一致，大动脉心室起源异常，且大动脉方位异常；② 合并其他心内畸形；③ 心脏解剖结构血流动力学继发改变。

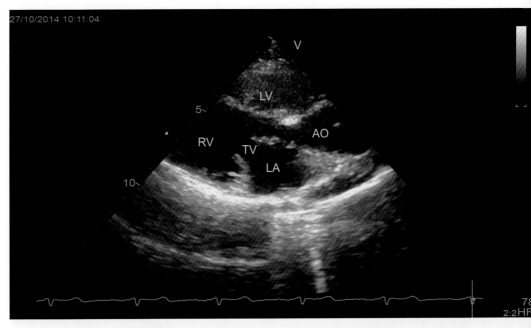

图 18-11　胸骨旁左心室长轴切面示：解剖右心室（功能左心室）稍增大，
其通过三尖瓣与左心房相连续，左心房稍大

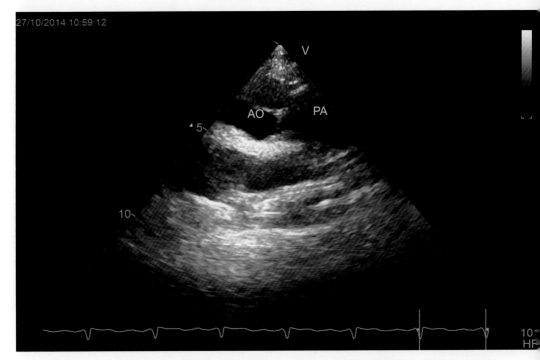

图 18-12　胸骨旁大动脉根部短轴切面示：两条大动脉位置异常，环抱关系消失，
根部呈平行排列，主动脉位于肺动脉右前方

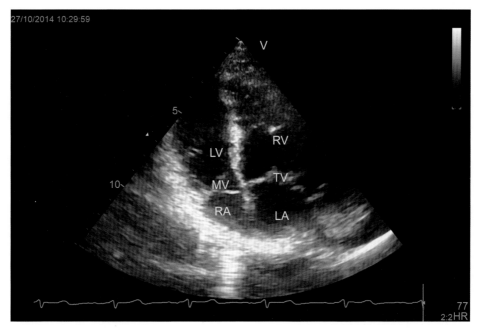

图 18-13 心尖四腔切面示：解剖右心室（功能左心室）通过三尖瓣与左心房
相连；解剖左心室（功能右心室）通过二尖瓣与右心房相连

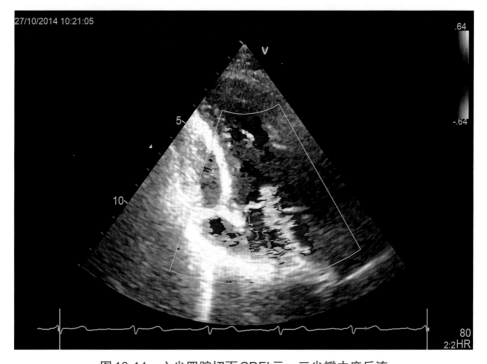

图 18-14 心尖四腔切面CDFI示：三尖瓣中度反流

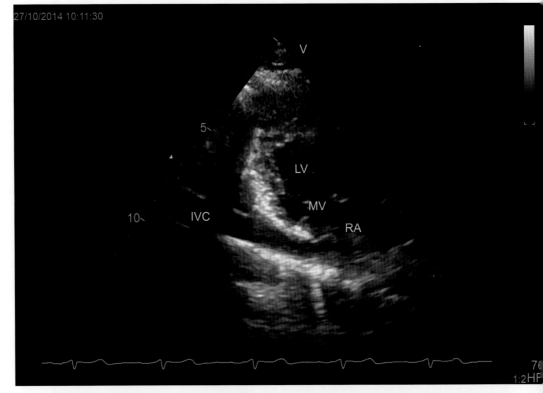

图 18-15　心尖两腔切面示：位于右侧的下腔静脉近心端与
右心房相连，提示心房正位

病例四

病史：男，35 岁，右心室双出口+大动脉转位+室间隔缺损矫治术后前来复查。

体征：患者体型偏瘦，心前区有杂音。

超声诊断：右心室双出口+大动脉转位+室间隔缺损矫治术后：主动脉瓣下人工血管开口处狭窄；主动脉瓣轻中度关闭不全；肺动脉瓣轻度狭窄并中度关闭不全（见图 18-16 ～图 18-22，动态图 18-4）。

超声诊断要点：① 心室与心房连接序列一致，大动脉心室起源异常；② 人工血管走行及血流情况；③ 心脏解剖结构血流动力学继发改变。

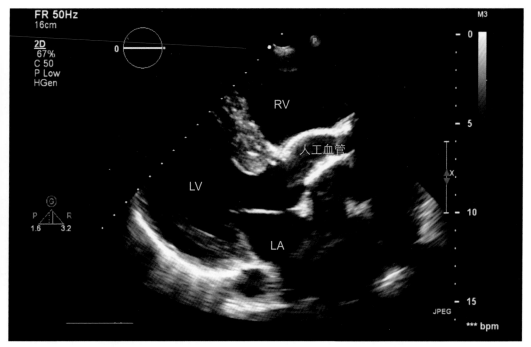

图 18-16　胸骨旁左心室长轴切面：一人工血管连于左心室流出道，内径约1.8cm，长约3.0cm，左心房、左心室饱满，右心室大，右心室壁增厚

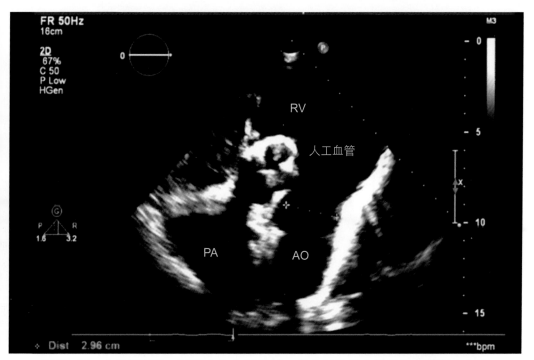

图 18-17　心尖切面示：可见人工血管短轴，升主动脉及主肺动脉起源于右心室

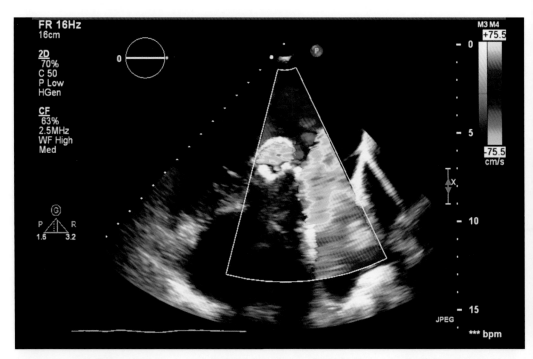

图18-18　心尖切面CDFI示：人工血管开口处可见五彩血流信号；升主动脉可见轻中度反流

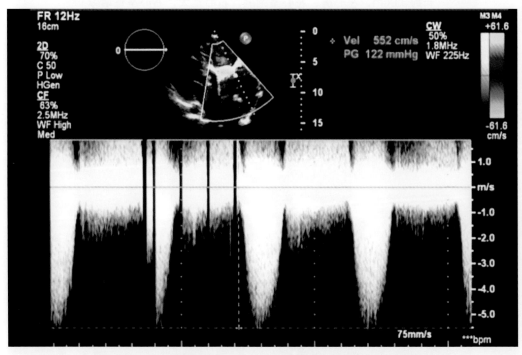

图18-19　心尖切面CW示：人工血管开口处可见高速射流，
峰值流速552cm/s，压差122mmHg

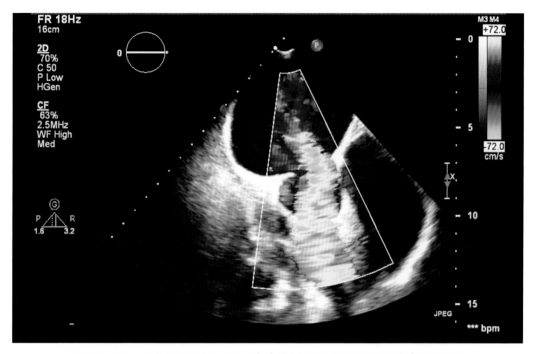

图 18-20　心尖切面CDFI示：肺动脉瓣可见中度反流及稍高速射流

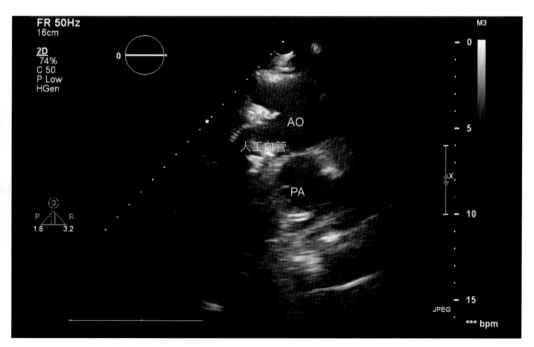

图 18-21　大动脉根部短轴切面示：升主动脉走行于肺动脉正前方；
可见人工血管开口于升主动脉

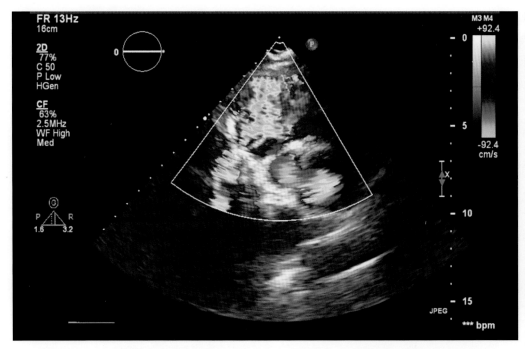

图18-22　大动脉根部短轴切面CDFI示：人工血管开口处可见五彩高速射流信号

五、超声图像鉴别诊断

超声应多方位探查心室与心房连接序列关系，大动脉心室起源及大动脉方位异常，对明确诊断大动脉转位的类型尤为重要。若心房、心室序列正常而大动脉的心室起源异常，且两支大动脉位置异常提示诊断为完全型大动脉转位；若房室序列关系不一致，大动脉心室起源异常，且大动脉方位异常，可诊断矫正型大动脉转位。同时注意心脏血流动力学变化有无合并其他心内畸形，并与右心室双出口和大动脉异位相鉴别。

（1）右心室双出口　完全型大动脉转位和矫正型大动脉转位者肺动脉完全起源于左心室，而右心室双出口者肺动脉起源于右心室或骑跨于室间隔之上。

（2）大动脉异位　大动脉异位时大动脉的心室起源关系保持正常，即主动脉起源于解剖左心室，肺动脉起源于解剖右心室。

六、临床价值

在诊断大动脉转位时要注意左、右心室的识别，可以通过心室腔形态；房室瓣的数目、形状、与室间隔的附着点；腱索、乳头肌及肌小梁、调节束的判断等来确认左、右心室腔的位置。超声心动图通过判断心房、心室序列连接顺序及心室与大动脉连接等进一步明确大动脉转位的类型。术前超声检查应注意：① 大血管的位置关系；② 左、右心室发育情况；③ 室间隔缺损的有无、大小、位置；④ 左心室流出道有无狭窄；⑤ 有无合并其他心内畸形；⑥ 各瓣膜功能，尤其是肺动脉瓣有无畸形、狭窄及反流；⑦ 冠状动脉起源及走行异常等。

　　早期诊断对根治大动脉转位争取时间非常重要，对外科手术方式的制定、手术路径的选择、术中监测和术后心脏血流改善效果评估有重要作用。完全型大动脉转位通常在出生后1个月内进行大动脉调转术（arterial switch operation，ASO）可完全达到解剖学及生理学矫正。术中经食管超声监测用于评估心功能、心脏瓣膜情况、流出道是否狭窄及伴发畸形的矫正情况、移植的冠状动脉是否扭曲等。单纯的矫正型大动脉转位本身无血流动力学异常不需要治疗，但合并心内畸形者则需要手术治疗。对心内畸形行传统手术修补后右心室仍然承担体循环，长期体循环右心室发生衰竭，出现进展性三尖瓣反流。解剖矫治存在技术挑战性，当存在较大的室缺，左心室能适应较高的压力时解剖矫治优于传统修补。

（周青）

参考文献

[1]　Warnes C A. Transposition of the great arteries. Circulation, 2006, 114(24): 2699-2709.

[2]　Khairy P, Clair M, Fernandes S M, et al. Cardiovascular outcomes after the arterial switch operation for D-transposition of the great arteries. Circulation, 2013, 127(3): 331-339.

第十九章　右位心

一、病因学

　　胚胎发育早期第5、6周时原始心管开始向右弯曲，形成正常的左位心。若此时心管向左弯曲，形成的心脏则偏于右侧胸腔即右位心。正常心脏位于胸腔中横膈之上、两肺之间，心尖偏向左侧，整个心脏的2/3在正中线左侧，1/3在右侧。当心脏移位至右侧胸腔，心脏轴线即心尖与心底的连线指向右下，则称为右位心。

二、病理解剖和病理生理

　　镜面右位心最常见，心脏的大部分结构位于右侧胸腔，心尖与心底的连线指向右下，内脏反位，心房、心室和大动脉位置全部与正常左位心相反，如同镜面像，房室连接及大动脉位置关系多数正常，可合并其他心内畸形。右位心伴内脏正位者称为单发右位心或右旋心。多数情况下，心房、心室和大动脉的位置、相互关系为正常，但少数右旋心可合并房室连接不一致和大动脉关系异常，即矫正型大动脉转位，也称为混合性右位心。

　　本病患者的病理生理状态，主要取决于所合并心内畸形的情况，如合并室间隔缺损、房间隔缺损或肺动脉瓣狭窄等简单畸形者，在病理生理上分别类似于相应的畸形；合并复杂畸形者根据其血流动力学状态的不同具有不同的病理生理改变。

三、临床表现

　　差别很大，单纯的右位心如不合并心内畸形则可无症状。合并心内畸形者临床表现则取决于其所合并畸形的病变性质、程度，简单畸形如分流性缺损和房室瓣关闭不全等患者，初期多没有明显症状，随年龄增长可出现心力衰竭等表现。合并复杂畸形者则早期即出现明显症状。

四、典型病例超声图像特征及诊断要点

病例一

病史：男，5岁9个月，出生后发现心脏杂音，当地医院诊断为"先天性心脏病"，未予特殊治疗。平素偶有感冒，活动量下降，哭闹后口唇青紫，生长发育可。为求手术入院。

体征：胸骨左缘第4肋间闻及2/6级收缩期吹风样杂音。

其他医学影像：胸部X线片显示双肺纹理重，心胸比正常。

实验室检测结果：无特殊。

手术：半Mustard（心房调转）+Rastelli（心室水平调转）+双向肺动脉-上腔静脉分流术。

超声诊断：单发右位心，矫正型大动脉转位，膜周部室间隔缺损（肺动脉瓣下），肺动脉瓣及瓣下狭窄（见图19-1～图19-5）。

超声诊断要点：① 根据先天性心脏病的节段分析法首先判断心脏的位置、内脏和心房的位置、心室的位置；② 判断房室连接关系以及心室大动脉的连接关系；③ 双心室发育情况及心功能评估；④ 评估存在的其他畸形，如室缺的部位、大小，肺动脉瓣狭窄的位置及程度。

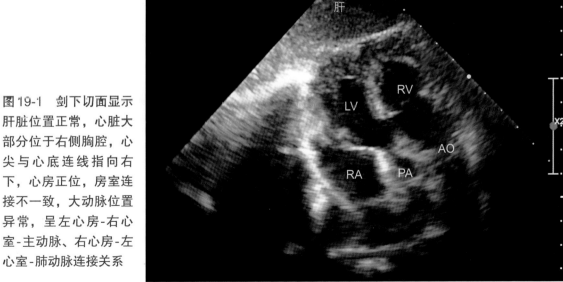

图19-1 剑下切面显示肝脏位置正常，心脏大部分位于右侧胸腔，心尖与心底连线指向右下，心房正位，房室连接不一致，大动脉位置异常，呈左心房-右心室-主动脉、右心房-左心室-肺动脉连接关系

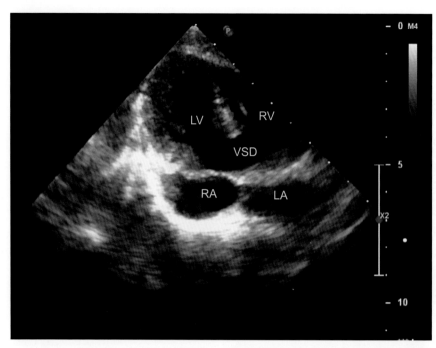

图 19-2　四腔心切面显示双心室发育良好，膜周部室间隔缺损，缺损位于肺动脉瓣下

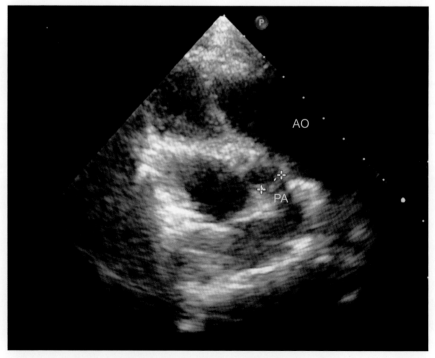

图 19-3　非标准切面显示主动脉位于左前、肺动脉位于右后，主肺动脉发育可

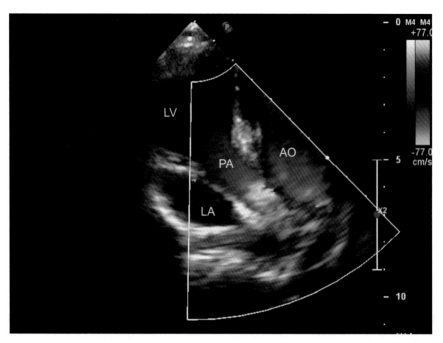

图19-4　心室长轴切面显示肺动脉与解剖左心室（功能右心室）相连接，主动脉与解剖右心室（功能左心室）相连接，肺动脉瓣处血流加速

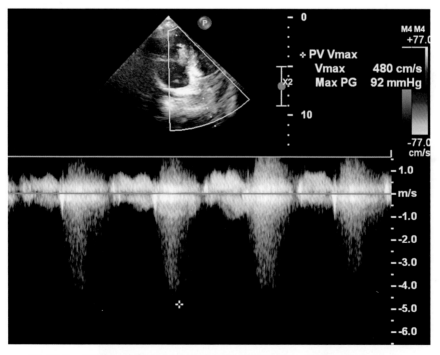

图19-5　频谱多普勒显示肺动脉瓣及瓣下狭窄，峰值压差92mmHg

病例二

病史：女，4岁2个月，患儿出生后8个月发现口唇发绀，在当地医院查体发现心脏杂音，超声心动图诊断为"先天性心脏病，右心室双出口、室间隔缺损、肺动脉狭窄"，未行特殊诊治。半年前因水肿入当地医院，给予利尿、补钾、强心等治疗后症状消失。近1年来哭闹、活动后发绀明显加重，活动耐量明显下降，生长发育稍差，患儿喜蹲踞，为求进一步治疗入院。

体征：胸骨右缘2～3肋间闻及3/6级收缩期喷射样杂音；口唇发绀、杵状指。

其他医学影像：胸部X线片显示双肺血，心影增大，右位心。

实验室检测结果：血浆氨基酸末端脑纳素前体（NT-proBNP）水平升高，血氧饱和度低于正常，白细胞总数增加。

手术：双向肺动脉-上腔静脉分流术，共同房室瓣成形术。

超声诊断：先天性心脏病，右心室双出口（大动脉关系类似正常型），功能单心房，完全型心内膜垫缺损（流入部室间隔缺损远离主动脉），房室共瓣三尖瓣侧大量反流，二尖瓣侧少量反流，肺动脉瓣及瓣下重度狭窄（见图19-6～图19-12）。

超声诊断要点：① 根据先天性心脏病的节段分析法首先判断心脏的位置、内脏和心房的位置、心室的位置；② 判断房室连接关系以及心室大动脉的连接关系：两大动脉均发自左侧的右心室；③ 评估心内畸形的情况，如房间隔、室间隔缺损的部位、大小，共同房室瓣的反流情况；④ 肺动脉瓣狭窄的位置及程度；⑤ 观察体肺静脉回流的情况是否存在异常等。

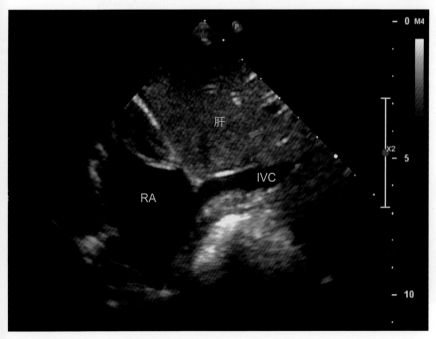

图19-6 剑下切面显示心脏位于右侧胸腔，心尖朝向右下，内脏反位，心房反位，心室左襻，房室连接一致

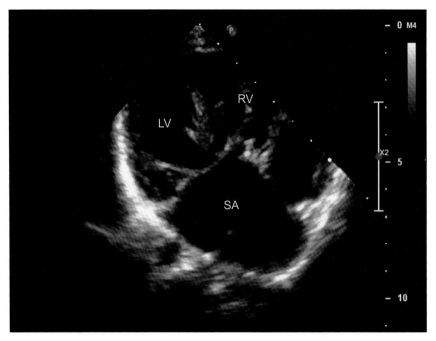

图 19-7　四腔心切面显示房间隔中上部大部分缺失，近似功能单心房，
　　　　室间隔上部缺损，二尖瓣、三尖瓣形成共同房室瓣

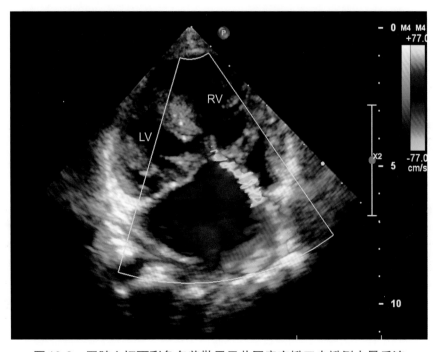

图 19-8　四腔心切面彩色多普勒显示共同房室瓣三尖瓣侧大量反流

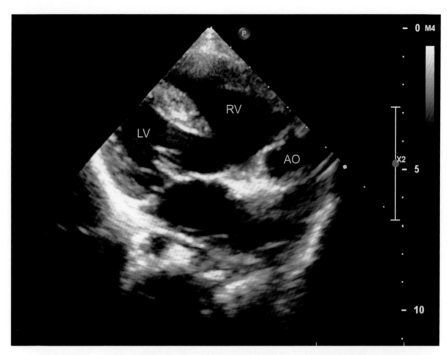

图19-9　心室长轴切面显示主动脉位于前方，发自左侧的右心室

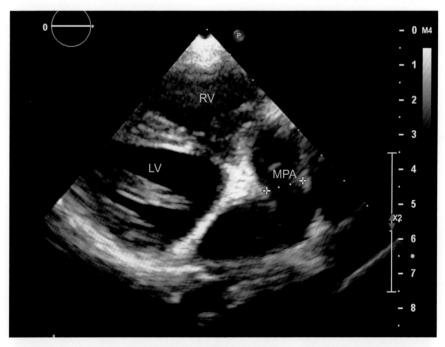

图19-10　心室长轴切面显示肺动脉位于后方，亦发自左侧的右心室。
肺动脉瓣及瓣下狭窄

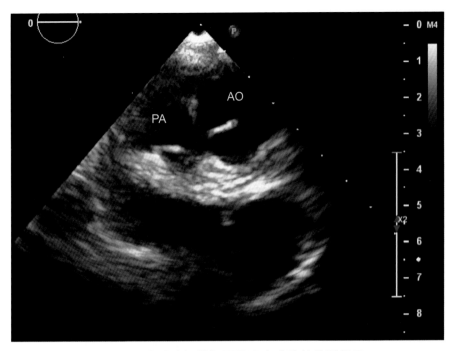

图 19-11　大动脉短轴切面显示大动脉的位置关系，
主动脉位于左侧，肺动脉位于右侧

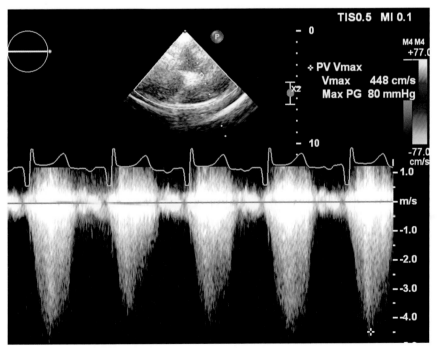

图 19-12　频谱多普勒显示肺动脉瓣及瓣下重度狭窄，峰值压差80mmHg

五、超声图像鉴别诊断

（1）右移位心脏　心脏大部分位于右侧胸腔并不一定都是右位心，在胸腔结构病变等一些情况下心脏可以从左侧胸腔移位至右侧胸腔，称为右移位心脏。右移位心与右位心的主要区别是心底与心尖的连线指向左下，而不是右下。此外，严重的外力撞击和外伤亦可导致心脏向右侧胸腔移位。

（2）伴有心房反位右位心的几种变化　右位心心房反位时可合并多种房室、大动脉连接关系的病变，如右位心伴内脏心房反位和反位完全型大动脉转位，右位心伴内脏心房反位和反位矫正型大动脉转位，以及十分少见的右位心伴心脏心房反位、心室反位和反位大动脉关系，此时病变复杂，超声检查应遵循节段分析法，从腹腔脏器检查开始，充分利用剑突下切面和右侧心尖四腔心切面，识别心脏结构，在此基础上通过心室长轴和短轴切面、大动脉长轴和短轴切面进一步明确左右心室与大动脉的起源、走行和相互关系，做出正确诊断。

六、临床价值

超声心动图能准确评估右位心的心房方位、房室序列及心室形态，并清楚显示相关的心内畸形如瓣膜、瓣环、房室间隔的改变及心内异常血流的情况。超声检查实时、直观，具有良好的重复性，也可同时对腹腔脏器进行全面的观察，因此可作为右位心诊断的首选方法。如需进一步明确心外畸形如大动静脉起源和形态异常、体肺侧支循环的情况，则可进行MRI或心血管造影检查。

（逄坤静）

参考文献

[1] Van Praagh. Diagnosis of complex congenital heart disease: morphologic-anatomic method and terminology. Cardiovasc Intervent Radiol, 1984, 7(3-4): 115-120.

[2] Offen S, Jackson D, Canniffe C, et al. Dextrocardia in adults with congenital heart disease. Heart Lung Circ, 2016, 25(4): 352-357.

第二十章 肺静脉异位引流

一、病因学

由于胎儿肺静脉在发育过程中受到干扰，使肺静脉发育停顿或缺陷，以及部分该退化者未能完全退化所致。

二、病理解剖和病理生理

肺静脉异位引流是指肺静脉直接或经体静脉途径与右心房连接，可分为完全性和部分性两类。完全性肺静脉异位引流时右心房同时接受体循环和肺循环回流的血液，致使右心房、右心室扩大。部分性肺静脉异位引流是指1～3支肺静脉直接或借道体静脉回流入右心房。右心房部分血流经房间隔缺损或卵圆孔未闭分流入左心房维持体循环的血流量。房间隔缺损的大小对血流动力学有较大影响，房间隔缺损较大时右向左分流通畅，可维持体循环的血流量。房间隔缺损较小时，血液流入左心房受阻引起体循环灌注不足，而右心容量过多。肺静脉总干狭窄、心上型和心下型借道的体静脉受外部压迫引起梗阻等可使肺静脉压升高，进一步导致肺动脉高压。

完全性肺静脉异位引流分型如下。

（1）心上型 最常见，占50%以上，左、右肺静脉在左心房后方汇合成肺静脉总干，经垂直静脉引流入左无名静脉再汇入上腔静脉，少数病例肺静脉总干直接汇入上腔静脉和奇静脉。

（2）心内型 约占30%，四支肺静脉汇合后通过冠状静脉窦入右心房，或四支肺静脉直接回流至右心房。

（3）心下型 占13%～24%，肺静脉总干多经垂直静脉向下引流入门静脉、肝静脉或下腔静脉。

（4）混合型 此型少见，占5%～10%，肺静脉异常连接部位2个或2个以上，左肺静脉多与无名静脉连接，右肺静脉多与冠状静脉窦或右心房相连。

三、临床表现

完全型肺静脉异位引流患者在出生后新生儿期或婴儿期可能出现呼吸困难、发绀、颈静脉怒张、肝大等表现。

四、典型病例超声图像特征及诊断要点

（1）共同特征　右心房、右心室扩大，肺动脉增宽，左心房内无肺静脉回流（图20-1～图20-3）。

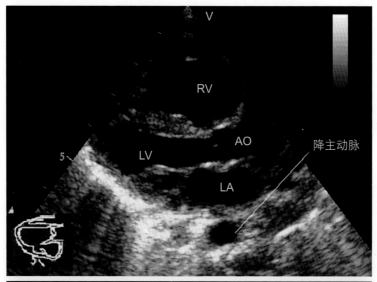

图20-1　左心长轴切面显示右心室扩大，左心房及左心室内径缩小

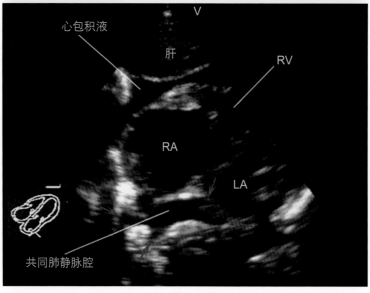

图20-2　与图20-1为同一患儿。剑突下四腔心切面显示左心房壁光滑，无明显肺静脉入口，其后上方四支肺静脉（红色箭头）全部回流入共同肺静脉腔，左心房内无肺静脉回流

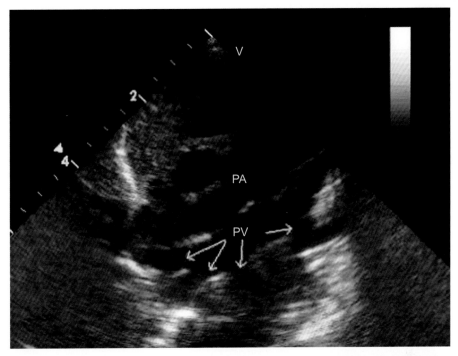

图20-3　胸骨旁高位左侧大动脉短轴切面显示四支肺静脉回流入共同肺静脉干

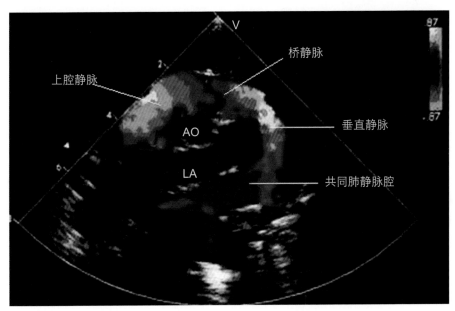

图20-4　胸骨上凹大血管切面CDFI显示共同静脉腔红色血流束汇入
垂直静脉、经桥静脉、无名静脉最后进入上腔静脉

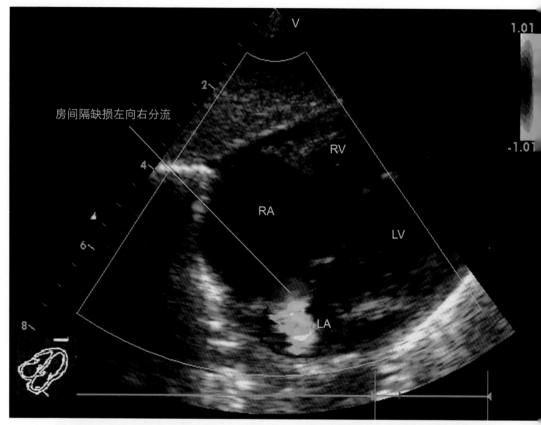

房间隔缺损左向右分流

图20-5　剑突下四腔心切面CDFI显示房间隔缺损右向左蓝色分流信号

（2）心上型　剑突下及胸骨旁左侧高位大动脉短轴切面显示左心房后上方四支肺静脉全部回流入肺静脉总干，与上行的垂直静脉及无名静脉相连，再通过扩张的上腔静脉回流入右心房。彩色多普勒在胸骨上凹大血管切面显示肺静脉总干红色血流束从垂直静脉入无名静脉后蓝色血流束进入上腔静脉，心房水平可见右向左穿隔分流信号（图20-2～图20-5）。

（3）心内型　剑突下二心房切面及剑突下四腔心切面显示四支肺静脉汇合成肺静脉总干后经扩大的冠状静脉窦进入右心房，也可显示肺静脉各自或汇合后直接进入右心房。彩色多普勒血流显像显示红色血流束经过冠状静脉窦进入右心房（图20-6～图20-8）。

（4）心下型　剑突下非标准切面显示肺静脉总干向下经腹主动脉和下腔静脉前方的垂直静脉汇入门静脉。彩色多普勒可追踪垂直静脉至门静脉，脉冲多普勒在门静脉内探及血流频谱（图20-9～图20-12）。

（5）混合型　最常见的混合型完全性肺静脉异位引流为右肺静脉直接进入右心房，左肺静脉经垂直静脉至无名静脉入上腔静脉。需胸骨旁、胸骨上凹和剑突下等多个切面检查。

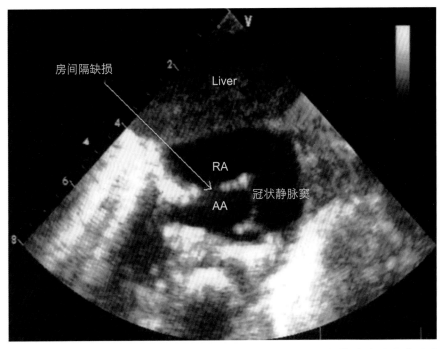

图20-6　剑突下二心房切面显示肺静脉汇合后经扩大的冠状静脉窦进入右心房

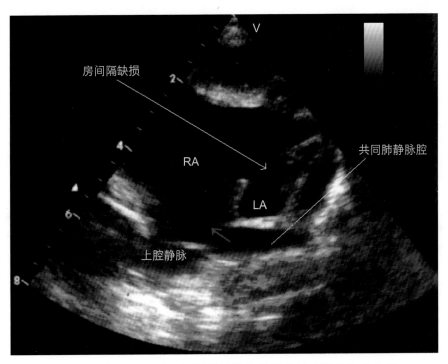

图20-7　剑突下四腔心切面显示肺静脉汇合后直接进入右心房

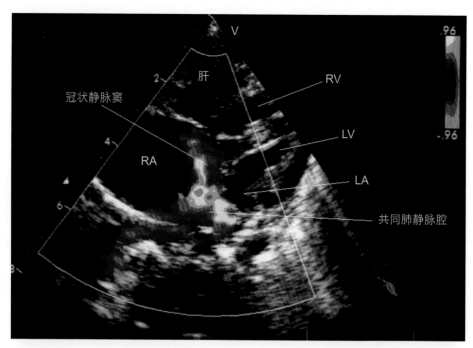

图20-8 剑突下四腔心切面CDFI显示红色血流束经冠状静脉窦入右心房

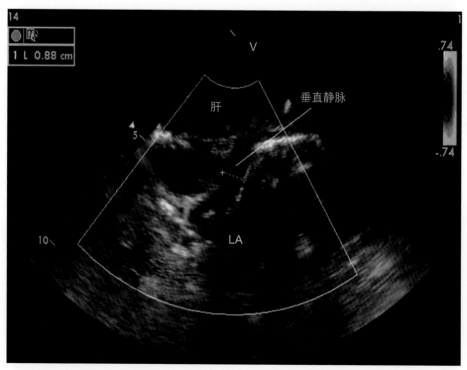

图20-9 剑突下非标准切面CDFI显示下腔静脉前肺静脉总干汇入门静脉一

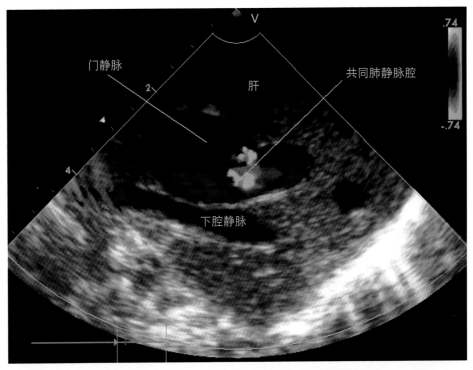

图 20-10　剑突下非标准切面 CDFI 显示下腔静脉前肺静脉总干汇入门静脉二

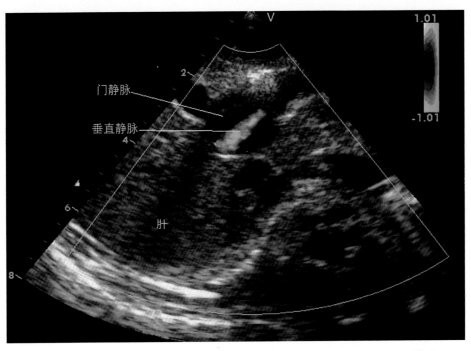

图 20-11　剑突下非标准切面 CDFI 显示下腔静脉前肺静脉总干汇入门静脉三

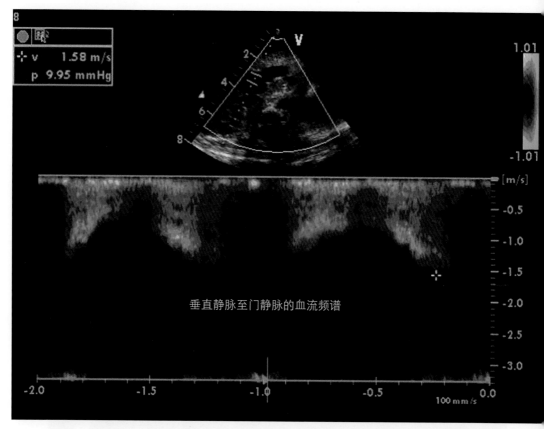

垂直静脉至门静脉的血流频谱

图20-12 剑突下非标准切面PW显示肺静脉总干向下汇入门静脉

五、超声图像鉴别诊断

（1）房间隔缺损 房间隔缺损患者存在明显的右心房、右心室扩大，但房间隔缺损患者的特征性超声表现是房间隔不同部位可见明显的回声连续中断，CDFI可见心房水平分流信号；肺静脉异位引流可以合并房间隔缺损，可以通过二维超声的特征性表现结合CDFI进行鉴别，必要时可以进行TEE检查及右心超声造影进行鉴别。

（2）左心房三房心 左心房三房心的解剖特征是左心房内出现隔膜结构，将左心房分为与肺静脉相连的辅房和与左心耳相连、通过二尖瓣与左心室相通的正房。与完全型肺静脉异位引流不同，后者肺静脉血流不回流至左心房，而大多数左心房三房心肺静脉血流回流进入左心房。特殊类型左心房三房心（辅房与正房完全不交通时）与完全型肺静脉异位引流鉴别需要通过CDFI追踪显示辅房的血流回流（分流）加以区分。

（3）永存左位上腔静脉 永存左位上腔静脉（persistent left superior vena cava，PLSVC）是最常见的静脉先天性畸形，占先天性心脏病的2%～5%。PLSVC起始于左颈内静脉和锁骨下静脉的汇合处，在主动脉弓与左肺肺门部之前向下行走，然后穿过心包与冠状窦相通，PLSVC内回流的是来自左上肢的静脉血液经过左锁骨下静脉，进入冠状静永窦回流右心房；主要需要与心内型和心上型肺静脉异位引流鉴别，单纯性PLSVC患者，心脏大小无异常改变，由于PLSVC只是回流途径改变，无左、右心系统分流，因此无需治疗，PLSVC也可合并肺静脉异位引流，采用CFDI追踪观察能够进行鉴别。

六、临床价值

超声心动图可以较为准确的诊断完全性肺静脉异位引流（部分型肺静脉异位引流诊断较为困难）。能够实时、直观展现肺静脉共同腔及回流途径，评估是否存在梗阻，对指导制定精准的外科手术方式和手术路径的制定以及疗效观察有重要价值。

（赵博文）

参考文献

[1] 李胜利，罗国阳.胎儿畸形产前超声诊断学.2版.北京：科学出版社，2017.

[2] Cormier C M, Kramer L A, Gupta-Malhotra M. Prenatal diagnosis of a mixed type of total anomalous pulmonary venous return. Fetal Diagn Ther, 2010, 27(2): 118-120.

[3] Peng R, Xie H N, Du L, et al. Four-dimensional sonography with spatiotemporal image correlation and tomographic ultrasound imaging in the prenatal diagnosis of anomalous pulmonary venous connections. J Ultrasound Med, 2012, 31(10): 1651-1658.

[4] Liu L, He Y, Li Z, et al. Low-frequency high-definition power Doppler in visualizing and defining fetal pulmonary venous connections. J Med Ultrason, 2014, 41(3): 333-338.

[5] Inamura N, Kado Y, Kita T, et al. Fetal echocardiographic imaging of total anomalous pulmonary venous connection. Pediatr Cardiol, 2006, 27(3): 391-392.

[6] Valsangiacomo E R, Hornberger L K, Barrea C, et al. Partial and total anomalous pulmonary venous connection in the fetus: two-dimensional and Doppler echocardiographic findings. Ultrasound Obstet Gynecol, 2003, 22(3): 257-263.

[7] Izumi K, Noon S, Wilkens A, et al. NKX2.5 mutation identification on exome sequencing in a patient with heterotaxy. Eur J Med Genet, 2014, 57(10): 558-561.

第二十一章　冠状动脉瘘

一、病因学

冠状动脉瘘（coronary arteryfistula，CAF）指左、右冠状动脉的主干或分支与心腔大血管或其他血管之间存在先天性异常交通。Krause于1866年首次描述了本病。本病发病率低，占先天性心脏病的0.25%～80.4%。近年由于心血管造影与超声心动图诊断技术及水平的提高，该病的报道逐渐增多。

CAF的病因有先天性和后天性两类。先天性CAF是冠状动脉与心腔或大血管间存在异常交通，这些异常交通是由于胚胎期心肌中血管窦状间隙的发育障碍所引起。胚胎期心脏血流最初是由心肌中内皮细胞组成的小梁间隙供应。这些窦状间隙与心腔和心外膜交通，随着心脏的生长发育，冠状动脉、冠状静脉与窦状间隙相通。正常发育过程中，心肌中的窦状间隙逐渐压缩成细小管道，形成正常的冠脉循环的一部分，出现发育障碍时，窦状间隙持续存在，则使冠状动脉与心腔产生异常交通。

后天性CAF常为医源性损伤，临床上最常见的医源性CAF可见于右心室流出道疏通术后患者，因术者对右心室流出道的心肌进行了切除，被切除部位的小冠状动脉被切断，使其直接开口于流出道。除此以外，冠状动脉旁路术累及冠状静脉、主动脉瓣置换术、经皮冠状动脉成形术、消融术等也可能导致CAF。

二、病理解剖和病理生理

CAF可发生于右侧或左侧冠状动脉，也可以双侧发生。又以单支瘘、右冠瘘常见，瘘入部位以右心腔常见。引流入右心系统约占90%，入左心系统仅占10%。冠状动脉表现的病理解剖特点包括：受累冠状动脉显著扩张、扭曲，管壁变薄，局部可形成瘤样扩张；末端瘘口的形态可为细小单一瘘口、多个瘘口、形成冠状动脉瘤后再瘘入心腔。

依据CAF发生的部位及引流的部位可将其分为以下几种病理分型。

1.右冠状动脉瘘

（1）右冠状动脉-右心室瘘　此型较多见，瘘口多位于右心房室间沟走行路径之上，也可位于右心室流出道及心尖部。

（2）右冠状动脉-右心房瘘 包括引流入腔静脉及冠状静脉窦，引流入右心房的部位常为右心房的前壁、房间隔附近和上腔静脉汇入处。

（3）右冠状动脉-肺动脉瘘 引流入肺动脉近段。

（4）右冠状动脉-左心房瘘 包括引流入肺静脉，引流入左心房的部位可为前壁。

（5）右冠状动脉-左心室瘘 引流部位位于左心室基底部。

2. 左冠状动脉瘘

（1）左冠状动脉-右心室瘘 较常见。

（2）左冠状动脉-右心房瘘 包括引流入腔静脉及冠状静脉窦。

（3）左冠状动脉-肺动脉瘘 引流入肺动脉近段。

（4）左冠状动脉-左心房瘘 包括引流入肺静脉，较少见。

（5）左冠状动脉-左心室瘘 较少见。

3. 双侧冠状动脉瘘

此型较少见。

CAF血流动力学变化以瘘口的大小可出现不同情况：瘘口小、分流量少者，对血流动力学的影响不大；瘘口大、分流量大者，使相应心腔容量负荷增加，瘘入右心系统，则会引起右心容量负荷增加及肺动脉高压，瘘入左心系统，则会引起左心容量负荷增加，出现左心扩大及心衰。CAF受累冠状动脉的血流方向是由高阻力心肌血管床转向低阻力瘘道，导致冠脉窃血，引起心肌缺血表现，所以患者临床可以表现为缺血性心绞痛，注意要和冠心病导致的心肌缺血鉴别。

三、临床表现

儿童期患者多因为"心脏杂音"就诊。心前区可闻及连续性杂音。成人患者多因心肌缺血表现就诊，临床怀疑为冠心病行冠状动脉影像学检查时明确诊断。

四、典型病例超声图像特征及诊断要点

病例一

病史： 男，1岁4月，无任何病史，主诉"发现心脏杂音1月余"求治。

体征： 心尖区听及3/6级连续性杂音。

其他医学影像： 左侧冠状动脉主干及回旋支明显增粗，内径约8.6mm，可见左侧回旋支的分支走行于左心耳内侧处沿左心房与主动脉根部之间向右侧走行汇入右心房，进入右

心房处局部瘘口狭窄。提示左冠状动脉-右心房瘘。

实验室检测结果：其他检查无明显异常。

手术和病理：全麻下行左冠状动脉-右心房瘘封堵术。术中见左冠状动脉起源正常，主干及回旋支呈瘤样扩张，左回旋支于左心房后侧近房间隔处，内径显著膨大，直径约9.5mm，形成两处破口破入右心房内，分别为1.5mm和0.6mm；左前降支内径正常；右冠状动脉起源及内径未见明显异常。术者应用6-4PDA封堵器封堵较大瘘口，释放后造影见较大破口未见残余分流，小破口仍有少量分流。

超声诊断：先天性心脏病，左冠状动脉-右心房瘘。

超声诊断要点：① 二维超声心动图显示左冠状动脉主干增宽，追踪瘘管向后走行；② 彩色多普勒在二维图像的基础上，显示冠状动脉起始处和瘘管内血流信号；瘘口位于房间隔近主动脉处，开口于右心房，瘘口处为高速血流信号（图21-1 ～图21-5）。

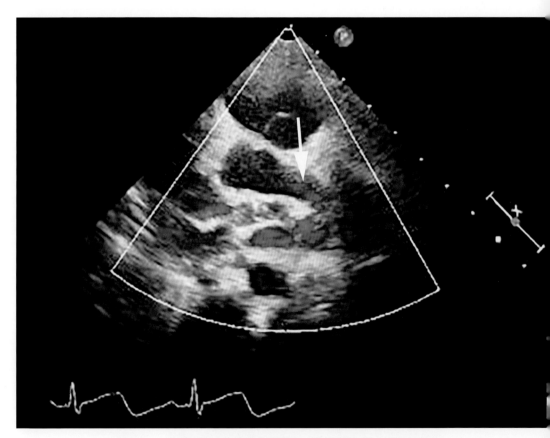

**图21-1 胸骨旁大动脉短轴切面：显示增宽的左冠状动脉。
箭头所示为增宽的左冠状动脉**

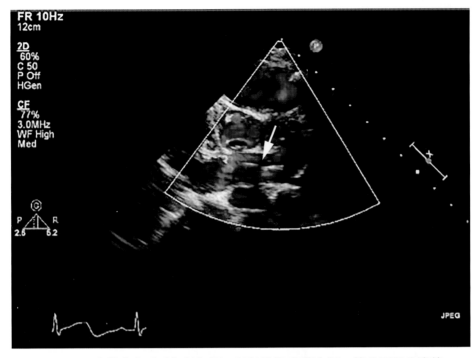

图21-2　胸骨旁大动脉短轴切面：继续追踪瘘管走行。箭头所示为瘘管

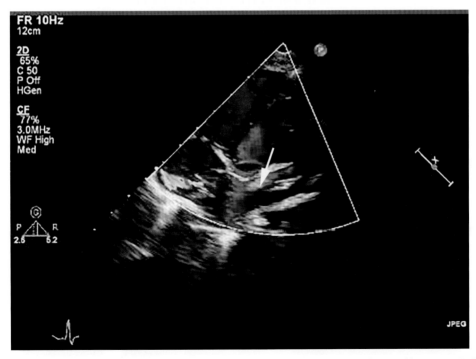

图21-3　胸骨旁大动脉短轴切面：改变探头方向继续追踪瘘管向后走行。箭头所示为瘘管

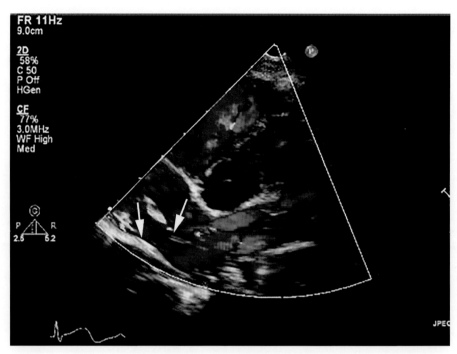

图21-4　胸骨旁大动脉短轴切面：继续追踪瘘管走行，瘘口开口于右心房，
血流速度明显加快。箭头所示为瘘口

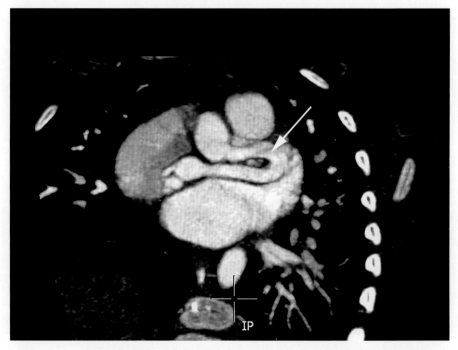

图21-5　CT断层扫描：显示左冠状动脉-右心房瘘。箭头所示为瘘管走行

病例二

病史： 男，2岁，无任何病史，主诉"发现心脏杂音3月余"求治。

体征： 心尖区听及3/6级连续性杂音。

其他医学影像： 无。

实验室检测结果： 其他检查无明显异常。

手术和病理： 全麻下行左冠状动脉-右心室瘘结扎术。术中见左冠状动脉起源正常，主干及前降支明显扩张，迂曲走行至心尖部，开口于右心室。右冠状动脉起源及内径未见明显异常。术中于心尖部游离左冠状动脉，试阻断后心电图无明显变化，双重结扎左冠状动脉末端。

超声诊断： 先天性心脏病，左冠状动脉-右心室瘘。

超声诊断要点： ① 二维超声心动图显示左冠状动脉主干增宽，追踪瘘管向前下方走行至心尖部；② 彩色多普勒在二维图像的基础上，显示冠状动脉起始处的血流，瘘管内血流；追踪瘘管向前下方走行至心尖部，开口于右心室。右心室瘘口处为连续性的高速血流信号（图21-6 ～图21-10）。

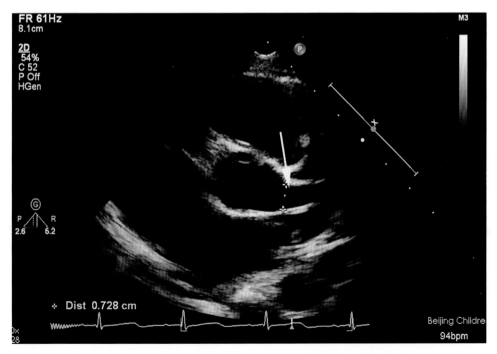

图21-6 胸骨旁大动脉短轴切面：二维超声心动图显示左冠状动脉主干增宽。
箭头所示为增宽的左冠状动脉起始段

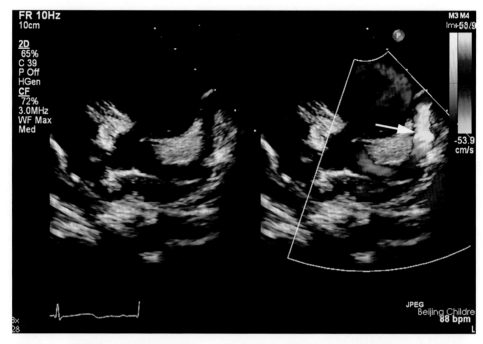

图21-7　胸骨旁大动脉短轴切面：二维超声心动图及彩色多普勒显示左冠状动脉
增宽，血管迂曲向前下方走行。箭头显示迂曲走行的瘘管

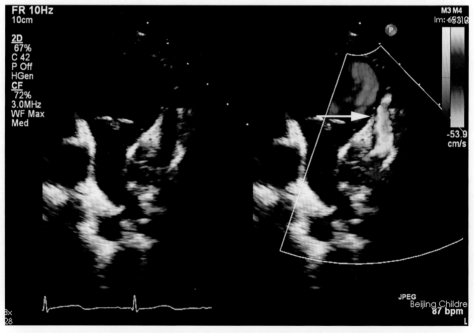

图21-8　右心室流出道切面：二维超声心动图及彩色多普勒继续追踪迂曲
向前下方走行的血管。箭头所示为追踪到的瘘管

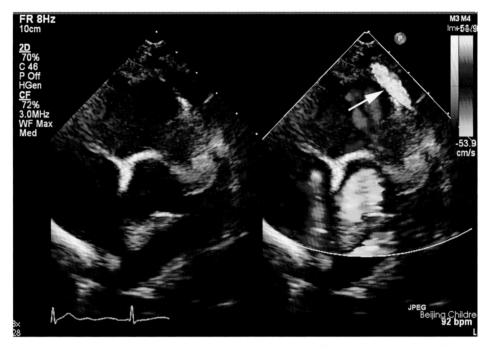

图21-9 四心腔切面：二维超声心动图及彩色多普勒继续追踪迂曲的血管向
前下方走行至心尖部。箭头所示为瘘管走行近心尖部

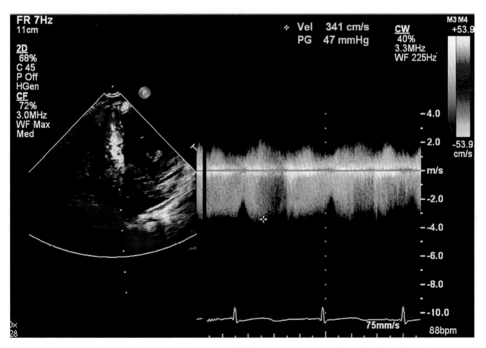

图21-10 瘘口处血流：彩色多普勒探查到瘘口处高速的连续性血流

病例三

病史：男，20月，主诉"呼吸急促3天"求治；无其他病史。

体征：鼻扇、口周发青、三凹征阳性；双肺呼吸音粗；心尖区听及3/6级连续性杂音；肝肋缘下4cm处可及。

其他医学影像：胸部X线片示双肺纹理粗多，双肺内带见条片影，肺门阴影增宽，右下肺动脉增粗；心影增大，心胸比值为0.85，左心室增大为主，肺动脉段略膨隆，提示先天性心脏病。

实验室检测结果：其他检查无明显异常。

手术和病理：全麻下行左冠状动脉-左心房瘘手术。术中见心脏重度扩大，左心房、左心室增大；左冠状动脉起源正常，起始部明显扩张，粗大瘘管与左心房相连接，直接约0.8cm。术中游离左冠状动脉，于瘘管进入左心房处缝扎瘘管。

超声诊断：先天性心脏病 左冠状动脉-左心房瘘。

超声诊断要点：① 二维超声心动图左冠状动脉主干增宽，追踪瘘管向后方走行；② 彩色多普勒在二维图像的基础上，显示瘘口位于左心房近左心耳处（图21-11～图21-13）。

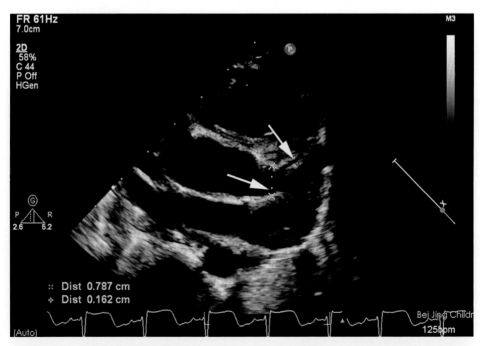

图21-11 胸骨旁大动脉短轴切面：二维超声心动图显示左冠状动脉主干增宽。
箭头所示为增宽的左冠状动脉主干及未见明显增宽的前降支

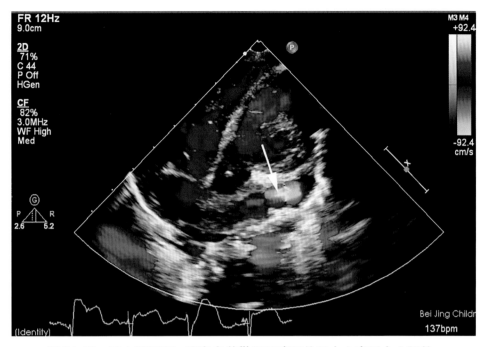

图21-12　五心腔切面：彩色多普勒显示瘘口位于左心房近左心耳处。
箭头所示为左心房近左心耳处瘘口

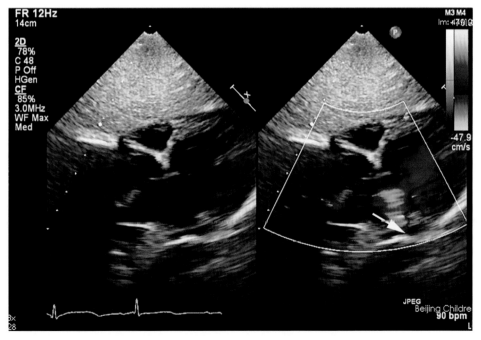

图21-13　剑下四心腔切面：二维超声心动图及彩色多普勒显示瘘口位于左心房近
左心耳处。箭头所示为左心房近左心耳处瘘口

五、超声图像鉴别诊断

（1）冠状动脉瘤　先天性冠状动脉瘤是一种少见的先天性畸形，表现为冠状动脉的局部或多段的扩张，通常位于冠状动脉的分叉处。可累及一支或多支冠状动脉。探查全程，冠状动脉瘘与心腔或大血管无交通可资鉴别。

（2）冠状动脉起源异常　CAF应与冠状动脉异常起源于肺动脉相鉴别，两者均可有冠状动脉内径增宽及肺动脉内异常血流束。此外，左冠状动脉异常起源于肺动脉还有其他较为特征性的直接征象，如左冠窦未见明显左冠状动脉发出，前降支内倒灌血流，丰富冠脉侧支血流显示，也有较为特征性的间接征象，如左心室扩大、二尖瓣及瓣器发育不良等。后者临床症状一般较重，发病时间早，且左心室明显增大，通过超声心动图典型征象可供鉴别。右冠状动脉异常起源于肺动脉临床表现较轻，预后相对好，鉴别时通过右冠窦无明显冠脉开口，室间隔内丰富侧支血管进行区分。

（3）川崎病　川崎病患者冠状动脉可出现增宽或瘤样扩张，应与本病相鉴别。但川崎病有较为典型的临床表现，持续性高热，淋巴结肿大，双眼结膜充血，口唇潮红，皲裂，出血，口腔黏膜发炎，手足红肿变硬和掌跖红斑，指端膜状脱皮，多形性皮疹。心脏受累可有心包炎、心肌炎、心内膜炎、心律失常表现。瘤样扩张的冠状动脉内可有血栓形成，但无瘘入心腔的超声表现。

六、临床价值

超声心动图可以动态显示追踪冠状动脉瘘的起始、走行及瘘入情况，对分流情况及由于分流量引起的心脏继发改变也可以给出明确诊断，对临床制订治疗方案有很大帮助。超声心动图还可以观察心脏合并畸形，约有20%的CAF患者合并其他心脏畸形，如肺动脉瓣闭锁、主动脉瓣闭锁、法洛四联症，超声心动图对合并畸形的检出具有优势。国外研究者也曾报道过肺动脉闭锁或法洛四联症合并冠状动脉-肺动脉瘘的病例，有研究者还指出在肺动脉闭锁的患者中合并CPF的概率高达10%。此类患者由于存在冠脉增宽、瘘管粗大、瘘口清晰和肺动脉内连续血流等典型超声表现，故应用超声心动图诊断并不困难。CAF的治疗依据病情轻重可有随访观察、弹簧圈封堵、手术结扎等多种，超声心动图在术前可用于描述CAF，有助于术式选择。术后对于封堵患者，可观察封堵器位置、形态、有无残余分流、有无脱落和移位。对于结扎患者，可观察是否存在残余瘘，并评价残余分流情况。

（李静雅　杨娅）

参考文献

[1]　王新房. 超声心动图学. 4版. 北京：人民卫生出版社，2009.

[2]　Amin Z, McEllinney D B, Reddy V M, et al. Coronary to pulmonary artery collateral in patients with pulmonary atresia and ventricular septal defect. Ann Thorac Surg, 2000(70): 119-123.

[3]　Yun G, Nam T H, Chun E J. Coronary artery fistulas: pathophysiology, imaging findings, and management. Radiographics, 2018, 38(7): 2214.

[4]　Mishra R C, Barik R, Patnaik A N. Infective endocarditis of the left main to right atrial coronary cameral fistula. J Cardiovasc Echogr, 2016, 26(4): 123-126.

[5]　Suchon E, Kostkiewicz M, Szot W. Left coronary arteriovenous malformation with fistulous connections to the left and right ventricles. Nucl Med Rev Cent East Eur, 2012, 15(1): 80-82.

第二十二章　冠状动脉异常起源

动态图 22-1　胸骨旁大动脉短轴切面。右冠状动脉起源于右冠状动脉窦（箭头），内径增宽；左冠状动脉窦内未探及左冠状动脉

动态图 22-2　右心室流出道长轴非标准切面：于肺动脉瓣左后窦内探及管道样结构（箭头）

动态图 22-3　CDFI 于肺动脉异常开口处可检出由左冠状动脉到肺动脉的左向右分流（箭头）

动态图 22-4　左心室短轴切面乳头肌水平：CDFI 示室间隔心肌内见条形五彩镶嵌血流（箭头）

冠状动脉异常起源（anomalous origin of coronary artery，AOCA）指冠状动脉的起始、走行或分布异常，是较为罕见的先天性冠状动脉解剖变异，占先天性心脏病的 0.3% ～ 1%。

一、病因学

冠状动脉异常起源发病与胚胎时期冠状动脉的发育异常或未能发育完全有关。

二、病理解剖和病理生理

冠状动脉异常起源包括异常起源于主动脉和肺动脉，以右冠状动脉起源异常占大部分。冠状动脉异常起源于主动脉可表现为以下形式：① 右冠状动脉异常起源于左冠窦或无冠窦，是冠状动脉异常起源于主动脉的主要形式，约占 62%，其中尤以起源于左冠窦者多见；② 左冠状动脉异常起源于右冠窦，极少见，患者预后差，猝死可能性较大；③ 单支冠状动脉畸形，预后较差；④ 冠状动脉异常起源于主动脉窦上主动脉。起源于肺动脉主要有三种表现形式：① 左冠状动脉起源于肺动脉（ALCAPA），在冠脉异常起源于肺动脉中约占90%以上，患者预后差；② 右冠状动脉起源于肺动脉，此类较为少见；③ 左、右冠状动脉均起源于肺动脉，极其少见，患儿出生数日即因心肌严重缺血缺氧而死亡，无临床意义。

　　患者生理学改变取决于异常起源类型及侧支循环，根据侧支循环建立的程度可分为婴儿型和成人型两种。以左冠状动脉异常起源与肺动脉（ALCAPA）为例，胎儿和新生儿期由于肺循环压力及阻力较高，肺动脉内血液经异常起源的左冠状动脉灌注心肌维持生理需要，患儿可无明显症状。出生后1～3个月后肺循环建立，肺动脉压力及肺血管阻力逐渐下降至正常，左冠状动脉灌注不足，且肺动脉血氧含量下降。此时若无有效的侧支循环建立（婴儿型），患儿可出现缺血缺氧症状，异常冠脉供血区心肌可有梗死和弥漫性心内膜下心肌纤维化，可累及室间隔、乳头肌、二尖瓣及腱索，继发性引起二尖瓣关闭不全、左心室扩大以及心肌重量增加，若不及时治疗，多数患儿于1年内夭折。若左、右冠状动脉间建立起有效侧支循环（成人型），血液经侧支循环由右冠状动脉流向左冠状动脉完成心肌灌注，患儿可存活至成年。若大量血液经左冠状动脉逆流入肺动脉致左心室心肌供应减少，即"冠状动脉窃血现象"，患者可出现急性心肌严重缺血。

三、临床表现

　　患者临床表现差异大，主要与异常起源的类型及侧支循环形成有关，其中以冠状动脉起源于肺动脉者预后较差，患者在婴儿期吃奶或哭闹时可发生心肌缺血，重者可由于心肌梗死和充血性心力衰竭而死亡。成人患者可出现呼吸困难、头晕、心悸、心绞痛甚至猝死等症状。部分侧支循环丰富的患者可无明显临床表现，仅于体检时偶然发现。

四、典型病例超声图像特征及诊断要点

　　病史：患儿女，15岁，发现心脏杂音20余天入院。患儿自幼活动后有心悸、气短，偶有头晕。

　　体征：胸骨左缘第2、3肋间可闻及收缩期杂音，肺动脉瓣第2心音亢进，P2＞A2。

　　其他医学影像：① 胸部X线平片示两肺充血，肺动脉段突出；心影增大，尤以左心室增大为主；② 数字减影血管造影（DSA）示主动脉根部造影见右冠状动脉扩张、扭曲，未见左冠状动脉开口；选择性右冠状动脉造影示右冠状动脉粗大、扭曲明显，侧支循环丰富，对比剂经明显扩张的侧支血管充盈左冠状动脉，最后流入肺动脉主干；肺动脉造影未见左冠状动脉显影，DSA诊断为成人型左冠状动脉起源于肺动脉。③ 心导管检查示肺动脉压力轻度增高，氧分压轻度升高。

手术和病理：心脏表面左、右冠状动脉增粗、扭曲，右冠状动脉直径达 0.37cm，左、右冠状动脉间吻合支明显增多、增粗，左冠状动脉起源于肺动脉左后壁。

超声诊断：冠状动脉起源异常——左冠状动脉起源于肺动脉。

超声诊断要点：① 正常冠状动脉起源处未探及冠状动脉开口，健侧冠状动脉代偿性扩张（图22-1）；② 心底短轴切面肺动脉内见异常血管开口（图22-2），彩色多普勒血流显像可探及进入肺动脉的异常血流信号（图22-3），频谱多普勒下血流信号为连续性，以舒张期为主（图22-4）；③ 心肌内侧支循环较丰富（图22-5）；④ 心脏解剖结构血流动力学继发改变，包括由于心肌缺血导致的相应心室腔扩大、室壁运动减弱，心内膜下增厚纤维化、二尖瓣腱索融合缩短以及二尖瓣关闭不全等表现。见动态图22-1～动态图22-4。

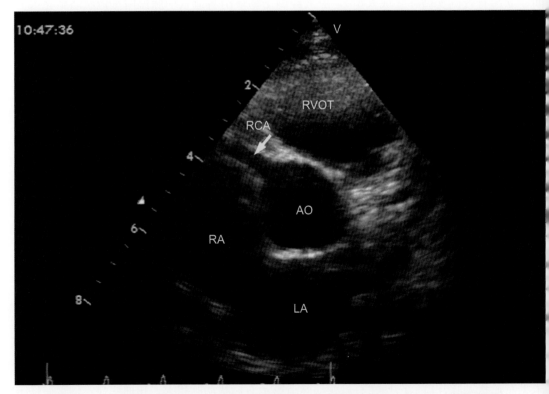

图22-1　大血管短轴切面：右冠状动脉起源于右冠状动脉窦（箭头），内径增宽，
左冠状动脉窦内未探及左冠状动脉开口

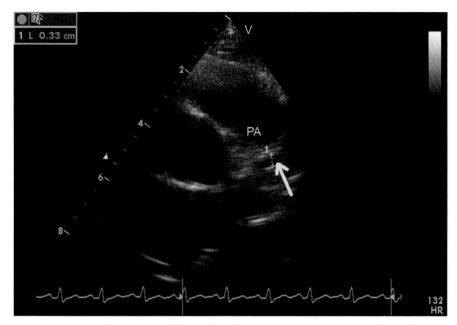

图22-2　右心室流出道长轴非标准切面：肺动脉瓣左后窦内探及
管道样结构，内径为0.33cm（箭头）

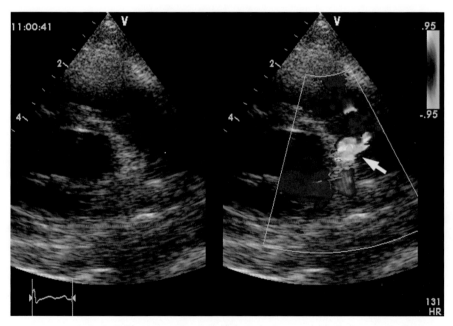

图22-3　彩色多普勒血流显像于肺动脉异常开口处可检出由左冠状动脉到
肺动脉的左向右分流（箭头）

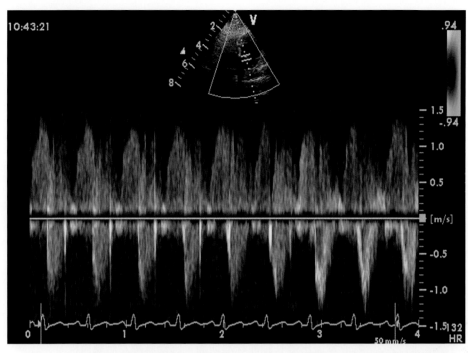

图22-4　频谱多普勒测得肺动脉异常开口处以舒张期为主的连续性血流频谱

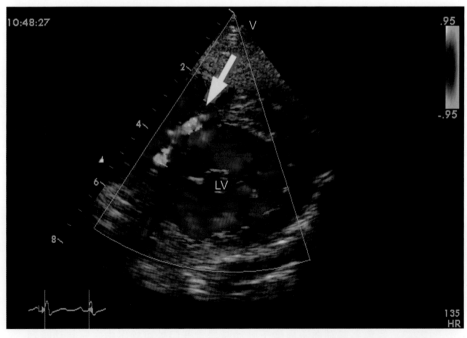

图22-5　左心室短轴切面乳头肌水平：彩色多普勒血流显像在室间隔
心肌内见条形五彩镶嵌血流（箭头）

五、超声图像鉴别诊断

（1）冠状动脉瘘　主要从冠脉起源部位、内径增宽程度、心腔有无瘘口及心肌内有无异常血流鉴别两者。AOCA表现为健侧冠状动脉内径扩张，心肌内可见五彩镶嵌血流信号。冠状动脉瘘患者冠脉起源正常，患侧冠状动脉扩张程度一般较重，部分可形成局部瘤样扩张，心肌内侧支循环不丰富。当冠状动脉瘘入肺动脉时，两者均可于肺动脉内探及以舒张期为主的连续性血流（图22-6）。

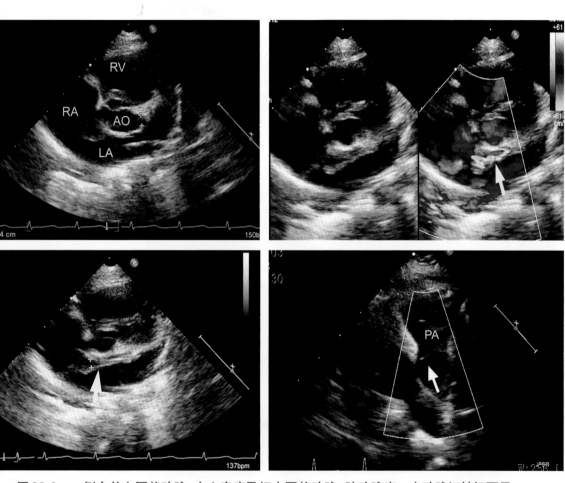

图22-6　一例合并左冠状动脉-右心房瘘及细小冠状动脉-肺动脉瘘：大动脉短轴切面见右冠状动脉起源于右冠状动脉窦；左冠状动脉起源于左冠状动脉窦，起始段内径约0.45cm，似见一分支于瓣环水平沿房间隔超右后方走行，行至主动脉后方的房间隔近上腔静脉入口处，开口于右心房，开口内径约0.35cm，彩色多普勒血流显像见分支内连续性血流信号（黄色箭头）。此外肺动脉内见细小高速分流（白色箭头）

（2）动脉导管未闭　动脉导管未闭二维超声心动图可显示降主动脉与左肺动脉之间的异常通道，频谱多普勒显示为高速连续性分流，杂音较响，而冠状动脉开口位置正常，无明显增宽（图22-7）。

（3）心内膜弹力纤维增生症　心内膜弹力纤维增生症超声表现为心腔扩大、左心室心内膜局部增厚、回声增强及心功能减低等。冠状动脉异常起源当心内膜下心肌供血不足

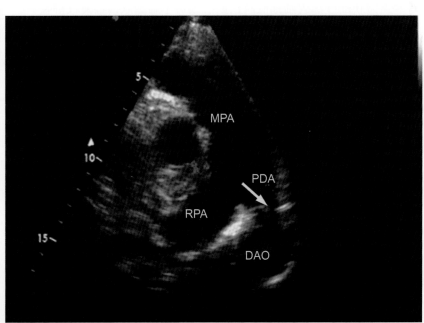

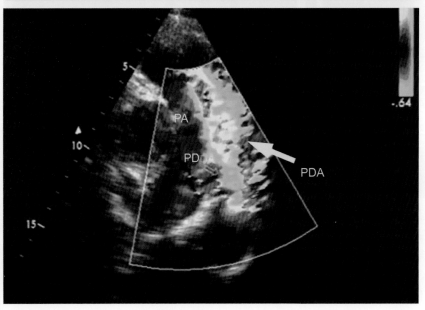

图22-7　动脉导管未闭：胸骨左缘肺动脉长轴切面显示降主动脉与左肺动脉之间可见一异常通道（箭头所示），CDFI检出以红色为主的五彩镶嵌血流自降主动脉流入肺动脉

时，会导致弹性纤维组织增生，造成心内膜下广泛纤维化甚至钙化，继发引起心脏球形增大，与心内膜弹力纤维增生症超声表现相似。通过查找冠脉开口、冠脉内径可鉴别两者，心内膜弹力纤维增生症冠状动脉开口位置正常，此外因无明显冠状动脉侧支形成，心肌内无丰富血流信号（图22-8）。

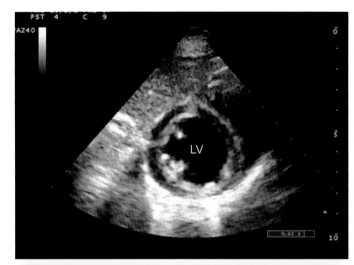

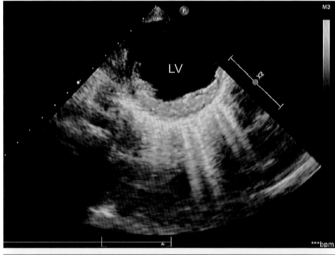

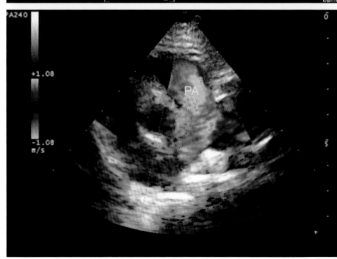

图22-8　心内膜弹力纤维增生症：心内膜局部增厚，回声增强，以左心室侧后壁为著，最厚处约4mm，心肌运动呈弥漫性减弱

（4）其他　此外，还应与左冠状动脉主干闭锁或二尖瓣发育不良、重度二尖瓣关闭不全相鉴别。① 左冠状动脉主干闭锁超声表现为左冠状动脉窦内未见冠脉开口，右冠状动脉扩张；多普勒血流显像可见心肌内异常血流束，通过观察肺动脉内有无冠状动脉的开口、有无异常血流进入肺动脉可鉴别两者。② 二尖瓣发育不良、重度二尖瓣关闭不全表现为冠状动脉异常起源心内膜下心肌供血不足时，同样可能引起乳头肌功能失调、二尖瓣腱索融合和缩短，继发性导致不同程度的二尖瓣关闭不全。因此，超声心动图提示二尖瓣关闭不全时，应警惕是由冠状动脉起源异常导致的继发改变。

六、临床价值

超声心动图是本病首选检查方法，不仅可观察冠状动脉开口、走行及侧支血管血流情况，还可从整体把握其与周围结构的空间关系，实时显示心腔结构、房室及大动脉连接关系、瓣膜活动、心功能及血流动力学的情况，对选择冠状动脉造影方案、选取注射对比剂有效部位及观测重点起到导向作用，有效地避免误诊、漏诊及手术中误伤冠脉。

（穆玉明）

参考文献

[1] Fuster V, Badimon L, Badimon J J, et al. The pathogenesis of coronary artery disease and the acute coronary syndromes (2). N Engl J Med, 1992, 326(4): 310-318.

[2] Yamanaka O, Hobbs R E. Coronary artery anomalies in 126, 595 patients undergoing coronary arteriography. Cathet Cardiovasc Diagn, 2010, 21(1): 28-40.

[3] Davis J A, Cecchin F, Jones T K, et al. Major coronary artery anomalies in a pediatric population: incidence and clinical importance. J Am Coll Cardiol, 2001, 37(2): 593-597.

[4] Basso C, Maron B J, Corrado D, et al. Clinical profile of congenital coronary artery anomalies with origin from the wrong aortic sinus leading to sudden death in young competitive athletes. J Am Coll Cardiol, 2000, 35(6): 1493-1501.

第二十三章 肺动脉闭锁

肺动脉闭锁，即右心室和肺动脉之间没有生理性交通。可以分为室间隔完整型和室间隔缺损型。室间隔完整型肺动脉闭锁（pulmonary atresia and intact ventricular septum，PA-IVS）是一组涉及右心室流出道梗阻的一大组病变，包括肺动脉瓣闭锁、右心室及其附件发育不良。肺动脉闭锁合并室间隔缺损（pulmonary atresia and ventricular septum defect，PA-VSD）以往被认为是法洛四联症的极端形式，目前越来越多专家认为其是一组孤立性病变："一组先天性心脏畸形，包括从任一心室至肺动脉的管腔连续性中断且没有血流通过；心脏为双心室并且存在室间隔缺损。"

第一节 肺动脉闭锁室间隔完整

一、病因学

胚胎早期动脉干为单腔管道，圆锥部的头端动脉干内膜出现两个动脉干嵴，成为动脉干隆起（truncus swellings），与远端的圆锥嵴相延续。分别位于背侧和腹侧。这前后两个动脉干嵴汇合，将动脉干分为左、右两半，左侧为肺动脉瓣口，右侧为主动脉瓣口。如果这一分隔过程出现异常，则会影响肺动脉瓣环或主动脉瓣环的发育。

PA-IVS病因未知。通过胎儿超声心动图以及病理生理学检查，大多数病例中，肺总动脉发育良好，并存在动脉导管，提示在宫内发育大部分时间存在右心室前向血流。并且胎儿超声心动图显示原本有肺动脉瓣的前向血流的患儿，之后发生的肺动脉闭锁。这类闭锁患者右心室及三尖瓣发育相对良好，没有冠脉畸形，肺动脉瓣有三个发育成型的乏氏窦以及三个清晰但又完全融合的瓣叶。提示肺动脉闭锁出现时间位于宫内发育后期。

相反，在宫内发育早期出现肺动脉闭锁，则会导致肺动脉瓣的完全未发育，右心室发育极小，右心室与冠状动脉广泛沟通。肺动脉闭锁又致右心室长期压力增高，导致右心室心肌肥厚并发育缺陷和右心室发育不良，其心肌发育保持原始状态，间叶组织发育成心肌并组成肌小梁，肌小梁交错呈海绵状疏松排列，形成窦状间隙，并与心腔外的冠状循环相通。随着心肌发育，心室肌壁形成，窦状间隙被压缩成细小管状，最终演变并与毛细血管相连续形成冠状循环的组成部分，导致右心室心肌内冠状窦隙与冠状动脉分支及冠状动脉主干血流相通，导致不同程度的心肌依赖右心室供血。

其他学者提出了PA-IVS的遗传原因。有部分文献证实PA-IVS的患者合并染色体22 q11.2缺失时，患儿更容易合并主肺动脉缺失和复杂侧支（major aortopulmonary collateral artery，MAPCA）的生成。染色体22 q11.2序列与胎儿发育期第六对动脉弓发育密切相关，第六对动脉弓将形成动脉导管，右肺动脉主干和左肺动脉根部，以及参与与主肺动脉的连接。另外一个研究显示，同卵双胞胎发生PA-IVS，阵列比较基因组杂交（aCGH）显示这两个双胞胎患者涉及WFDC8和WFDC9基因的染色体20q13.12位置上有55-kb的缺失，他们认为遗传和宫内未知的环境因素都可能对疾病的发生产生影响。在一个关于两个堂表亲PA-IVS患者的报道中，提示了PA-IVS的常染色体显性遗传的不完全外显率。作者们认为PA-IVS遗传学原因包括常染色体显性、线粒体遗传，且不完全外显，或多因素遗传学原因。

二、病理解剖和病理生理

Sommerille（1970）的分型将肺动脉闭锁分为以下四型。

Ⅰ型：单纯肺动脉瓣闭锁、室间隔完整。

Ⅱ型：肺动脉瓣和肺动脉干闭锁，左、右肺动脉干仍存在。

Ⅲ型：肺动脉瓣、主肺动脉干和一侧肺动脉闭锁。

Ⅳ型：肺动脉瓣、主肺动脉和两侧肺动脉干均闭锁，肺血来自肺门部侧支循环。

1.肺动脉闭锁

一般发生在瓣膜或瓣膜与漏斗部。前者肺动脉瓣呈现膜样闭锁，可见三尖瓣叶交界完全融合，肺动脉瓣环和肺动脉干都接近正常。后者少见，右心室漏斗部闭锁或严重发育不良，肺动脉瓣环、瓣叶发育不良，肺动脉干细小。

2.右心室及三尖瓣

90%病例的右心室会出现肥厚或发育不良。50%以上患者会出现心室腔容积减小。心肌纤维排列混乱，心肌内会发生梗死的缺血性改变，严重者会出现心内膜纤维弹力增生。三尖瓣的发育程度往往用来评价右心室的发育情况以及手术方式。几乎所有的病例中都有三尖瓣反流，25%存在重度反流。也有患者出现三尖瓣瓣环、瓣叶、腱索发育不良的情况。在严重三尖瓣反流或者合并Ebstain畸形以及三尖瓣口无遮挡的时候，右心室常出现变薄和明显扩张，但这种情况较为少见。

3.冠状血管循环

冠状动脉-右心室瘘是最常见的冠脉畸形。冠状动脉树通常通过内面有内皮细胞的通道与右心室相通，位于右心室心肌内的窦隙。窦隙最有可能是胚胎发育期，冠状动脉形成前，心肌供血的窦状通道残留物。常常在右心室为厚壁高压腔时伴发这些畸形。许多病例中会发生冠脉狭窄、中断，狭窄远端的心肌通过冠状动静脉瘘供血，这个原因可能来自高压右心室竞争性血流经瘘进入冠脉后引起后天性内膜损伤所致。出现冠状动脉近端狭窄甚至闭锁时，冠状循环主要来自右心室逆行灌注，并且依赖于右心室的高压，即所谓右心室依赖型冠脉循环，患儿心肌缺血更明显。

临床上观察到，冠状动脉-右心室瘘最常发生于三尖瓣和右心室容量小的患儿，选择右心室减压手术后，使得右心室舒张压下降，引起依赖右心室供应血流的心肌组织缺血坏死，心力衰竭。故术前对于冠脉循环依赖右心室供应的有无以及范围进行评估至关重要。

体循环静脉血经过右心房、左心房、左心室后进入主动脉，经过动脉导管供应肺循环，另外不少患者有体肺侧支也参与肺循环的供给。另外，体静脉血流进入右心室后还可经过三尖瓣反流右心房，或在心肌收缩时通过心肌窦状间隙进入冠脉循环。中断或明显狭窄的冠状动脉远端的心肌的灌注依赖右心室提供的低氧血，一旦右心室压力流出道梗阻解除后，压力降低会导致依赖右心室供血的心肌缺血死亡，这就是所谓的右心室依赖性冠脉循环。

三、临床表现

症状与体征：出生数天后由于动脉导管逐渐闭合，患儿发绀和气促逐渐加重，需要给予前列腺素Ⅰ的输入保持肺血供应。听诊器可听到动脉导管收缩期血流通过杂音。三尖瓣发生反流时，可以在胸骨左缘闻及全收缩期杂音。

心电图：左心室电势占优势，而正常新生儿往往右心室电势占优势，右胸前导联低电势提示患儿右心室发育不良。

胸部X线：无明显三尖瓣反流患儿，右心房、右心室大小相对正常；出现三尖瓣反流或限制性房间隔缺损时，心脏阴影增大。肺纹理减少，侧支血管增多时影像可正常。

心导管造影：所有患儿均应做心导管造影检查，主要确定是否有冠脉循环畸形。对右心室及主动脉根部进行造影，检查冠脉狭窄情况以及仅接受右心室来源血流的心肌区域，即依赖右心室的冠状血管。造影还可观察右心室大小、三尖瓣发育情况以及右心室漏斗部盲端。逆行主动脉导管插入动脉导管开口部位的造影可显示肺动脉干及左、右肺动脉发育情况。

四、典型病例超声图像特征及诊断要点

特征及诊断要点：① 肺动脉闭锁的检出；② 右心室和三尖瓣发育情况的评估；③ 冠状动脉起源及走行的判断，是否并发心肌窦样间隙开放的判断；④ 肺动脉供血的判断。

二维超声心动图的表现如下。

（1）胸骨旁左心室长轴切面　主动脉前壁与室间隔相连续，主动脉后壁与二尖瓣前叶相连续，右心室流出道内径正常或变窄，主动脉内径增大，左心房、左心室流出道及左心室内径可见增大征象。

（2）心尖四腔、胸骨旁四腔及剑下四腔切面　观察心房心室连接关系、心腔大小、右心室发育程度、三尖瓣形态及活动。室间隔回声完整，房间隔缺损，可见右心室腔小，心肌肥厚，三尖瓣发育不良、反流、开放幅度低；或者少数可见右心室腔大，三尖瓣有关闭不全。彩色多普勒超声心动图示三尖瓣五彩镶嵌反流束血流信号，过心房水平右向左五彩镶嵌分流信号。

（3）胸骨旁大动脉短轴切面　高位的胸骨旁切面是检查PA-IVS的重要断面。因为通常肺动脉发育不良，常规的胸骨旁切面不易探测到肺动脉或仅可见原肺动脉位置的条索状高回声。高位的胸骨旁切面不仅可以探测到肺动脉远端、左右肺动脉及其融合的情况，更重要的是结合彩色多普勒可以判断肺血的来源情况。

因为闭锁水平的不同，其超声表现亦有很大的不同。一般不易探测到主肺动脉，仔细探测可见发育不良的主肺动脉。大动脉关系正常者，胸骨旁大动脉短轴观可显示主肺动脉位于增宽的升主动脉左侧；大动脉关系异常者，高位胸骨旁切面可在增宽的升主动脉后方找到发育不良的主肺动脉。主肺动脉近端常因闭锁与周围肌性组织无法区分，仅见较短的主肺动脉远端。部分病例原肺动脉瓣环及瓣膜的位置可见隔膜样回声，无瓣膜启闭活动。右心室漏斗部可见肌性狭窄或发育不良甚至闭锁。部分患者完全找不到主肺动脉或仅见一无管腔的纤维索条痕迹，并仅能探测到左、右肺动脉，甚至有时左右肺动脉亦仅探测到一支，另一支缺如或起源于主动脉。

彩色多普勒检查：于主肺动脉近端无明显前向血流信号，主肺动脉远端及左、右肺动脉内可见窄细的连续五彩湍流信号，有时在左、右肺动脉周围可见数条细微的五彩湍流信号（多为侧支循环动脉）。连续多普勒显示主肺动脉内无前向血流，在部分患者主肺动脉远端可测到反向的血流，将取样线置于左、右肺动脉分叉处五彩湍流信号上可测出较高速的主动脉-肺动脉连续分流。

（4）鉴别较大的MAPCA和未闭的动脉导管　MAPCA数目和走行变异较大，处于超声束的远场，经常被肺组织遮盖，所以容易漏诊。彩色多普勒对于MAPCA的诊断有一定的帮助。PDA一般起源于主动脉弓的第一个分支基部或主动脉弓的下方（峡部），终于纵隔肺动脉。MAPCA可以是单个或多个，起源部位变异很大，可以是升主动脉、主动脉弓、

降主动脉或头臂动脉的分支，终于肺门。

　　胸骨旁大动脉短轴切面或胸骨上窝主动脉弓切面可以显示钝角型动脉导管，垂直型动脉导管可在胸骨上窝切面显示，彩色多普勒显示主动脉内血流经动脉导管向肺动脉内供血。降低彩色多普勒超声血流速度，胸骨上窝降主动脉长轴切面，可见降主动脉发出的MAPCA。

　　这部分超声图片为图23-1～图23-3，为3个右心室发育不良程度依次加重的病例。

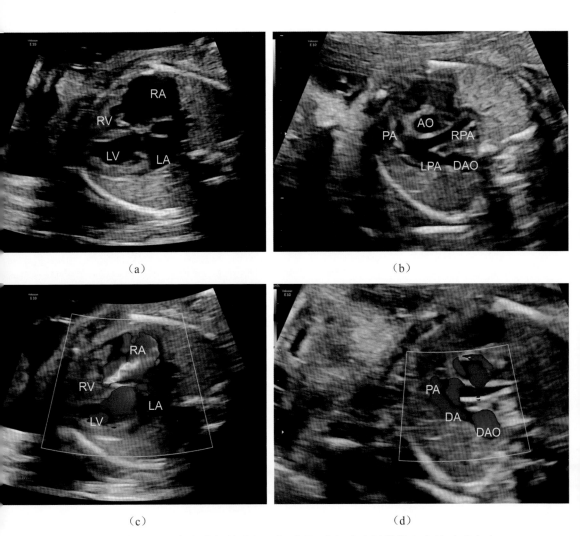

(a)   (b)

(c)   (d)

图23-1 （a）右心室腔发育尚好的病例；（b）通过主动脉弓的前向血流（蓝色），
经过动脉导管，逆向灌注（红色）入肺动脉（PA），肺动脉分支发育尚可；
（c）三尖瓣中度以上反流（红色）；（d）主动脉血流逆灌入肺动脉

RV—右心室；LV—左心室；RA—右心房；LA—左心房

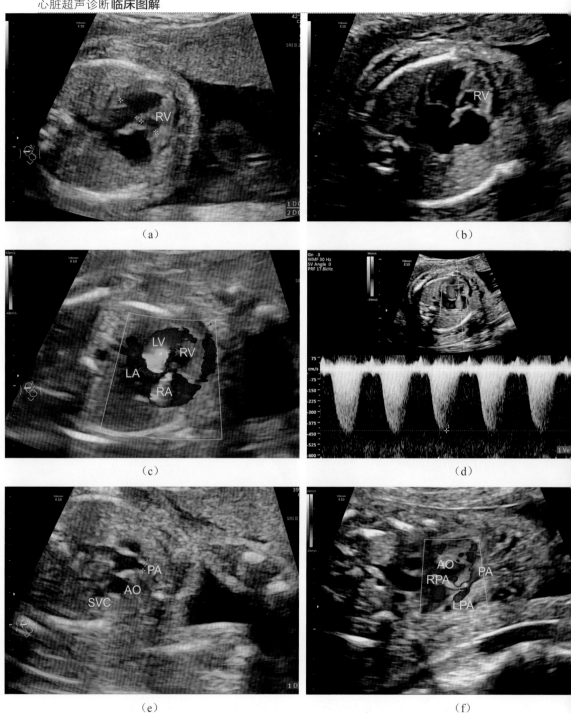

图23-2 （a）室间隔完整型肺动脉闭锁胎儿心尖四腔心切面显示三尖瓣环直径较小；（b）右心室发育不良，右心室肥厚，心腔比例小；（c）可见过三尖瓣的蓝色反流血液进入右心房；（d）三尖瓣关闭不全的连续多普勒超声心动图。最大血流速度4.31m/s，根据简化伯努利方程式（右心房压力约为74mmHg）；（e）可见肺动脉瓣环直径明显减小；（f）左、右肺动脉发育不良

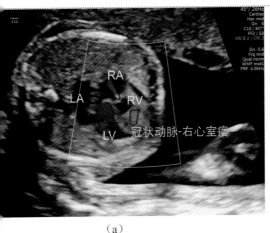
（a）

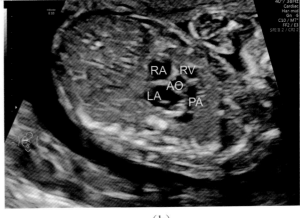
（b）

图23-3　（a）四腔心右心室显著小，三尖瓣少量反流，冠状动脉-右心室瘘；
（b）右心室流出道显示肺动脉发育差

五、超声图像鉴别诊断

（1）重度肺动脉瓣狭窄　二维超声见瓣膜开放活动幅度小，通过彩色多普勒超声发现瓣口的细束射流或通过瓣口的反流有助于诊断。频谱多普勒超声检查发现瓣口收缩期高速射流可确立诊断。而肺动脉瓣闭锁者的肺动脉内多可测及低速双期血流，偶可测得动脉导管分流的高速连续性血流。过动脉导管进入肺动脉总干的血流在闭锁的肺动脉瓣水平容易折返与前向血流相混淆。

（2）功能性肺动脉闭锁　三尖瓣狭窄、严重三尖瓣反流及肺动脉高压时，虽然肺动脉瓣贯通，但无明显过瓣血流，即功能性肺动脉闭锁。二维超声观察肺动脉瓣形态有助于鉴别。

六、临床价值

超声心动图是诊断PA的一种无创、简便的检查方法，可实时观察心内结构，明确诊断及分型，在观察瓣膜方面尤其是三尖瓣很有优势，为临床治疗及预后评估提供依据。三尖瓣环直径（或周长）为右心室发育的主要影响因素。准确测量三尖瓣口直径、估计右心室发育程度，可为手术方案的选择提供依据，并可间接估计预后。

CTA多维重组技术对充分显示PA全貌和伴发的心外血管畸形与体-肺动脉侧支循环具有重要的诊断价值。心导管和血管造影是判断血流来源和肺微血管系统健康与否的标准，手术前测定每根侧支的压力，判定所有肺段的血流十分重要。超声心动图对与细小心内畸形及心瓣膜的显示能力可为前两种方式提供重要补充。

第二节　肺动脉闭锁合并室间隔缺损

一、病因学

形态学上，肺动脉闭锁合并室间隔缺损（PA-VSD）类似法洛四联症，有圆锥心室型的室间隔缺损和前向对位不良的圆锥隔和主动脉骑跨，可能存在房间隔缺损、冠脉畸形和左上腔静脉。

PA-VSD 占先心病患儿的 1% ～ 2%，在法四患儿中约占 20.3%。患儿常常伴发心外畸形 22q 缺失综合征、Digeorge 综合征、VATER（脊柱、肛门、气管、食管和肾脏）综合征和 Alagille 综合征。猪型支气管的发生率也较高（右上肺叶支气管起源于气管），主动脉常会造成支气管压迫，尤其是右位主动脉弓和右位降主动脉时。

二、病理解剖和病理生理

有一个巨大的膜周部缺损，漏斗隔极度向前移位，导致右心室 - 肺动脉交通的完全梗阻。主动脉根部骑跨在室间隔缺损上，有些表现为主动脉大部分位于右心室上。主要影响手术效果的因素在于肺血流的供应，伴或不伴有主肺动脉大侧支血管（MAPCA），所造成的肺血管和肺实质发育情况。明确体肺动脉来源、走向、数量以及肺内分布对于手术方案指导有重要意义。

目前分型主要采用两种：Castaneda 分型和国际先心病命名系统分型。1996 年 Barbero-Marcial 分型（国际先心病命名系统分型），根据肺动脉和侧支血管类型将肺动脉闭锁室间隔缺损分为三型：A 型是所有供应肺的血管都来自于主肺动脉；B 型是一部分肺血管来自于主肺动脉，另一部分是由体肺侧支供应；C 型是所有供应肺组织的血管均来自于体肺侧支，主肺动脉完全缺如。Castaneda 等主要根据肺动脉发育将先心病命名系统 A 型中主肺动脉缺如者单列为第二型，后两型与上述分型系统相似。

三、临床表现

发绀的程度取决于心外体动脉供应肺动脉血流的多少。临床表现类似重症法洛四联症。

四、典型病例超声图像特征及诊断要点

对于右心室流出道，肺动脉瓣环、瓣叶，主肺动脉，左、右肺动脉发育的检查均同上肺动脉闭锁室间隔缺损章节。

　　肺动脉闭锁伴室间隔缺损患者室间隔缺损部位多数在膜周部位或漏斗部位，呈对位不良。升主动脉增宽、骑跨于室间隔之上，对室间隔缺损的诊断并不困难（图23-4）。

　　胸骨旁左心室长轴切面：增宽的主动脉骑跨于室间隔上，探查时将探头向上倾斜，可观察右心室流出道的发育情况。

　　四腔心切面：可观察到右心房室扩大或发育不良，可能合并心内膜垫缺损。

　　另外肺动脉闭锁伴室间隔缺损合并右位主动脉弓的比例很高（26%～50%）。所以一定要在胸骨上窝切面观察主动脉弓的位置及头臂动脉的分支。

　　肺动脉闭锁伴室间隔缺损同时可合并其他的心血管畸形如永存左上腔静脉、部分性或完全性房室间隔缺损、三尖瓣狭窄或闭锁、大动脉转位、内脏异位症等，需要引起重视，进行常规切面分段检查。

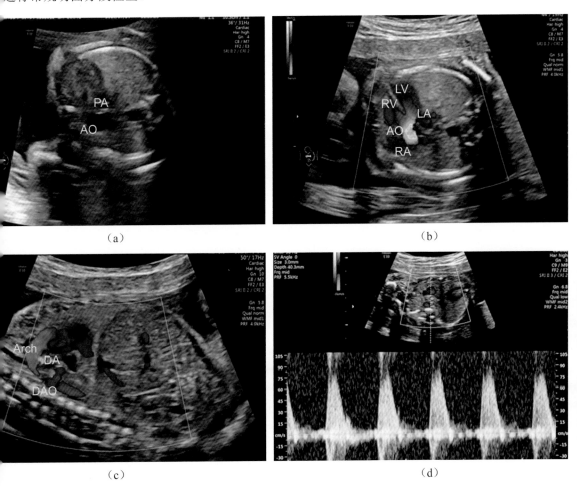

（a）　　　　　　　　　　　　　　（b）

（c）　　　　　　　　　　　　　　（d）

图23-4 （a）肺动脉闭锁，主动脉增宽，肺动脉发育显著不良；（b）五腔心切面，右心室流出道切面显示室间隔缺损，主动脉骑跨，左、右心室血流共同汇入主动脉；（c）主动脉长轴切面，显示动脉导管内逆向血流信号；（d）动脉导管逆向血流信号，动脉导管血流频谱形态

五、超声图像鉴别诊断

（1）共同动脉干　五腔心切面显示对位不良的室间隔缺损合并一条骑跨的大血管，并且证实较短的主肺动脉起源于共同动脉干并左侧走行，可确定为大动脉共干1型，肺动脉较窄、主动脉较宽。大动脉共干2、3型无肺动脉干，彩色多普勒可辨别其左、右肺动脉的起源和走行。

（2）肺动脉狭窄或闭锁的右心室双出口　主要诊断要点为心室与大动脉连接异常，两只大血管完全或部分起源于右心室。

（3）瓣肺动脉闭锁的单心室　主要诊断为四腔心切面显示为单个心室合并室间隔缺损。

六、临床价值

彩色多普勒超声心动图能够较准确诊断肺动脉闭锁伴室间隔缺损，无创伤，无痛苦，可反复多次探查，费用低。

（何怡华）

参考文献

[1] Tchervenkov C I, Roy N. Congenital Heart Surgery Nomenclature and Database Project: pulmonary atresia-ventricular septal defect. Ann Thorac Surg, 2000, 69 (4): S97-105.

[2] Allan L D, Crawford D C, Tynan M J. Pulmonary atresia in prenatal life. J Am Coll Cardiol, 1986, 8(5): 1131-1136.

[3] Santos M A, Moll J N, Drumond C, et al. Development of the ductus arteriosus in right ventricular outflow tract obstruction. Circulation, 1980, 62(4): 818-822.

[4] Kutsche L M, Van Mierop L H S. Pulmonary atresia with and without ventricular septal defect: A different etiology and pathogenesis for the atresia in the 2 types? Am J Cardiol, 1983, 51(6): 932-935.

[5] Li C, Chudley A E, Soni R, et al. Pulmonary Atresia with Intact Ventricular Septum and Major Aortopulmonary Collaterals: Association with Deletion 22q11.2. Pediatr Cardiol, 2003, 24(6): 585-587.

[6] Hofbeck M, Leipold G, Rauch A, et al. Clinical relevance of monosomy 22q11.2 in children with pulmonary atresia and ventricular septal defect. Eur J Pediatr, 1999, 158(4): 302-307.

[7] De Stefano D, Li P, Xiang B, et al. Pulmonary atresia with intact ventricular septum (PA-IVS)in monozygotic twins. Am J Med Genet A, 2008, 146A(4): 525-528.

[8] Grossfeld P D, Lucas VW, Sklansky M S, et al. Familial occurrence of pulmonary atresia with intact ventricular septum. Am J Med Genet, 1997, 72(3): 294-296.

[9] Recupero A, Di Bella G, Patanè S, et al. Right ventricular outflow tract obstruction in hypertrophic cardiomyopathy. Int J

Cardiol, 2010, 144(3): 56-57.

[10] Gittenberger-de Groot A C, Sauer U, Bindl L, et al. Competition of coronary arteries and ventriculo-coronary arterial communications in pulmonary atresia with intact ventricular septum. Int J Cardiol, 1988, 18(2): 243-258.

[11] Pfitzer C, Helm PC, Ferentzi H, et al. Changing prevalence of severe congenital heart disease: Results from the National Register for Congenital Heart Defects in Germany. Congenit Heart Dis, 2017, 12(6): 787-793.

[12] Barbero-Marcial M. Classification of pulmonary atresia with ventricular septal defect. Ann Thorac Surg, 2001, 72(1): 316-317.

[13] 朱艺玲，李坤. 室间隔完整的肺动脉闭锁彩色多普勒超声心动图特征及规律性研究. 中国医药科学，2016，2：189-191.

[14] Castaneda A R, Jonas R A, Mayer J E J, et al. Tetralogy of Fallot. In: Cardiac Surgery of the Neonate and Infant . Philadelphia: Saunders, 1994, 215-234.

第二十四章 主动脉窦瘤破裂

Chapter
24

动态图 24-1　胸骨旁左心室长轴切面，主动脉窦瘤形成。升主动脉未见明显扩张，也未见撕裂的内膜回声

动态图 24-2　胸骨旁大动脉短轴切面，右冠窦、左冠窦及无冠窦均呈瘤样扩张。主动脉瓣为三叶瓣，对合时中间见缝隙

动态图 24-3　胸骨旁左心室长轴切面，主动脉瓣重度关闭不全

动态图 24-4　胸骨旁大动脉短轴切面。主动脉瓣为二叶瓣，呈前后排列

动态图 24-5　心尖五腔心切面，Valsalva窦瘤向右心房膨出

动态图 24-6　心尖五腔心切面，彩色多普勒显示Valsalva窦瘤破入右心房，左向右分流信号

动态图 24-7　经肘静脉注射10mL振动生理盐水行右心超声造影检查。右心房、右心室、肺动脉顺序显影。左心未见对比剂微泡回声，右心房侧见窦瘤轮廓勾画的负性造影区

　　主动脉根部包括主动脉瓣环、主动脉窦、窦管交界部和升主动脉近端，解剖结构十分复杂，功能非常重要。主动脉窦也称Valsalva窦（sinus of Valsalva，SOV），位于主动脉瓣环与窦管嵴之间，发挥悬吊主动脉瓣的作用。主动脉窦由三个窦腔组成，包括右冠窦（RCS）、左冠窦（LCS）和无冠窦（NCS）。正常情况下，右冠窦发出右冠状动脉，左冠窦发出左冠状动脉，无冠窦位于肺动脉对侧，通常无冠脉发出。Valsalva窦呈瘤样扩张即为主动脉窦瘤（sinus of Valsalva aneurysm，SOVA），主动脉窦瘤通常向心腔膨出，也可以破入心腔或心包，属少见的心血管疾病。1839年Hope首次报道主动脉窦瘤样扩张并破裂。

一、病因学

　　一般认为，主动脉窦瘤是主动脉壁中层与主动脉瓣环纤维融合不完全所致。主动脉壁

中层弹力组织缺乏、主动脉壁发育薄弱，尤其存在高血压时，易导致主动脉窦扩张、窦瘤形成。而在主动脉瓣感染性心内膜炎时，由于感染进行性发展导致主动脉中层发生坏死，致使主动脉瓣环扩张、主动脉窦瘤形成。因此，根据发病原因不同，主动脉窦瘤可分为先天性和获得性两大类，先天性主动脉窦瘤更常见。先天性因素常见于二叶主动脉瓣、结缔组织病、马方综合征和Ehlers-Danlos综合征等患者。先天性因素所致主动脉窦瘤通常仅一个窦腔扩张。此外，这类主动脉窦瘤还常合并其他先天性心脏病变如室间隔缺损、冠状动脉畸形，或其他主动脉瓣异常如二叶主动脉瓣或四叶主动脉瓣。继发性因素见于累及主动脉根部和Valsalva窦的疾病，如梅毒、感染性心内膜炎、创伤、动脉粥样硬化、主动脉瓣术后或心脏导管检查后等。继发性因素常累及多个窦，也称主动脉根部瘤。

二、病理解剖和病理生理

正常Valsalva窦由可以张开90°角的主动脉瓣叶形成三个圆形、口袋状窦腔构成。先天性主动脉根部中层发育缺陷，或获得性病因累及主动脉根部时，可导致Valsalva窦瘤形成。Valsalva窦不同程度扩张导致窦瘤形态多变，可表现为仅一个窦轻度扩张，也可以表现为风袋样结构。窦瘤可以保持完整不破裂，但约34%窦瘤发生破裂。Valsalva窦瘤破裂大多数（＞97%）源自右冠窦（67.1%）或者无冠窦（30%）。源于无冠窦破裂者通常破入右心房（16%）；源于右冠窦破裂者往往破入右心房（13%）或右心室（50%）。

基于外科实用性的角度考虑，Valsalva窦瘤分型应该包括临床和解剖两个方面内容。在临床方面，应描述是获得性还是先天性，窦瘤破裂还是未破；而在解剖方面，应描述累及哪个窦、破入哪个心腔。根据Valsalva窦瘤起源和破裂部位，临床上通常采用Sakakibara分型，共分四型。

Ⅰ型：窦瘤起源于右冠窦左部，向右心室圆锥部膨出，紧邻左、右肺动脉瓣交界下。

Ⅱ型：窦瘤起源于右冠窦中部，向右心室膨出，破入室上嵴。

Ⅲ型：窦瘤均起源于右冠窦后部。如果窦瘤向右心室膨出，紧邻三尖瓣隔瓣下；或破入室间隔膜部者，为Ⅲ$_V$型；如果右冠窦瘤向右心房膨出，邻近三尖瓣前叶与隔瓣交界，则为Ⅲ$_A$型。

Ⅳ型：窦瘤起源于无冠窦右部，向右心房膨出，邻近三尖瓣隔瓣。

Valsalva窦瘤如果未破，只是窦瘤向右心室膨出，可致右心室流出道梗阻。如果破入右心房、右心室，造成左向右分流，右心容量负荷增加，右心功能衰竭。当破裂到心包腔，可即刻造成心脏压塞，引起患者突然死亡。

三、临床表现

Valsalva窦瘤多见于男性，男女之比约为4：1。许多Valsalva窦瘤是在影像学检查或临床听诊闻及连续性杂音偶然发现的。Valsalva窦瘤临床表现多种多样，取决于主动脉窦瘤发生部位、大小，是否产生受压症状，以及是否破入心腔或心外。临床表现通常为胸痛或心力衰竭，其他症状还包括劳力性呼吸困难。听诊难以与冠状动脉瘘等鉴别。

如果Valsalva窦瘤未破裂，右冠窦瘤膨出至右心室流入道或流出道时，可导致梗阻，主要产生右心功能衰竭症状。右冠窦瘤可以压迫心脏传导系统导致传导阻滞。左冠窦瘤可致左心房受压。如果Valsalva窦瘤发生破裂，右冠窦瘤可以破入右心房、右心室或者邻近的肺动脉主干；右冠窦瘤破裂也可致右冠状动脉夹层或受压，发生心绞痛或急性冠脉综合征。若右冠窦瘤破入心包腔，能导致心脏压塞。左冠窦瘤可以破入左心房、右心房。

存在膜部室间隔缺损时，无冠瓣或右冠瓣可脱垂致缺损处，导致主动脉瓣关闭不全。如果主动脉瓣严重关闭不全时，体检可以发现脉压增大，听诊发现舒张期杂音。如果主动脉窦瘤破入心腔，可以闻及连续性杂音。常规心电图检查有时可以发现左心室扩大。胸部X线检查显示心影扩大，心力衰竭表现。

四、典型病例超声图像特征及诊断要点

病例一

病史： 女，23岁，心慌、气急1年，加重半年，至我院心内科门诊就诊。临床疑诊马方综合征。

体征： 心脏扩大，心尖搏动向左下移位，在胸骨左缘第3肋间可闻及舒张期吹风样杂音。

其他医学影像： 胸部X线示心影明显扩大。

实验室检测结果： 心电图检查左心室高电压。

手术和病理： 未手术。

超声诊断： ① 主动脉窦瘤形成，未见明显破裂；② 主动脉瓣重度关闭不全；③ 左心室扩大呈球形；④ 左心室整体收缩及舒张功能减低。

超声诊断要点： 应用二维、彩色及频谱多普勒成像方法，进行多切面、多角度观察病变组织及毗邻结构。必要时还可以进行右心超声造影检查，窦瘤膨出或破入右心，在右心可见无微泡充填的负性造影区。

（1）明确Valsalva窦瘤形态、大小及累及范围，判断病变是仅限一个窦扩张，还是累及多个窦膨出；以及窦瘤有无破裂、破入的心腔。此外。尚需观察主动脉瓣叶数目、形态及功能。

（2）对于临床疑诊马方综合征，除观察主动脉根部外，还需测量升主动脉、主动脉弓甚至降主动脉内径。判断主动脉内膜有无撕裂，如果内膜撕裂，尚需确定撕裂的内膜破口，以及判断真腔与假腔等（图24-1～图24-3，动态图24-1～动态图24-3，（参阅第二十六章）。

图24-1　临床疑诊马方综合征，胸骨旁左心室长轴切面，主动脉窦瘤形成。升主动脉未见明显扩张，也未见撕裂的内膜回声

AO—主动脉；LA—左心房；LV—左心室，AN—主动脉窦瘤

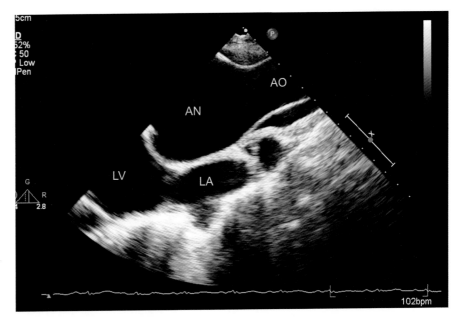

图24-2　胸骨旁大动脉短轴切面，右冠窦、左冠窦及无冠窦均呈瘤样扩张。主动脉瓣为三叶瓣，对合时中间见缝隙

RCS—右冠窦；LCS—左冠窦；NCS—无冠窦

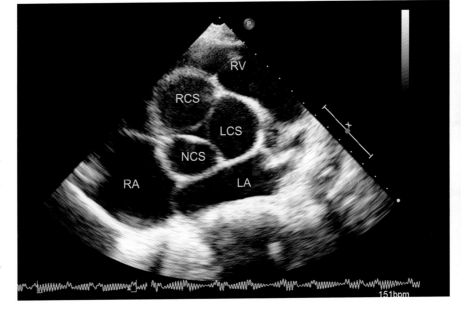

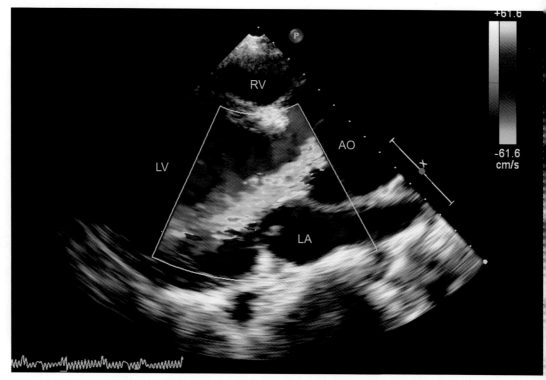

图24-3 胸骨旁左心室长轴切面，主动脉瓣重度关闭不全

病例二

病史：男，29岁，心前区不适感半年，近期加重1个月伴呼吸困难，至我院心脏大血管外科门诊就诊。

体征：心脏扩大，在胸骨左缘第3～4肋间可扪及收缩期震颤，听诊可闻及粗糙的4/6级连续性杂音，收缩中期杂音增强。

其他医学影像：胸部X线示心影轻度扩大。

实验室检测结果：血常规检查正常。

手术：主动脉窦瘤修补，室间隔缺损修补，主动脉瓣置换术。

超声诊断：先天性心脏病Valsalva窦瘤破裂，无冠窦瘤破入右心房；二叶主动脉瓣；室间隔缺损（膜周型）；右心明显扩大，左心轻度扩大；左、右心室整体收缩功能正常。

超声诊断要点：① 首先确定Valsalva窦瘤形成。一旦诊断Valsalva窦瘤破裂，就要明确破入的心腔。此外，尚需仔细观察是否合并其他相关先天性心脏畸形，如主动脉瓣下有无室间隔缺损及类型，主动脉瓣是否有瓣叶畸形，如二叶主动脉瓣，判断主动脉瓣关闭不全程度。② 判断心腔大小，评估心脏功能。若肺动脉压升高，尚需估测肺动脉压力及评估右心室功能（图24-4～图24-10，动态图24-4～动态图24-7）。

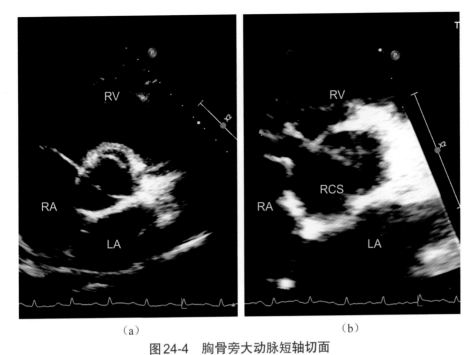

（a）　　　　　　　　　　　　　　　　　（b）

图24-4　胸骨旁大动脉短轴切面

（a）主动脉瓣为二叶瓣，呈前后排列；（b）无冠窦呈囊袋样向右心房侧膨出

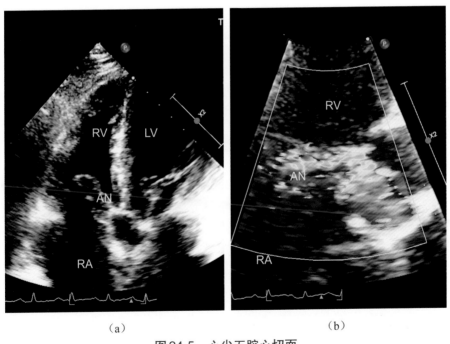

（a）　　　　　　　　　　　　　　　　　（b）

图24-5　心尖五腔心切面

（a）Valsalva窦瘤向右心房膨出；（b）彩色多普勒显示Valsalva窦瘤破入右心房，左向右分流信号。AN—窦瘤

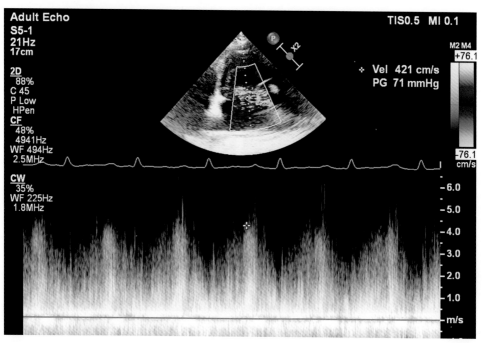

图24-6　胸骨旁大动脉短轴切面，连续多普勒检测出收缩期与舒张期连续性左向右分流信号

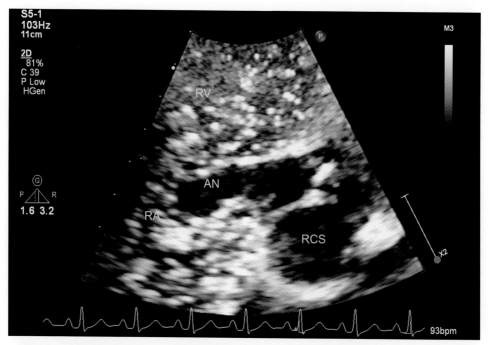

图24-7　经肘静脉注射10mL振动生理盐水行右心超声造影检查。右心房、右心室、肺动脉顺序显影。左心未见对比剂微泡回声。右心房侧见窦瘤轮廓勾画的负性造影区

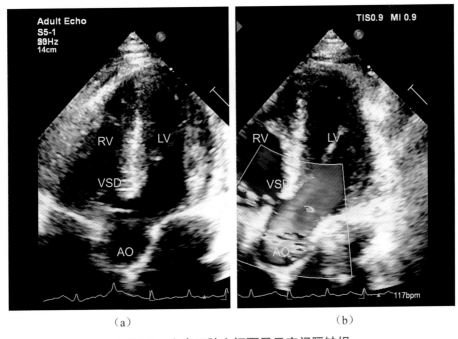

（a）　　　　　　　　　　　　　　　　　　　（b）

图24-8　心尖五腔心切面显示室间隔缺损

（a）主动脉瓣下室间隔膜周见连续性中断；（b）主动脉瓣下心室水平左向右分流。VSD为室间隔缺损

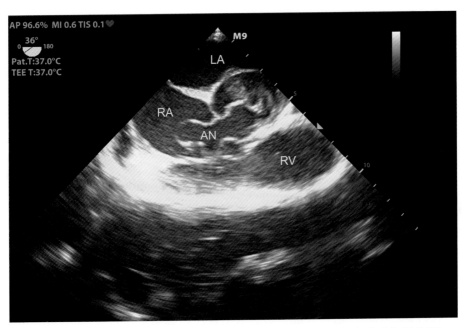

图24-9　术中经食管超声心动图检查，食管中段40°左右大动脉短轴切面
显示右冠窦瘤向右心房膨出

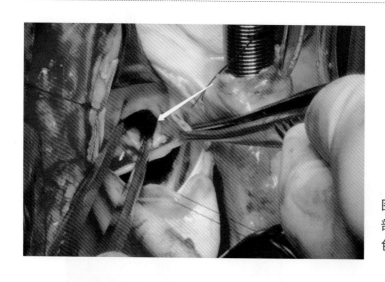

图24-10　手术切开主动脉根部，暴露主动脉窦瘤破口（白色箭头所示）

五、超声图像鉴别诊断

　　Valsalva窦瘤未破裂者大多无症状，由于缺乏明确提示线索，常规体检诊断难度较大。典型的Valsalva窦瘤破裂患者体格检查时，在胸骨左缘或右缘第4肋间可闻及较粗糙的连续性杂音。超声心动图对Valsalva窦瘤的诊断及鉴别诊断具有决定性价值。临床上，着重针对基于心前区产生连续性杂音的疾病进行鉴别诊断。

　　（1）动脉导管未闭（PDA）　这是十分常见的先天性心脏病，是指胎儿期存在于降主动脉与肺动脉分叉之间的动脉导管在出生后仍未闭合。通常按照导管形态分为漏斗型、管型、窗型等。可产生连续性左向右分流，听诊连续性杂音位置较高。需要注意的是，时常有人将窗型动脉导管未闭与主-肺动脉窗混淆，实属概念不清。超声检查常用胸骨旁大动脉短轴切面和胸骨上窝主动脉弓长轴切面（参阅第十章）。

　　（2）主动脉-肺动脉间隔缺损　这是少见的先天性心脏病，指升主动脉与肺动脉主干之间的间隔缺失，也称作主-肺动脉窗（aortopulmonary window）。血流动力学与粗大的PDA极为相似，即左向右分流、左心容量负荷过重。但患者心衰及肺动脉高压比PDA患者出现得早。在临床上，本疾病诊断通常采用Mori分型，共分三型：①Ⅰ型，主-肺动脉间隔近端缺损；②Ⅱ型，主-肺动脉间隔远端缺损；③Ⅲ型，主-肺动脉间隔完全缺损。此外，修订的Ho分型把虽有主-肺动脉间隔缺损，但缺损的近端和远端尚存边缘的病变，定义为"中间型缺损"。中间型主动脉-肺动脉间隔缺损比较适合介入封堵治疗。同样，主-肺动脉窗也能闻及连续性杂音。超声检查常用非标准胸骨旁大动脉短轴切面。

　　（3）冠状动脉瘘（CAF）　是冠状动脉畸形的一种，较少见。指冠状动脉与心腔、肺动脉或上腔静脉之间的交通。右冠状动脉最常发生，其次是左冠状动脉，左回旋支最少见。先天性或者获得性均可，冠状动脉导管检查是较常见的医源性原因。冠状动脉瘘能够导致心肌缺血，心腔容量负荷过重。临床表现有呼吸困难、胸痛等。超声心动图检查主要表现有冠状动脉近端扩张，冠状动脉内可记录高速的连续性分流信号。胸骨旁大动脉短轴切面能够显示扩张的冠状动脉（参阅第二十一章）。

　　（4）室间隔缺损合并主动脉瓣关闭不全　室间隔缺损位于主动脉瓣水平以下，于收缩期发生左向右分流，常合并右冠窦脱垂导致主动脉瓣关闭不全。心前区听诊可闻及双期杂音。而Valsalva窦瘤破裂最常见破入右心房或右心室，发生的左向右分流位于主动脉瓣水平以上，收缩期及舒张期连续左向右分流。室间隔缺损合并主动脉瓣脱垂与Valsalva窦瘤破裂二者分流位置不同，分流时相各异，理论上讲分辨不难。但是，Valsalva窦瘤破裂常同时合并室间隔缺损，且二者彩色分流束毗邻，非常容易混淆，需仔细加以鉴别，以防诊断Valsalva窦瘤破裂，而遗漏室间隔缺损；反之亦然。超声检查常用胸骨旁左心室长轴切面、胸骨旁大动脉短轴切面，心尖四腔心切面及心尖五腔心切面等（参阅第九章）。

六、临床价值

　　二维经胸彩色多普勒超声心动图是诊断主动脉窦瘤及窦瘤破裂首选的影像学方法。二维超声可以发现窦瘤发生部位以及毗邻结构关系，定量心腔大小。彩色多普勒成像在窦瘤破裂处显示五彩镶嵌的湍流信号，能够发现超过90%的窦瘤破裂病例。窦瘤破裂时，频谱多普勒可检出持续整个心动周期的高速连续性分流信号。应用右心超声造影检查，在右心房右心室侧可以勾画没有对比剂微泡充填的负性造影区，借此可了解窦瘤的完整性。实时三维经食管超声心动图在临床上日益普及使用，更便于发现窦瘤破裂部位和大小以及破入的心腔。基于Valsalva窦瘤形成与主动脉瓣畸形存在一定的关联性，对于主动脉瓣畸形患者，超声心动图可作为长期随访和监测工具。

（陈立新　刘莹莹）

参考文献

[1]　Luo XJ, Li X, Peng B, et al. Modified Sakakibara classification system for ruptured sinus of Valsalva aneurysm. J Thorac Cardiovasc Surg, 2013, 146: 874-878.

[2]　Wang Z J, Zou C W, Li D C, et al. Surgical repair of sinus of Valsalva aneurysm in Asian patients. Ann Thorac Surg, 2007, 84: 156-160.

[3]　Ring W S. Congenital Heart Surgery Nomenclature and Database Project: Aortic Aneurysm, Sinus of Valsalva Aneurysm, and Aortic Dissection. Ann Thorac Surg, 2000, 69: S147-S163.

[4]　Feldman D N, Roman M J. Aneurysms of the Sinuses of Valsalva. Cardiology, 2006, 106: 73-81.

[5]　Takach T J, Reul G J, Duncan J M, et al. Sinus of Valsalva Aneurysm or Fistula: Management and Outcome. Ann Thorac Surg, 1999, 68: 1573-1577.

[6]　兰锡纯，冯卓荣. 心脏血管外科学. 2版. 北京：人民卫生出版社. 2002.

第二十五章 永存动脉干

动态图25-1　胸骨旁左心室长轴切面，仅一条大动脉发出，骑跨于中断的室间隔上

动态图25-2　胸骨旁左心室长轴切面，左、右心室血流进入共同动脉干

动态图25-3　大动脉短轴切面，彩色多普勒示共瓣反流，共瓣处可见五彩镶嵌的反流信号

一、病因学

永存动脉干（persistent truncus arteriosus），又称共同动脉干（truncus arteriosus communis，TAC）、主动脉-肺动脉共同干（common aortico-pulmonary trunk），简称"共干"，为两侧心室底部仅发出有一组瓣膜的一条动脉干。共干仅有的一组瓣环和瓣膜，称为"共瓣"。本病绝大部分伴有室间隔缺损，发病率极低，约占新生儿的0.004%，占先心病的1%～4%，无明显性别差异，预后极差，若不治疗多在1岁内死亡。

共干的形成由胚胎期圆锥动脉干的发育异常所致，即圆锥动脉干的间隔发育出现障碍或停止，同时由于肺动脉圆锥远端发育不良或发育终止，未能与圆锥间隔融合而导致室间隔的圆锥部发育不良或未发育，形成共干下方的较大室缺。共干骑跨在室缺上接受来自两侧心室的血液，再输出到冠脉循环、体循环、肺循环。共干者半月瓣的形成过程受到干扰而发生异常，所有结节无法归位到正常的主动脉、肺动脉腔内，且结节的分裂过程亦随之发生异常，因此共干仅有一组瓣膜，瓣叶数目可为1～6个。

圆锥动脉干畸形与胚胎发育中分子水平基因的变异与异常表达密不可分，如*NKX2.5*、*GATA4*、*ZFPM2*、*GATA6*和*TBX1*。其中*GATA6*基因新突变*c.1254delC*（*p.S418fs*）与永存动脉干相关。另有研究观察到异质核糖核蛋白A1（Hnrnpa1）纯合变异的小鼠在胚胎发育

第13.5天出现明显共干畸形。此外，心脏发育过程中心内膜内TGFβ信号的异常激活也会造成圆锥动脉干间隔发育障碍。除了目前已发现的致病基因，有研究通过局部基因定位发现新致病基因*PRKD1*、*NRP1*和*PRDM1*。据目前研究，*TBX1*基因失活小鼠会出现共干，而*TBX1*和β连环蛋白（β-catenin）同时失活的小鼠可部分或完全豁免于畸形。这种现象提供了一种遗传拯救（genetic rescue）的可能性。生化因素也是影响心脏胚胎发育的重要因素之一。研究表明母体高同型半胱氨酸血症会影响胎儿圆锥动脉干间隔的发育，患儿同型半胱氨酸水平升高，且其母存在叶酸代谢障碍。

二、病理解剖和病理生理

（一）病理解剖

（1）共瓣　共干根部的共瓣位置类似于正常的主动脉瓣，并与二尖瓣呈纤维连接，瓣叶多为3叶（60%～70%），4叶瓣约25%，2叶瓣约5%，单叶瓣、5叶瓣及6叶瓣罕见。瓣叶较多者可合并部分瓣叶发育不良。瓣叶开闭功能可良好，部分患者共瓣可有不同性质的病变，并可伴有不同程度的增厚和弹性减低，部分瓣叶的粘连或发育不良。一些可伴有轻至中度的反流，多见于四叶瓣畸形者，少数患者可见轻度瓣口狭窄。

（2）冠状动脉起源部位及走行　约1/3共干患者合并冠脉位置异常，冠状动脉多为双支，少数为单只冠状动脉，常伴有开口和起源异常。异常起源、走行的冠脉可能造成急性冠脉综合征或猝死。

（3）室间隔缺损　室缺通常为瓣下型，上缘为共瓣，后缘80%患者由心室漏斗部肌肉褶与隔缘肉柱融合而成，20%为三尖瓣前叶成分。共干骑跨于室缺之上，约六成患者骑跨率约50%，其次是偏右心室者，少见偏左心室者。极少数的共同动脉干患者室间隔完整。

（4）合并畸形　约30%患者合并右位主动脉弓，10%合并主动脉弓离断（B型多见），另可合并冠状动脉起源异常、房间隔缺损、动脉导管未闭、主动脉弓缩窄或双主动脉弓等。

（二）病理分型

1. Collett和Edwards分型

根据肺动脉起始部位的不同，Collett和Edwards在1949年最早提出将共干分为4型，见图25-1，目前临床常将共干分为3型。

（1）Ⅰ型　肺动脉起自动脉干的左后侧壁，先发出一个短小的主肺动脉干，进而再分为左右肺动脉。

（2）Ⅱ型　左、右肺动脉分别起自于动脉干的后壁。分别发出但距离相近。

（3）Ⅲ型：左、右肺动脉分别直接起自于动脉干的两侧壁。无短小主肺动脉干发出。

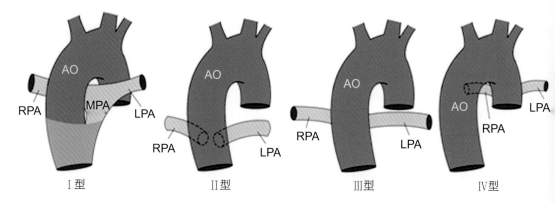

图25-1　Collett和Edwards分型

MPA—主肺动脉；LPA—左肺动脉；RPA—右肺动脉；AO—主动脉

　　其中Ⅰ型和Ⅱ型常见。Ⅲ型罕见。

　　之前的Ⅳ型是指肺动脉缺如且无动脉导管，肺部由支气管动脉供血。现认为该分型不属于共干，应理解为肺动脉闭锁合并室间隔缺损，且超声图像上不易分辨是肺动脉缺如还是肺动脉闭锁成纤维条索样结构。

2. Van Praagh分型

　　1965年Van Praagh结合主动脉的发育情况，提出新的分型方法，将伴有室缺的称为A组（96.5%），将不伴有室缺的称为B组，再根据肺动脉起源不同分为4型，见图25-2。

　　（1）A1型　即为上述Ⅰ型。约占50%。

　　（2）A2型　即为上述Ⅱ型和Ⅲ型。占25%～30%。

　　（3）A3型　一侧肺动脉起自动脉干，另一侧肺动脉缺如（多为左肺动脉），肺动脉缺如侧的肺脏由侧支血管或动脉导管供血。约占8%。

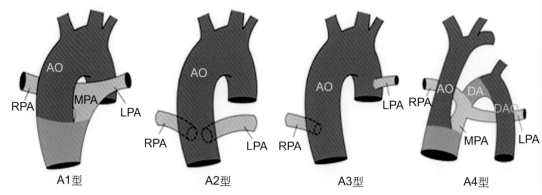

图25-2　Van Praagh分型

MPA—主肺动脉；LPA—左肺动脉；RPA—右肺动脉；AO—主动脉

（4）A4型　动脉干的主动脉成分发育不良，主动脉缩窄或主动脉弓离断。一侧肺动脉从动脉干分支离开，降主动脉由动脉导管供血。约占12%。

事实上目前包括常用的Collett和Edwards分型在内的各种分型方法都不能完全或正确描述所有类型共干的解剖病变表现。

（三）病理生理

共干患者因肺动脉起源于主动脉，体循环、肺循环承受相同的压力，因此存在肺动脉高压。早期肺循环内接受来自共干内血流的高流量灌注，肺循环压力升高，阻力升高不明显，称为"动力型肺动脉高压"。随着肺阻力逐渐升高，肺小动脉收缩，肺血流量减少，该阶段称为"阻力型肺动脉高压"，为不可逆性改变。上述两种类型肺高压亦可同时存在，此时可应用右心导管测量肺循环压力及阻力进行判断，指导治疗方案。当伴有明显的肺动脉狭窄时，肺血流量正常或减少，多数患儿可不出现或于晚期出现充血性心力衰竭，但可出现明显的发绀，活动时加重。

共干内为混合血，右心室的静脉血进入体循环越多，体循环的血氧饱和度越低。此外，共瓣反流会加重左心扩大和左心衰。主动脉弓缩窄或离断会加重肺动脉高压情况，上述情况均可导致死亡率增高。

三、临床表现

患儿生后左心功能不全、呼吸困难、肺炎，严重者可在1周内死亡。听诊双肺呼吸音粗，可闻及湿啰音，有共瓣反流者可闻及心脏舒张期杂音。当肺血管发生阻力性改变时，口唇、皮肤发绀，哭闹时加重。

四、典型病例超声图像特征及诊断要点

病史：男，29岁，主诉胸闷气短伴胸痛7个月，加重1周。患者曾于出生后1周在我院检查发现先心病，诊断为永存动脉干，未予治疗。于7个月前出现胸闷、气短等症状，近1周来加重故来诊。

体征：心前区闻及4/6级收缩期杂音。

超声诊断：永存动脉干；室间隔上部较大缺损；房间隔缺损；主动脉瓣轻中度反流。

超声诊断要点：① 单一动脉干，单组半月瓣，肺动脉结构发自于动脉干或探测不到肺动脉结构；② 多数动脉干起始于左、右心室，骑跨于其下方的较大室间隔缺损之上，多数大部分起始于右心室，收缩期左、右心室内的血液均进入动脉干；③ 参考Collett和Edwards分型方法，根据肺动脉的发出形式判定共同动脉干的类型。见图25-3 ～图25-7，动态图25-1 ～动态图25-3。

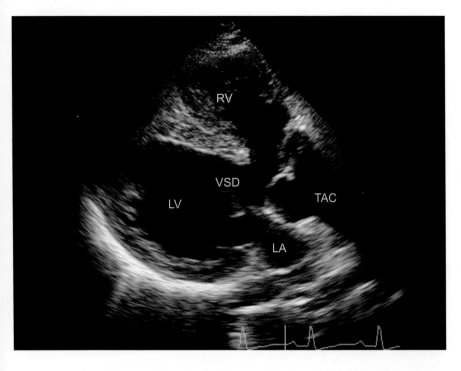

图25-3　胸骨旁左心室长轴示共同动脉干，仅一条大动脉发出，骑跨于中断的室间隔上

LA—左心房；LV—左心室；RV—右心室；TAC—共同动脉干；VSD—室间隔缺损

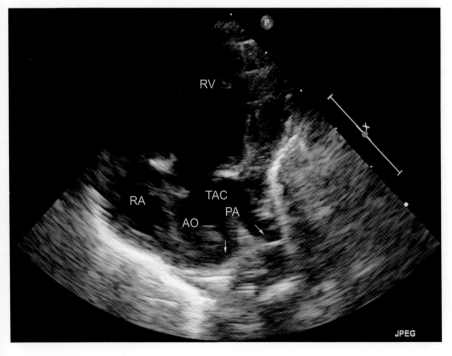

图25-4　非标准心尖五腔心切面示Collett和Edwards Ⅰ型共同动脉干：共同动脉干的长轴以及与心室的连接，可见共同动脉干发出不久分出肺动脉短干及左右肺动脉分支（箭头所示）

AO—主动脉；PA—肺动脉；RA—右心房；RV—右心室；TAC—共同动脉干

图25-5 四腔心切面显示共同动脉干：房室瓣位置及功能大致正常，右心比例增大，室间隔曲度减小，可见房间隔、室间隔回声失落及跨隔分流信号

ASD—房间隔缺损；LA—左心房；LV—左心室；RA—右心房；RV—右心室；VSD—室间隔缺损

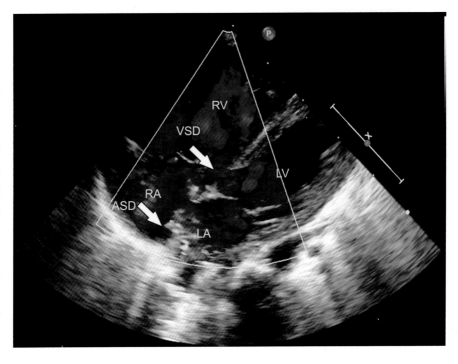

图25-6 胸骨旁左心室长轴显示共同动脉干：左、右心室的血流同时进入共干内

TAC—共同动脉干；LV—左心室；LA—左心房；RV—右心室

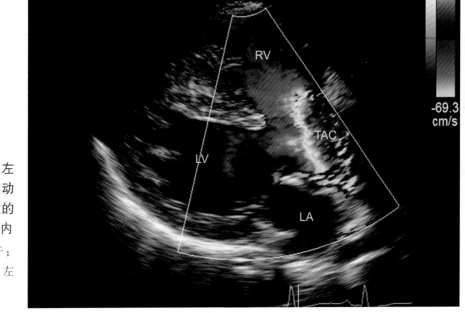

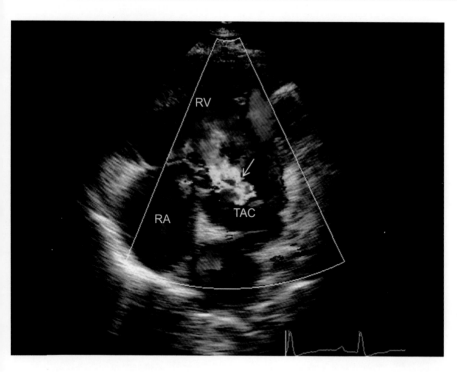

图25-7 彩色多普勒示共瓣反流，共瓣处可见五彩镶嵌的反流信号（箭头所示）
TAC—共同动脉干；RV—右心室；RA—右心房

五、超声图像鉴别诊断

（1）法洛四联症 法洛四联症虽有主动脉增宽、前移、骑跨，但正常位置仍可见内径变小的肺动脉及右心室流出道，有2组半月瓣；肺动脉与主动脉的环抱关系仍存在。

（2）大动脉转位 右心室双出口、大动脉转位虽有主动脉骑跨和室间隔缺损，但均有2根大动脉自心室发出，并有2组动脉瓣。

（3）主肺动脉间隔缺损 主肺动脉窗仍有肺动脉瓣存在，肺动脉间隔缺损位于升主动脉左侧壁与主肺动脉右侧壁，缺损为卵圆形，两根动脉分别发自左、右心室流出道。

（4）假性动脉干（主动脉假干，肺动脉假干） 表现为一条较宽的大动脉和另一条发育不良或闭锁的细小动脉。

六、临床价值

多数永存动脉干患儿于出生后早期死亡，仅有12%的患儿生存超过1年。继续存活的患儿，又因为进展性的肺血管阻力改变而死于肺动脉高压或Eisenmenger综合征。因此永存动脉干一旦确诊应尽早手术治疗。研究证明，1～3月龄的儿童可较安全地进行共干修复手术，预后较好，而新生儿尤其是伴有主动脉弓离断的新生儿直接进行修复术则死亡率较高。因此对新生儿进行分期手术意义非凡。有研究显示，无论是新生儿或成人患者，完全共干修复术都具有更好的临床效果，死亡率相对较低，长期预后理想。术前显著的共瓣反流是造成患者死亡的危险因素，因此术前利用超声心动图对反流进行评估十分重要。

　　超声心动图对诊断永存动脉干具有重要意义，可实时显示心腔结构、房室及大动脉连接、瓣膜形态与运动，评估心功能及血流动力学变化，具有方便、经济、安全、无创的优点，可作为临床诊断永存动脉干的首选检查手段。但超声心动图也存在其局限性，对于空间结构极为复杂的心外大血管畸形结构，CT血管造影（CTA）效果更理想。因此在临床进行诊断治疗与术前评估时，超声心动图结合其他检查手段综合评价病情有助于更好更全面地设计手术方案、评估患者预后，为下一步治疗提供更多依据。

（任卫东）

参考文献

[1]　Ma M C, Li P, Shen H, et al. Dysregulated endocardial TGFβ signaling and mesenchymal transformation result in heart outflow tract septation failure. Dev Biol, 2016, 409(1): 272-276.

[2]　Zhang E, Hong N, Chen S, et al. Targeted sequencing identifies novel GATA6 variants in a large cohort of patients with conotruncal heart defects. Gene, 2017: 641.

[3]　Yu Z, Tang P L, Wang J, et al. Mutations in Hnrnpa1 cause congenital heart defects. Jci Insight, 2018, 3(2): 1-21.

[4]　Gouton M, Lucet V, Bical O, et al. Late management of truncus arteriosus: 20 years of humanitarian experience. Cardiol Young, 2017, 28(2): 302-308.

[5]　任卫东，张玉奇，舒先红. 心血管畸形胚胎学基础与超声诊断. 北京：人民卫生出版社，2015.

[6]　Chen Q, Gao H, Hua Z, et al. Outcomes of Surgical Repair for Persistent Truncus Arteriosus from Neonates to Adults: A Single Center's Experience. Plos One, 2016, 11(1): e0146800.

第二十六章 主动脉夹层

一、病因学

主动脉夹层也称为夹层主动脉瘤（dissecting aortic aneurysm），是由主动脉内膜撕裂导致血液进入主动脉中层形成夹层血肿或出血，将内膜与中层剥离或撕开，且这种剥离性血肿可沿主动脉壁及其分支延伸一定的距离，甚至累及主动脉全程，是极危重的心血管急症，病情进展迅速，预后凶险，可发生于任何年龄，以50岁左右患者最常见，男性约为女性的2倍。高血压伴主动脉粥样硬化是主动脉夹层最常见的致病因素。一些结缔组织遗传性疾病如马方综合征等和先天性心血管疾病如二叶式主动脉瓣、主动脉缩窄等均可导致主动脉夹层形成。本病也可发生于40岁以下的女性妊娠晚期或产褥期，这可能与妊娠后期心排血量和血容量增加以及内分泌变化使得主动脉结构发生改变有关。一些炎症性疾病如巨细胞动脉炎、梅毒性大动脉炎等，也可最终诱发主动脉夹层。另外，主动脉创伤、心导管手术、血管成形术以及心脏外科手术均可导致医源性动脉夹层。

二、病理解剖和病理生理

（一）病理解剖

基本病理改变为主动脉内膜损伤，中层弹力纤维局部发生断裂或坏死，基质发生黏液性变和囊肿形成，导致局部主动脉壁变薄和抗压能力降低，进而发生主动脉扩张和主动脉瘤形成，由于血压突然变化导致主动脉壁内膜撕裂形成内膜至中膜的破裂口，血液经破裂口不断进入主动脉壁内，将中层逐渐撕开，并向主动脉外层和两端扩展，从而形成主动脉夹层。主动脉夹层的病理类型主要有两种：一种为经典的主动脉夹层，表现为主动脉内膜撕裂后，主动脉腔内血液通过破裂口进入变性的主动脉中层，并向撕裂内膜的近端和远端传播，内膜上可见一个或多个破裂口与主动脉腔相连；另一种病理类型为自发性壁内血肿，囊性变中层的营养血管先发生破裂出血，形成壁内血肿，该病变亦可进一步发展破入血管腔形成典型的主动脉夹层。这类患者一般年龄偏大（平均为70岁），多数有长期高血压病史。

（二）病理生理

绝大多数主动脉夹层发生于血流冲击较强的部位，最常见的部位为主动脉瓣上5cm处（升主动脉近段）和左锁骨下动脉起源处的胸降主动脉（降主动脉起始部）。在夹层血肿沿主动脉壁扩展时，形成主动脉夹层的假腔，夹层起源处的内膜伴有撕裂，形成入口，借此与主动脉夹层的真腔，即与原主动脉腔相通。真腔与假腔之间可有多个交通口，通常假腔大、真腔小。部分患者夹层的假腔内可有附壁血栓形成。升主动脉夹层累及主动脉根部引起主动脉瓣关闭不全。主动脉夹层进展累及冠状动脉时，引起心肌缺血和坏死，甚至猝死。升主动脉夹层可向远端剥离，影响主动脉弓及头臂动脉，可以引起脑部或者上肢供血不足，从而出现偏瘫甚至昏迷，或者上肢脉搏减弱，血压下降。降主动脉夹层向远端剥离，可以累及肋间动脉、腹主动脉主要分支，引起相应器官及下肢缺血。

（三）夹层分型

根据内膜撕裂的部位和夹层血肿所波及的范围，可将主动脉夹层进行分型，临床上常用的有Stanford分型和DeBakey分型（图26-1）。

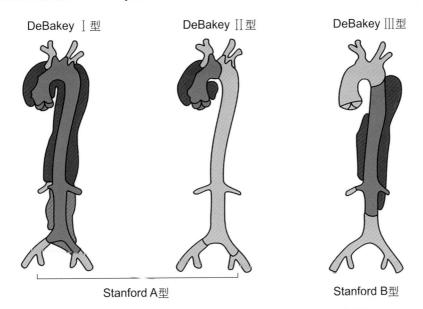

DeBakey Ⅰ型　　DeBakey Ⅱ型　　DeBakey Ⅲ型

Stanford A型　　　　　　Stanford B型

图26-1　临床上常用的Stanford分型和DeBakey分型

Stanford分型的关键在于夹层是否累及升主动脉。① Stanford A型：夹层起源于升主动脉或从较远端向近端扩展而累及升主动脉，无论远端范围如何。② Stanford B型：夹层起源于左锁骨下动脉开口以远的降主动脉，升主动脉不受病变累及。Stanford A型患者发生夹层破裂、心包积血、主动脉瓣关闭不全和冠状动脉受累的可能性很大，突然死亡的风险极高，需要紧急手术处理；而Stanford B型夹层发生在降主动脉，危险性相对较小，可保守治疗或者择期手术。

DeBakey 分型如下。① DeBakey Ⅰ 型：起源于升主动脉近端，夹层广泛，可累及升主动脉、主动脉弓、胸降主动脉、腹主动脉及其分支，亦可累及冠状动脉和主动脉瓣，占60%～70%。② DeBakey Ⅱ 型：起源于升主动脉，夹层局限于升主动脉，少数累及部分主动脉弓，亦可累及冠状动脉和主动脉瓣，未累及胸降主动脉、腹主动脉及其分支，较少见。③ DeBakey Ⅲ 型：由主动脉左锁骨下动脉起源处开始形成血肿，向下扩展至胸降主动脉（DeBakey Ⅲa）或腹主动脉（DeBakey Ⅲb）。如血肿向上逆行扩展到主动脉弓和升主动脉，则称逆行性夹层，占20%～30%。

三、临床表现

剧烈而持续性的前胸和后背疼痛是急性主动脉夹层最主要的症状。通常在发病后立即出现，患者服用强镇痛药往往不能完全缓解。病变累及脑或脊髓动脉者，可出现头痛、头晕、嗜睡、恶心、呕吐、晕厥、偏盲、失语或偏瘫等。病变累及腹部血管时，可伴有呕血、便血或血尿等，类似于急腹症。主动脉夹层可发生破裂大出血，导致患者突然死亡。还可压迫有关主动脉分支，造成血管狭窄、闭塞，导致相应脏器供血障碍，常见累及的动脉有无名动脉、左颈总动脉、左锁骨下动脉、肾动脉和冠状动脉等。

四、典型病例超声图像特征及诊断要点

（一）典型病例

病史：男，32岁，平素体健，患者10年前患"肺结核"，已治愈。主诉阵发性胸闷、胸痛2年，加重20天。

体征：心律齐，心音正常；A2强于P2，二尖瓣听诊区可闻及收缩期3/6级喷射样杂音，主动脉瓣听诊区可闻及舒张期4/6级喷射样杂音，无心包摩擦音。

其他医学影像：CT血管成像（CTA）示主动脉全长至左侧髂总动脉起始段异常改变，考虑夹层CTA表现（符合主动脉夹层DeBakey Ⅰ型）；升主动脉瘤样扩张，考虑主动脉瘤形成，请结合临床分析（图26-2）。腹主动脉近分叉处至左侧髂总动脉异常改变，考虑壁间血肿形成可能。

实验室检测结果：胆红素轻度升高，白蛋白值正常。

手术和病理：体外循环下行带主动脉瓣人工血管升主动脉替换（BENTALL）术、全弓置换术、远端象鼻支架置入术、临时起搏导线安置术。病理示（主动脉瓣）纤维组织显玻璃样变及黏液变性；（主动脉）符合主动脉夹层。

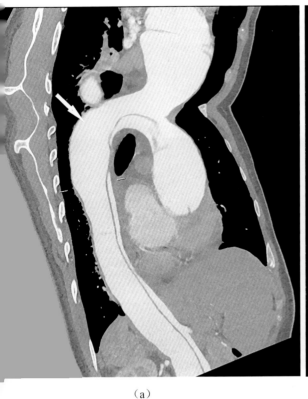

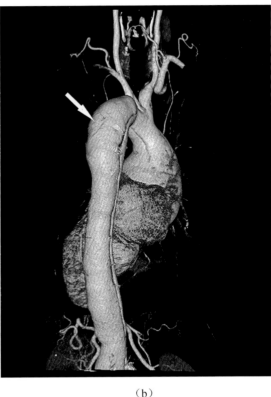

（a）　　　　　　　　　　　　　　　　　（b）

图26-2　主动脉夹层CTA

（a）矢状面显示内膜撕裂累及升主动脉至腹主动脉全程（箭头所示）；（b）三维重建直观显示内膜撕裂累及升主动脉至腹主动脉全程（箭头所示），CTA表现符合主动脉夹层DeBakey Ⅰ型

超声诊断：主动脉窦部及升主动脉瘤样扩张；升主动脉、主动脉弓、腹主动脉内带状回声，考虑主动脉夹层，符合DeBakey Ⅰ型；主动脉瓣重度关闭不全；三尖瓣中度反流；二尖瓣轻度反流；肺动脉收缩压轻中度增高；左心房、左心室增大；左心室收缩功能稍降低；左心室后壁搏幅减弱。

（二）超声诊断要点

1.二维超声心动图

在胸骨旁左心长轴、升主动脉长轴和短轴以及心尖五腔心切面可显示主动脉根部或升主动脉明显增宽，其内可见纤细、菲薄的膜状回声，将主动脉分隔成真、假两个腔[图26-3（a）]。假腔内可呈低回声或云雾状自显影回声，有时可见附壁血栓形成[图26-3（b）]。采用胸骨上窝主动脉弓长轴切面探查，可观察升主动脉、主动脉弓和降主动脉等部位的夹层病变，即撕裂的内膜呈线状回声，并将主动脉分成真、假两个腔 [图26-3（c）、（d）]。二维超声心动图探查时，可沿主动脉根部向升主动脉远端扫查，寻找内膜的破裂口，即真腔与假腔的交通口（入口），表现为内膜片状回声带的连续性中断（图26-4）。

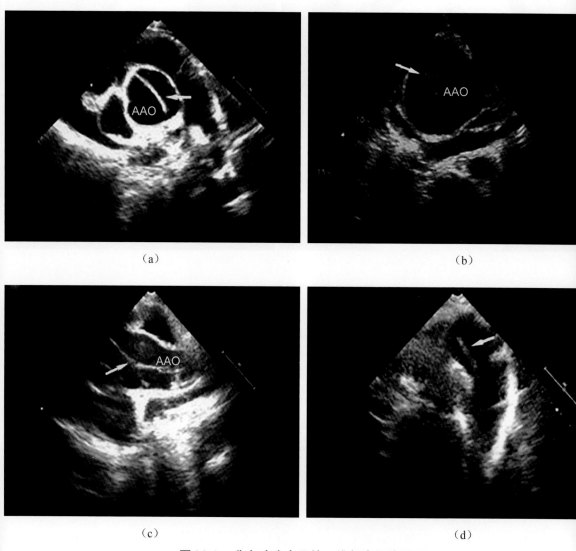

（a）   （b）

（c）   （d）

图26-3　升主动脉夹层的二维超声图像特征

（a）升主动脉明显增宽，其内可见纤细、菲薄的膜状回声（箭头所示），将主动脉分隔成真、假两个腔；

（b）假腔内附壁血栓形成（箭头所示）；（c）升主动脉至主动脉弓腔内可见撕裂内膜（箭头所示）；

（d）降主动脉起始段腔内可见撕裂内膜（箭头所示）。AAO—升主动脉

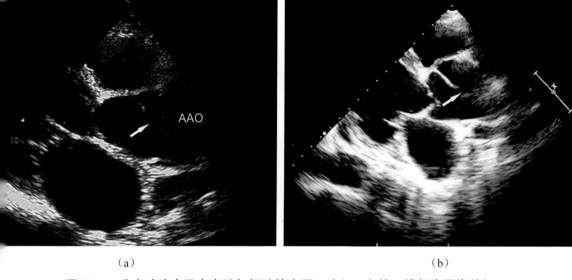

（a）　　　　　　　　　　　　　　　　　　（b）

图26-4　升主动脉夹层内真腔与假腔的交通口（入口）的二维超声图像特征

升主动脉根部明显增宽，其内可见纤细、菲薄的膜状回声连续性中断（箭头所示）。AAO—升主动脉

2.彩色多普勒超声

夹层发生于升主动脉时，在胸骨旁左心长轴切面和大动脉短轴切面上显示血流经主动脉瓣口直接射入主动脉腔内，此腔即真腔［图26-5（a）］。二维结合彩色多普勒超声在主动脉短轴切面显示管腔的形状较规则，呈圆形或卵圆形，且随着收缩期血流的充盈而膨胀，提示夹层动脉瘤为真腔。如果夹层累及主动脉的主要分支动脉，其真腔内径通常小于假腔，假腔内可见血流缓慢回旋呈自发显影或有血栓形成，而真腔内可探及正常搏动型的动脉频谱［图26-5（b）、（c）］。彩色多普勒超声还有助于判断入口与再入口的部位，有时二维图像上并未显示明显的连续中断，而彩色多普勒超声可显示真腔与假腔间相交通的血流信号。入口处，收缩期可见彩色血流信号由真腔流入假腔，舒张期则很少流动或由假腔流向真腔。再入口处血流流动的情况则与入口处相反，收缩期由假腔流向真腔，而舒张期由真腔流向假腔或很少流动。将脉冲波多普勒取样容积置于真腔中时，可记录到与正常动脉基本相同的频谱形态，且为层流；假腔中血流缓慢，故将取样容积置于假腔中时，可记录到低于真腔的血流速度，有时延时出现，或根本记录不到血流信号。将取样容积置于入口处时，则可记录到收缩期由真腔流向假腔的低速血流频谱。将取样容积置于再入口处时，则可记录到由假腔流向真腔的低速血流频谱。图26-6为升主动脉夹层伴瘤样扩张后主动脉瓣重度反流。

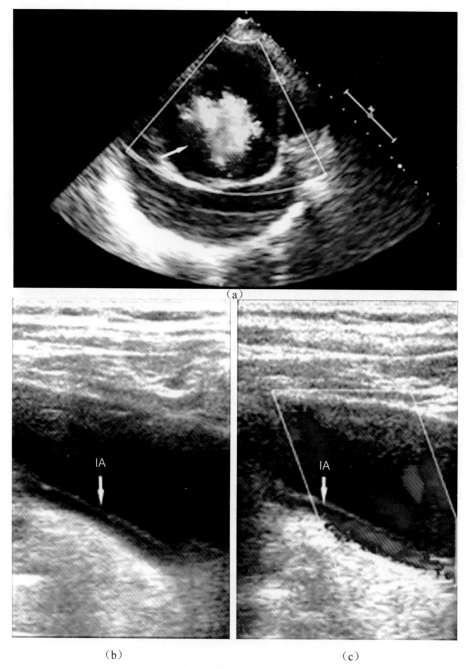

（a）

（b）   （c）

图26-5 主动脉夹层真腔和假腔的彩色多普勒超声图像特征

（a）在胸骨旁大动脉短轴切面上显示升主动脉夹层，左心室血流经主动脉瓣口直接射入主动脉腔内，
此腔即真腔（箭头所示）；（b）、（c）无名动脉受累，真腔内血流明亮，假腔内血流暗淡，
真腔内径小于假腔（箭头示撕裂内膜片）。IA—无名动脉

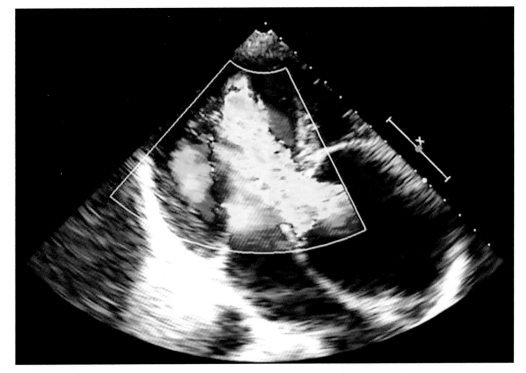

图26-6 升主动脉夹层伴瘤样扩张后主动脉瓣重度反流

五、超声图像鉴别诊断

（1）升主动脉内伪像和主动脉弓邻近血管 老年、高血压和（或）冠心病患者常存在主动脉根部和升主动脉内径增宽，内膜壁增厚、钙化等改变，可在升主动脉腔内探及带状回声伪像，容易与主动脉夹层撕脱的内膜回声相混淆。经胸骨上窝探查主动脉弓时，有时会将左头臂静脉与主动脉弓重叠的图像误认为扩张的升主动脉夹层。彩色多普勒可显示似为撕裂内膜的两侧为不同性质的血流，频谱多普勒探查发现较宽的一侧为搏动性血流，表明为主动脉；而较窄的一侧呈连续性静脉血流频谱，表明为左头臂静脉。经左上肢静脉注射超声对比剂的方法亦能有助于识别左头臂静脉。

（2）主动脉瘤 主动脉瘤与主动脉夹层均可见主动脉瘤样扩张。主动脉夹层可见剥离的血管内膜回声及内膜破口；主动脉瘤表现为主动脉单纯瘤样扩张，其内无撕裂的内膜回声。假性动脉瘤表现为主动脉壁的连续中断，与主动脉夹层入口类似。假性动脉瘤动脉壁中断常为动脉壁全层，破口局限，动脉内无剥离内膜的带状回声反射，破口远端可探及纤维组织包裹的假性动脉瘤腔（图26-7）。

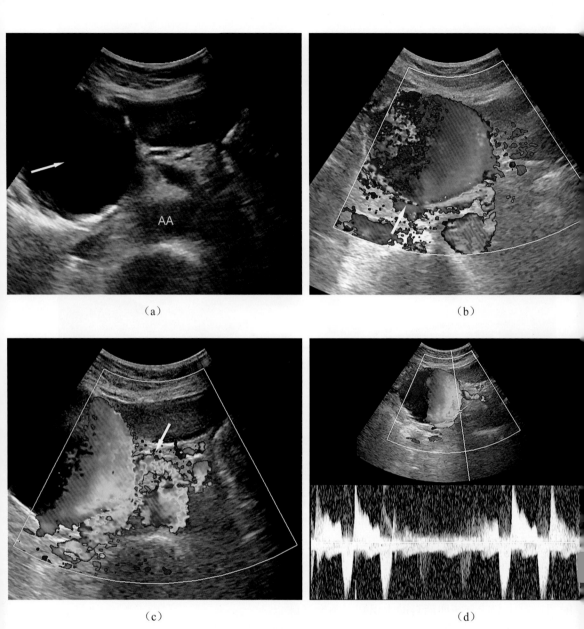

（a） （b）

（c） （d）

图26-7 腹主动脉分支腹腔干假性动脉瘤的超声图像特征

（a）假性动脉瘤体呈无回声（箭头所示）；（b）假性动脉瘤内呈涡流信号（箭头所示）；

（c）腹腔干（箭头所示）经破口与假性动脉瘤相通；（d）破口处血流往返于动脉与瘤腔之间，

呈双向血流。AA—腹主动脉

六、临床价值

　　主动脉夹层是一种严重危及患者生命的心血管疾病，病情复杂多变，进展迅速，病死率高。及时、准确、全面的诊断是指导治疗、降低病死率的关键。由于超声具有方便快捷、图像实时动态、可在床旁或手术室进行检查等优点，已在主动脉夹层的快速诊断、术中引导和术后随访中发挥了重要临床价值。超声心动图对累及升主动脉的 DeBakey Ⅰ型和Ⅱ型的诊断准确率较高，而对累及主动脉弓分支（无名动脉、左颈动脉、左锁骨下动脉）和降主动脉及其远端分支的诊断准确率低于 CTA。CTA 较超声更能直观全面地显示夹层动脉内膜剥脱和撕裂发生的部位和累及主动脉的范围，有利于夹层动脉瘤的准确分型，特别是累及主动脉弓部和降主动脉的 DeBakey Ⅰ型和仅累及降主动脉的 DeBakey Ⅲ型。目前临床用超声对比剂能有效提高超声检查诊断主动脉夹层的准确性。超声造影可清晰显示剥离内膜的位置即入口以及远端的再入口，特别是能准确判断真腔和假腔之间不同的血流方向。同时，由于其能更容易地检测出撕裂的内膜片，因此超声造影检查还有助于鉴别主动脉内撕裂的内膜与升主动脉伪像。

（郭燕丽）

参考文献

[1]　王新房，谢明星. 超声心动图学. 5 版. 北京：人民卫生出版社，2016.

[2]　苟中山，韩建成，贡鸣，等. 实时三维经食管超声心动图对 Stanford A 型夹层累及主动脉根部的功能解剖成像研究. 中国超声医学杂志，2015，31（5）：406-409.

[3]　朱晓丽，王峥，郑敏娟，等. 超声联合 CTA 在 Stanford A 型主动脉夹层术后随访中的应用价值. 中国超声医学杂志，2016，32（9）：794-796.

[4]　Agricola E, Slavich M, Bertoglio L, et al. The role of contrast enhanced transesophageal echocardiography in the diagnosis and in the morphological and functional characterization of acute aortic syndromes. Int J Cardiovasc Imaging, 2014, 30(1): 31-38.

[5]　Evangelista A, Carro A, Moral S, et al. Imaging modalities for the early diagnosis of acute aortic syndrome. Nat Rev Cardiol, 2013, 10(8): 477-486.

[6]　Bredahl K, Eldrup N, Meyer C, et al. Reproducibility of ECG-gated ultrasound diameter assessment of small abdominal aortic aneurysms. Eur J Vasc Endovasc Surg, 2013, 45(3): 235-240.

[7]　Jansen Klomp W W, Peelen L M, Brandon Bravo Bruinsma G J, et al. Modified transesophageal echocardiography of the dissected thoracic aorta;a novel diagnostic approach. Cardiovasc Ultrasound, 2015, 14(1): 28-35.

[8]　Wang C J, Rodriguez-Diaz C A, Trinh M A. Use of real-time three-dimensional transesophageal echocardiography in type A aortic dissections: Advantages of 3D TEE illustrated in three cases. Ann Card Anaesth, 2015, 18(1): 83-86.

[9]　Erbel R, Aboyans V, Boileau C, et al. 2014 ESC Guidelines on the diagnosis and treatment of aortic diseases. Eur Heart J, 2014, 35(41): 2873-2926.

第二十七章　感染性心内膜炎

动态图27-1　胸骨旁左心室长轴切面，二尖瓣左心房面可见多发
团状赘生物附着，形态不规则，随二尖瓣启闭活动
而摆动

动态图27-2　胸骨旁左心室长轴切面，局部放大可见二尖瓣左心
房面多发赘生物附着，形态不规则，活动度较大

动态图27-3　心尖四腔切面，二尖瓣左心房面可见多发形态不规则的赘生物附着，随
二尖瓣启闭活动而摆动明显

动态图27-4　心尖四腔切面，彩色多普勒显示左心房内源于二尖瓣蓝色为主花彩反
流束

一、病因学

感染性心内膜炎（infective endocarditis，IE）是主要由链球菌和葡萄球菌引起的心内
膜表面的微生物感染，伴赘生物形成。

二、病理解剖和病理生理

感染性心内膜炎多发生于有器质性心脏病的患者，最多见于风湿性心脏瓣膜病、二尖
瓣脱垂、人工瓣膜手术等心脏瓣膜病，也可见于室间隔缺损、动脉导管未闭、法洛四联
症、主动脉缩窄等先天性心脏病。其发生与血流动力学改变引起的心内膜损伤有很大关
系，当血流经病变瓣膜或者先天性缺损通过时会产生高速射流或下游的湍流而形成赘生
物，湍流下方部位内膜灌注压下降更有利于微生物的沉积和生长，因而赘生物多发生于二
尖瓣的瓣叶心房面、主动脉瓣的瓣叶心室面和室间隔缺损的右心室侧。赘生物是感染性心

内膜炎的主要病理改变。

三、临床表现

多有感染史，临床上发热伴主动脉瓣区突然出现舒张期杂音为急诊者最具特征的临床表现。严重者会发生心力衰竭、心肌脓肿、动脉栓塞和神经系统并发症。

四、典型病例超声图像特征及诊断要点

（一）典型病例

病史： 男，34岁，主诉"间歇性发热3个月伴全身肌肉酸痛1月余"，至我院求治，无既往史。

体征： 腹部散在红色皮疹，双足Janeway损害，Osler。听诊心律齐，心尖部闻及粗糙舒张期杂音。腹平软，肝、脾肋下未及，双下肢无水肿。

其他医学影像： 胸部X线检查未见明显异常。

实验室检测结果： 血沉增快、白细胞分类白细胞总数增加伴中性粒细胞比例增大、C反应蛋白增高。心电图示窦性节律，左心室高电压。三次血培养为链球菌。

超声诊断： 感染性心内膜炎，二尖瓣多发赘生物形成，致二尖瓣中度反流，见图27-1～图27-4，动态图27-1～动态图27-4。

手术： 二尖瓣赘生物切除＋瓣膜置换术，见图27-5、图27-6。

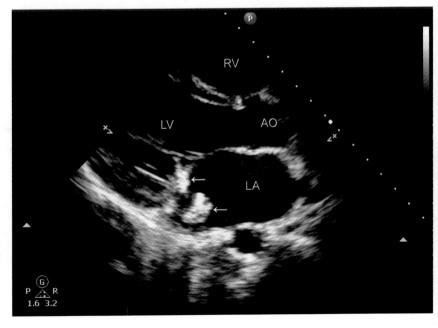

图27-1 胸骨旁左心室长轴切面：二尖瓣瓣膜上团状赘生物（箭头），左心房、左心室扩大

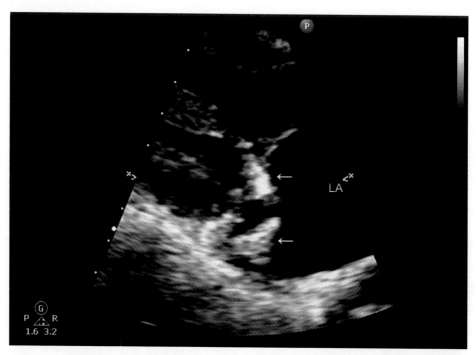

图27-2 胸骨旁左心室长轴切面：局部放大可见二尖瓣多发赘生物形成（箭头）

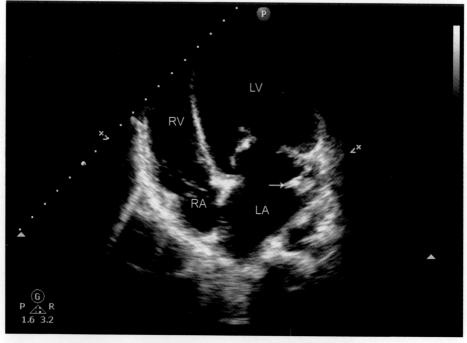

图27-3 心尖四腔切面：二尖瓣后叶瓣上赘生物（箭头）

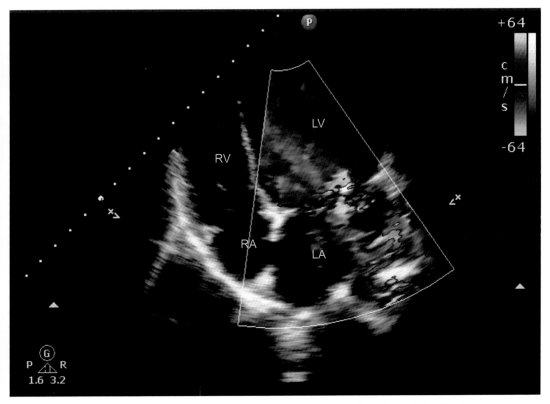

图27-4　心尖四腔切面：彩色多普勒显示左心房内二尖瓣蓝色反流束

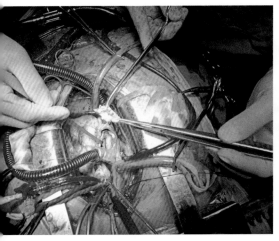

图27-5　术中照片：二尖瓣
瓣膜上赘生物

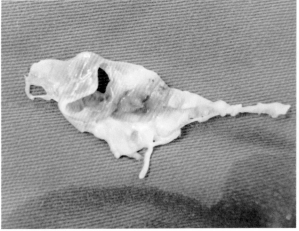

图27-6　术中照片：切除的
二尖瓣及赘生物

（二）超声诊断要点

赘生物：大小、形状、部位、活动度及是否影响血流状态。

瓣膜改变：瓣膜反流、脱垂及连枷状运动，腱索断裂，瓣周脓肿、穿孔。

心脏基础性病变：是否有先天性心脏病、风湿性心脏病、老年退行性瓣膜病、二尖瓣脱垂等，及其血流动力学改变。

五、超声图像鉴别诊断

（1）血栓　多发生于房室腔增大、血流淤滞和室壁运动异常，部分存在自发显影现象。

（2）黏液瘤　黏液瘤多发生于房间隔上，有宽窄不一的瘤蒂，活动度大。

（3）其他　非感染性心内膜炎瓣膜结节及部分二尖瓣脱垂。

六、临床价值

超声检查不仅可以直观显示赘生物的部位、大小、形态、数目，从形态学上证实感染的存在，还可以明确诊断基础性心脏病，观察血流动力学改变情况，是临床诊断IE的两大基石之一。超声检查还可以观察治疗效果，帮助外科制定手术方式和手术路径。

（杜国庆）

参考文献

[1] Afonso L, Kottam A, Reddy V, et al. Echocardiography in infective endocarditis: state of the art. Curr Cardiol Rep, 2017, 19(12): 127.

[2] Iung B, Rouzet F, Brochet E, et al. Cardiac imaging of infective endocarditis, echo and beyond. Curr Infect Dis Rep, 2017, 19(2): 8.

第二十八章 缩窄性心包炎

一、病因学

急性心包炎以后，可在心包上留下瘢痕粘连和钙质沉着。多数患者只有轻微的瘢痕形成和疏松的或局部的粘连，心包无明显的增厚，不影响心脏的功能，在临床上无重要性。部分患者心包积液长期存在，形成慢性渗出性心包炎，主要表现为心包积液，预后良好。少数患者由于形成坚厚的瘢痕组织，心包失去伸缩性，明显地影响心脏的收缩和舒张功能，称为心包缩窄。缩窄性心包炎以结核性较多见（约占50%），其次是化脓性感染治疗不及时或不彻底而引起。此外，外伤或心脏直视术后心包积血、积液、粘连等亦可演变成为缩窄性心包炎。

二、病理解剖和病理生理

心包积液若能很好吸收，可无任何后遗症。但若其内有较多的细胞成分及纤维素沉积等，吸收较困难，则纤维蛋白沉着、肉芽组织形成和机化，使心包增厚粘连、心包腔闭塞乃至钙化呈盔甲样改变，心包一般厚3～5mm，有时可达10mm以上，常以心脏膈面增厚为著，心房和大动脉根部次之。在腔静脉入口处可形成狭窄环，造成严重梗阻。在房室交界处可形成严重狭窄，使患者出现类似二尖瓣狭窄的症状和体征。由于心脏活动受限，心肌早期可发生废用性萎缩，晚期则发生心肌纤维化。

缩窄的心包形成纤维囊或硬壳，束缚心脏，严重影响心脏的舒张和收缩，心包缩窄使心室舒张期扩张受阻，心室舒张期充盈减少，使心搏量下降，同时在呼吸时，胸腔压力变化不能传到心包腔和心腔内。因此，吸气时，外周静脉压和右心房压并不下降，由静脉进入右心房的血液不增加，为维持心排血量，心率必然增快；由于上、下腔静脉回流因心包缩窄而受阻，因此出现静脉压升高、颈静脉怒张、肝硬化、腹水、下肢水肿等体征。吸气时外周静脉回流增多，而已缩窄的心包使心室失去适应性扩张的能力，因此静脉压进一步增高，形成了吸气时颈静脉更加明显扩张的现象，称Kussmaul征。

三、临床表现

（1）症状　主要症状为乏力、食欲缺乏、腹胀、下肢水肿，此与静脉压增高有关；可有呼吸困难或端坐呼吸，多为腹水或胸腔积液压迫所致。

（2）体征　① 血压低、脉搏快，可扪及奇脉。② 颈静脉怒张，吸气时更明显（Kussmaul征）。③ 心脏听诊于胸骨左缘3～4肋间闻及心包叩击音。④ 其他体征如肝大、腹水、黄疸等。

四、典型病例超声图像特征及诊断要点

病史： 患者，男，60岁，因"反复胸闷、气短伴纳差半年余，加重1个月"入院。既往有结核病史。

体征： 血压110/62mmHg，奇脉，两下肺呼吸音低，心率80次/分，律齐，心前区闻及心包叩击音。腹软，肝脏肋下2cm，无压痛、反跳痛。双下肢轻度可凹陷水肿。

胸部CT： 两肺上叶肺气肿伴肺大泡形成。心包膜增厚，请结合临床。

实验室检测结果： 总蛋白63.6g/L，白蛋白降低（37.2g/L），谷丙转氨酶升高（89U/L），γ-谷氨酰转肽酶升高（281.2U/L），碱性磷酸酶升高（187.5U/L），总胆红素升高（29.5μmol/L），直接胆红素升高（14.6μmol/L）。B型钠尿肽前体升高（481.7pg/mL）。

超声诊断：

（1）心包增厚　多个切面均可显示心包的回声增强、增宽，心包增厚，且增厚程度不一（图28-1），如有心包钙化，回声明显增强，严重时呈强回声带。合并心包积液的心包

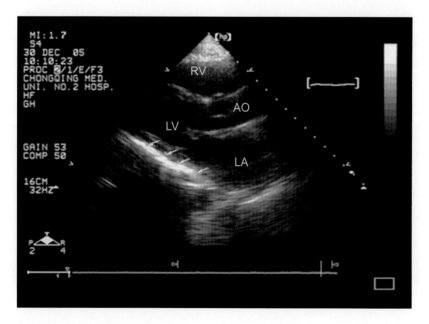

图28-1　心包增厚，回声增强、增宽

增厚易于观察、确定，尤其是脏层心包的增厚，即表现为心肌与无回声暗区之间的强回声带。

（2）房室大小改变　左、右心房明显增大（图28-2），心室腔多正常或稍小，房室交界后角常小于150°，左心室长轴切面心脏呈"高跟鞋"改变（图28-1），临床上，当遇见心室正常大小而左、右心房增大的患者，又无其他原因可循时，需考虑此病。

（3）室壁活动受限　增厚缩窄的心包可限制室壁的舒张活动，M型超声显示，左心室壁在舒张期运动受限，左心室后壁在舒张早期向后扩张，而后突然中止，变为平坦的曲线，即心室缓慢充盈及心房收缩左心室的被动充盈期无渐次向后的运动，向后运动的距离小于1mm。室间隔反常运动，室间隔呈抖动或跳跃状运动（图28-3），随呼吸变化其运动

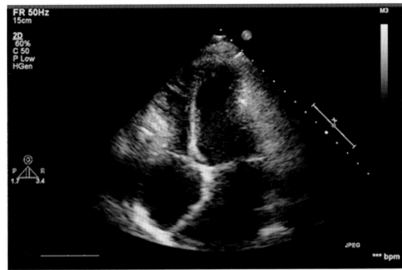

图28-2　左、右心房明显增大

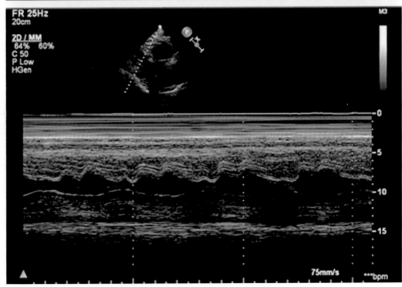

图28-3　室间隔反常运动，室间隔呈抖动或跳跃状运动

幅度增大，吸气时，可在舒张早期出现异常向后运动。

（4）肺动脉瓣的运动及下腔静脉　当右心室充盈受限时，室内压力急剧上升暂时超过了肺动脉压，就导致肺动脉瓣提前开放。剑突下四腔切面上可见下腔静脉的扩张，不随呼吸周期变化。

（5）房室瓣口血流频谱变化　脉冲多普勒探查二尖瓣口舒张期血流频谱呈充盈受阻图像，即舒张早期流速峰值（E峰）增快，晚期流速峰值（A峰）减慢，E/A比值明显增大；房室瓣口血流速度随呼吸而改变，二尖瓣口血流舒张早期流速峰值（E峰）呼气相高于吸气相（图28-4），与吸气时相比，呼气相E峰和A峰的值均增高大于或等于25%。三尖瓣口血流舒张早期流速峰值（E峰）吸气相高于呼气相；吸气时左心室等容舒张时间延长。

（6）组织多普勒　显示缩窄性心包炎心尖四腔切面间隔侧二尖瓣环的舒张早期速度（e'）升高，同时随着缩窄程度加剧，间隔侧e'逐渐增加，而侧壁二尖瓣环e'通常低于间隔侧e'（图28-5），间隔侧e'大于8cm/s（图28-6）。

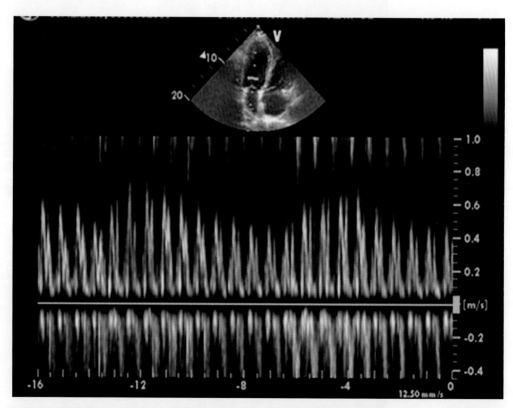

图28-4　缩窄性心包炎患者二尖瓣血流频谱：呼气相E峰高于吸气相E峰，二尖瓣口血流
舒张早期流速峰值（E峰）呼气相高于吸气相，即二尖瓣口血流频谱随呼吸发生改变

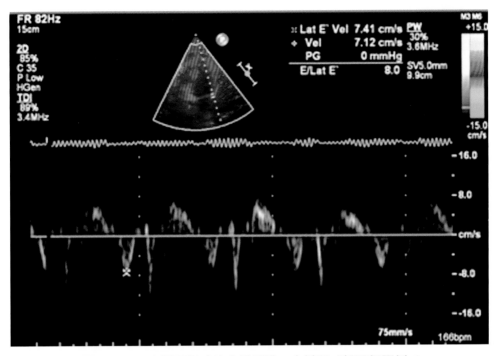

图28-5　二尖瓣环运动速度示侧壁二尖瓣环e'低于间隔侧e'

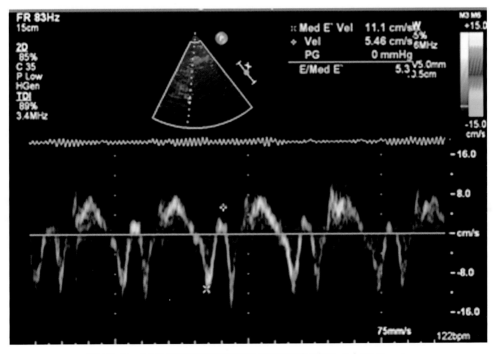

图28-6　二尖瓣环运动速度示间隔二尖瓣环e'大于8cm/s

五、超声图像鉴别诊断

① 检查出心包增厚对诊断缩窄性心包炎具有决定性的意义。但由于心包回声易与心外组织回声混淆，应予注意。此时须密切结合临床，多切面仔细检查。

② 缩窄性心包炎的血流动力学改变极似限制型心肌病，两者的具体鉴别见表28-1。

表28-1　缩窄性心包炎与限制型心肌病鉴别

鉴别点	缩窄性心包炎	限制型心肌病
奔马律	无	多有
心包	增厚、回声增强	正常
心房大小	轻至中度增大	显著增大
室间隔运动	常见舒张早期切迹	正常
室间隔位置	常见吸气时朝向左心室	正常
室壁、心内膜	正常	增厚，回声致密、增强，心尖部明显
乳头肌	正常	肥大
二尖瓣E峰呼吸相变化	大于25%	正常，小于15%
二尖瓣环运动速度（间隔侧）	大于8cm/s	小于8cm/s
肺动脉高压	少见	常见

③ 就血流动力学改变而言，本病还应与心脏压塞鉴别，但后者有起病急骤和大量心包积液等可资鉴别。

六、临床价值

部分缩窄性心包炎临床表现不典型，对临床诊断与病情判断存在困难，而超声显像是目前首选的无创性有重要价值的诊断方法，可发现诸多不同程度的异常征象，室间隔运动异常、二尖瓣E峰幅度吸气时降低>25%、间隔侧二尖瓣环的舒张早期速度（e′）升高是较好的特异性指标。超声心动图不但能作出诊断，且能对病变部位、范围、程度做出估价，为制订治疗方案提供重要的信息。

（许迪）

参考文献

[1] 刘延玲，熊鉴然.临床超声心动图学.3版.北京：科学出版社，2019.

[2] 王新房，谢明星.超声心动图学.5版.北京：人民卫生出版社，2016.

[3] 许迪，张玉奇.临床超声心动图解读进阶.南京：江苏科学技术出版社，2011.

[4] 休奇森.心包疾病.张兆琪，译.北京：人民卫生出版社，2010.

第二十九章　心脏占位 29 Chapter

动态图 29-1　胸骨旁左心室长轴切面，左心房内可见较大黏液瘤，形状欠规则，有蒂，活动度大

动态图 29-2　胸骨旁主动脉根部短轴切面，左心房内可见较大黏液瘤，形状欠规则，活动度大

动态图 29-3　心尖四腔切面，左心房内可见较大黏液瘤，形状欠规则，有粗蒂连接于卵圆窝左心房面，活动度大，舒张期摆至二尖瓣口，收缩期返回左心房

动态图 29-4　心尖四腔切面，彩色多普勒显示舒张期见左心房黏液瘤阻挡部分二尖瓣口血流，收缩期见源于二尖瓣蓝色为主花彩反流束，并可见源于三尖瓣中量蓝色为主花彩反流束

动态图 29-5　心尖四腔切面，左系室心尖部见较大低回声血栓附着

动态图 29-6　心尖四腔切面，局部放大显示左心室心尖部较大低回声血栓附着

第一节　黏液瘤

一、病因学

黏液瘤（myxoma）是原发性心脏肿瘤中的一种，多属于良性，以女性多见。

二、病理解剖和病理生理

黏液瘤起源于心内膜下具有多向分化潜能的间叶细胞，该间叶细胞富集于卵圆窝，因而黏液瘤多发生于房间隔，左心房比右心房更多见。其附着位置、大小、形态结构、活动度及生长速度都具有很大差异。瘤体长大后突入心腔而影响正常血流，造成瓣口梗阻，影响瓣膜的开放和闭合，导致瓣膜狭窄或关闭不全。瘤体质脆，易脱落成碎片，碎屑进入血液循环可导致体动脉或肺动脉栓塞。黏液瘤蒂部含丰富的毛细血管，可侵入心内膜或下层心肌内部，若手术切除不彻底常可导致复发。

三、临床表现

黏液瘤因其瘤体位置、大小、生长速度、瘤蒂的长短不同，临床表现复杂多样。左心房黏液瘤最常见于房室瓣血流受阻引起的心悸、气急等症状，心尖可听到舒张期或收缩期杂音。右心房黏液瘤造成三尖瓣阻塞时可出现颈静脉怒张、肝大、腹水、下肢水肿等症状，于胸骨左缘第4、5肋间可听到舒张期杂音。瘤体碎片脱落可引起脑梗死、肺栓塞等动脉栓塞症状，活动度较大的黏液瘤如突然阻塞房室瓣口可引起晕厥、抽搐甚至猝死。

四、典型病例超声图像特征及诊断要点

（一）典型病例

病史：女，24岁，自小心率稍快，20岁开始出现心悸、气短、胸闷、活动稍受限。
体征：心率快，心界向左下扩大，心尖部可闻及3/6级收缩期杂音。
其他医学影像：① 胸片示心影增大，双肺纹理增强；② 心电图示房性心动过速、Ⅰ度房室传导阻滞。
实验室检测结果：肌钙蛋白增高，血清肌酸激酶稍高，血清肌酸激酶同工酶正常，离子正常。
超声诊断：左心房黏液瘤，见图29-1～图29-4，动态图29-1～动态图29-4。
手术和病理：左心房黏液瘤切除术，见图29-5，术后病理为黏液瘤。

（二）超声诊断要点

形态：瘤体多为致密均匀强回声团，部分中央可出现液性暗区或强回声钙化斑，形态可随心脏舒张、收缩运动而变化。
部位：黏液瘤多以瘤蒂附着于房间隔左心房面的卵圆窝边缘，瘤蒂部可长可短。
活动度：黏液瘤因有蒂连接，可随心脏的收缩活动而上下移动。因蒂的长短和附着部位到瓣口的距离不同，黏液瘤的活动度及对瓣口的阻塞程度不同。瘤体越大，蒂越长，附着位置越靠近瓣口者，对瓣口的阻塞程度越重。
其他：瘤体阻塞瓣口或流出道时，影响房室排空，则相应房室腔扩大；瘤体于瓣口处长期反复上下移动，会造成瓣口闭合不严。

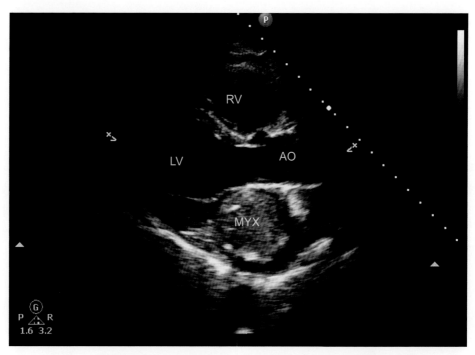

图29-1　胸骨旁左心室长轴切面：左心房内可见较大黏液瘤（MYX）

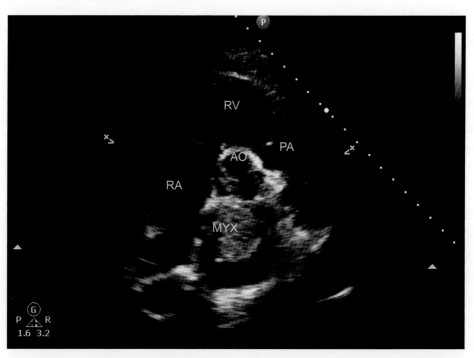

图29-2　胸骨旁主动脉根部短轴切面：左心房内可见较大黏液瘤（MYX）

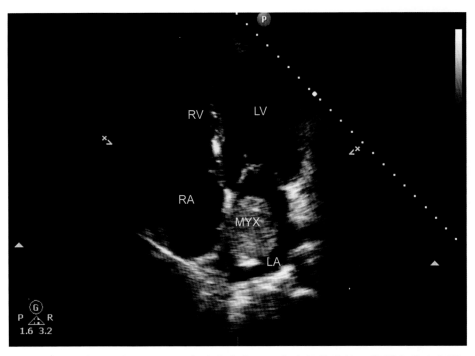

图29-3　心尖四腔切面：左心房黏液瘤（MYX）有粗蒂连接于卵圆窝左心房面

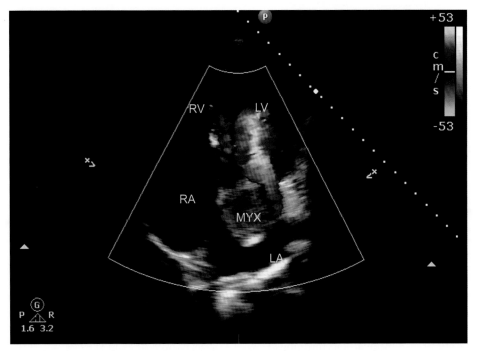

图29-4　心尖四腔切面：彩色多普勒显示左心房黏液瘤（MYX）阻挡部分二尖瓣口血流

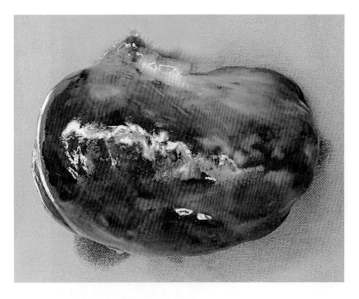

图 29-5　术中照片：左心房黏液瘤

五、超声图像鉴别诊断

（1）左心房血栓　左心房血栓多与瓣膜病变相关。附壁血栓常发生于左心耳及左心房后壁，基底部较宽，活动度通常较小。

（2）二尖瓣赘生物　感染性心内膜炎赘生物与二尖瓣附着较为紧密，因而其本身活动度较小，其感染病史及特殊临床表现有助于鉴别。

（3）乳头状瘤　多发生于二尖瓣，与瓣叶附着面较宽，这点有利于区别黏液瘤。

六、临床价值

超声心动图对心脏黏液瘤有较高的敏感性，准确性高，漏诊率低。可清楚显示黏液瘤的大小、形态、蒂的长短和附着部位、活动度以及瘤体对二尖瓣口的梗阻程度及所致的二尖瓣关闭不全的程度，在经胸壁超声心动图显示欠佳的患者可采用经食管超声心动图检查。

第二节　血栓

一、病因学

心腔内血栓（intracardiac thrombus）是指心腔内形成或静脉血栓脱落到心腔的血栓，多数是由于内皮或者心内膜损伤，血流状态改变和血液高凝状态而引起。

二、病理解剖和病理生理

心腔内原发性血栓常常是在房颤、室壁瘤、心肌梗死、心肌病、心脏瓣膜病及人工瓣膜等基础上发生，这些基础性疾病导致心腔局部血流状态改变和血液高凝状态，提供了血栓形成的环境。左心耳由于其特殊的牛角状结构而成为左心房内最易形成血栓的部位。

三、临床表现

心腔内血栓临床表现多为原发疾病的症状，合并血栓脱落造成的体循环和肺循环栓塞表现。主要症状如下。① 体循环栓塞：多为左心血栓脱落造成的局部缺血症状，根据栓塞部位不同可表现为脑栓塞、肢体栓塞、肾动脉栓塞等。② 肺循环栓塞：多为右心血栓脱落造成，常表现为肺动脉栓塞，临床表现为突发胸痛、咯血甚至休克、猝死。③ 矛盾性栓塞：当合并卵圆孔未闭等左、右心腔沟通时，患者也有可能同时存在肺循环和体循环栓塞的症状或形成矛盾性栓塞。

四、典型病例超声图像特征及诊断要点

（一）典型病例

病史：男，52岁，呼吸困难、心悸、气短，急性心肌梗死PCI术后1个月。

体征：无明显阳性体征。

其他医学影像：心电图ST段抬高。

实验室检测结果：肌酸激酶同工酶及肌钙蛋白升高。

超声诊断：冠心病，PCI术后，左心室附壁血栓，左心室双期功能减低，见图29-6、图29-7，动态图29-5、动态图29-6。

（二）超声诊断要点

部位：① 左心房血栓多附着于二尖瓣环以上的左心房后侧壁或左心耳内，在二尖瓣机械瓣置换病例中，血栓也可附着于瓣环或瓣叶的左心房面；② 左心室血栓多位于心肌梗死室壁运动异常或室壁瘤处，尤其是心尖部；③ 右心血栓可附着于右心房、室壁而活动度较小，亦可漂浮于有心腔而自由活动，易脱入肺动脉导致肺栓塞。

形态：血栓基底部较宽，游离面大，无蒂，多为边缘清晰的圆形或椭圆形，也可为弯月形扁平状或不规则形。

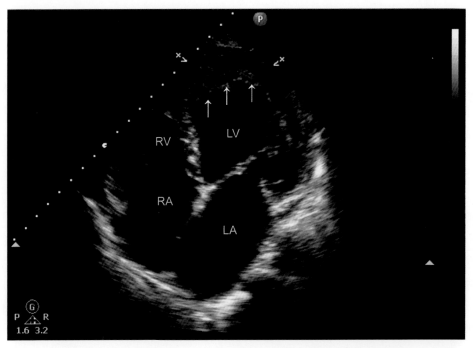

图29-6　心尖四腔切面：左心室心尖部低回声血栓附着（箭头）

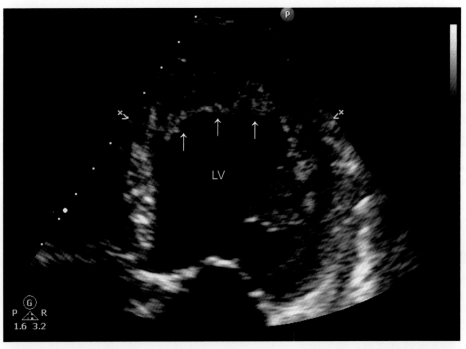

图29-7　心尖四腔切面：局部放大显示左心室心尖部低回声血栓附着（箭头）

回声：新鲜血栓多表现为低回声信号，陈旧血栓回声较强，内部回声不均匀。可有一定的活动性，但对二尖瓣活动常无影响。

注意事项：经胸超声心动图是检查左心房血栓的首选方法，可以显示出增大的左心房以及左心房内血栓，但很难显示左心耳血栓，必要时可结合经食管超声心动图检查。左心房血流自发显影很可能是血栓形成的一个前兆，而血栓是发生栓塞最直接的危险因子。

五、超声图像鉴别诊断

（1）左心房黏液瘤　左心房血栓主要需要与左心房黏液瘤相鉴别。黏液瘤形态各异，有蒂，多附着于房间隔左心房面，随血流而活动度较大，常引起二尖瓣口的狭窄。

（2）左心室血栓应注意与乳头肌、腱索、异位肌束以及左心室肿瘤相鉴别。

六、临床价值

超声心动图诊断心腔内血栓敏感性和特异性均较高，可以明确血栓的大小、部位、形态等，还可以评估血栓来源及观察血栓的活动度。血栓的脱落将会造成体循环和肺循环等严重并发症，因此血栓的早期发现和干预对预防脑卒中、肺栓塞的发生具有及其重要的作用。除此之外，超声心动图还用于指导心房颤动及抗凝治疗患者的管理。

（田家玮）

参考文献

[1] Capotosto L, Elena G, Massoni F, et al. Cardiac tumors: echocardiographic diagnosis and forensic correlations. Am J Forensic Med Pathol, 2016, 37(4): 306-316.

[2] Tzani A, Doulamis I P, Mylonas K S, et al. Cardiac tumors in pediatric patients: asystematic review. World J Pediatr Congenit Heart Surg, 2017, 8(5): 624-632.

[3] Fields J M, Davis J, Girson L, et al. Transthoracic echocardiography for diagnosing pulmonary embolism: asystematic review and Meta-Analysis. J Am Soc Echocardiogr, 2017, 30(7): 714-723.